社会福祉士シリーズ

社会福祉運営管理
社会福祉施設経営

11

福祉サービスの組織と経営

［第3版］

福祉臨床シリーズ編集委員会編
責任編集＝三田寺裕治・西岡 修

弘文堂

はじめに

　社会福祉士シリーズ第11巻「福祉サービスの組織と経営」が、第3版として刊行されました。第2版刊行からすでに6年を経て、福祉サービスを取り巻く環境は非常に大きく変化しています。

　福祉サービスだけではなく、それらを提供する組織や経営のあり方もまた、サービスを必要とされている人たちのニーズの多様化とも相まって急激に変化しているといえます。営利企業等のマネジメント手法等が、ごく当たり前に福祉サービス領域にも押し寄せています。

　この間、少子高齢化が想定以上に進んだとされて、将来に向けた財政問題が加わり、2012（平成24）年の社会保障制度改革推進法等（社会保障・税一体改革）、2013（平成25）年の社会保障改革プログラム法（「持続可能な社会保障制度の確立を図るための改革の推進に関する法律」）などに基づいて、子ども・子育て、医療・介護、障害、年金、そして働き方改革や生活保護等の非常に幅広い領域において、矢継ぎ早な制度創設や改正が進められています。この度、第3版の刊行にあたり、これらの改正や動向を踏まえ、最新の資料や知見に基づく改定をしました。

　本書は、3部10章で構成されています。執筆者は社会福祉専門職教育や社会福祉の現場における豊富な知識と経験を活かし、実際の政策や制度動向を踏まえて論述、解説を展開しています。

　第Ⅰ部「福祉サービスに係る組織」の第1章では、福祉サービスの「経営」のあり方や視点、供給体制の多元化、地域共生社会実現に向けた社会福祉本来の公益的なサービス提供の理解を深める論述をしています。第2章では「法人」の一般的特質を踏まえて、社会福祉法人、NPO法人そして営利法人等の組織や団体と福祉サービスの関係等を論述しています。

　第Ⅱ部「福祉サービスの組織と経営に係る基礎理論と実際」の第3章では、福祉サービス事業における経営戦略の基本、策定の手順等を解説し、事業の多角化、複合化が経営に及ぼす相乗効果等を概説しています。第4章は組織構築の原理・原則、組織の管理機能等、そして集団、組織の基礎理論を、第5章ではより具体的に人事・労務管理について、その理論と展開を論述、解説しています。そして第6章では福祉サービスにおける財務管理、会計管理について、改正された制度に準拠しながら論述、解説をしています。

　第Ⅲ部「福祉サービス組織の管理運営とその方法」の第7章では福祉サービス提供組織の特性である公的制度として求められる設置基準や管理体

制について、第8章では福祉サービス事業者に求められる社会的責任を伴った運営管理体制や法令遵守、人材の確保、育成、定着について、第9章では福祉サービスの基本となる利用者のニーズを検討し、提供組織のあり方、事業所内に留まらない地域福祉拠点としての質の向上や組織運営のあり方等について、そして第10章では、福祉サービスの危機管理の観点から制度施策、手法等を論述、解説しています。

以上のように、本書は福祉サービスにおける組織とその経営を多角的に捉え、今日における市民、地域、行政そして福祉サービス事業者それぞれの立場からの多様な要請と最新の政策、制度等を踏まえて論考されています。

本書の特色として、各章の扉には、章のねらいや学ぶ意義についてサマリーを掲載しています。これによって読者はポイントを押さえながら読み込んでいくことができるでしょう。加えて各章の最後には「ジェネリックポイント」と題して、大切な課題をわかりやすく解説したＱ＆Ａを掲載しています。その他「理解を深めるための参考文献」や「コラム」を設け、読者が多様性のある視点を獲得しながら、より理解を深めると同時に、興味や関心を広げながら学習に取り組めるように配慮をしています。

また本シリーズの大きな特徴として、巻末に掲載した「国家試験対策用語集」があります。本書を活用される方々の多くが、社会福祉士国家試験を受験されることから、基本的事項を繰り返し確認し、理解をさらに深めていくために、重要かつ試験に頻出する専門用語を精選して掲載しました。用語を憶えるだけでなく、関連する制度や方法論などを探求され、深めることを通して、幅広い理解と応用力を高めるためにも是非活用していただきたく思います。

社会福祉士を目指している多くの方々が、本書を通じて福祉サービスの組織について、より深い理解と関心を得ると同時に、まずは国家試験合格のために、また変化し続けている福祉サービス組織と経営の動向に対して、さらに鋭い洞察力を磨いていくためにも、本書を存分に活用していただくことを執筆者一同、願ってやみません。

2019年1月

責任編者を代表して　西岡　修

社会福祉士シリーズ 第11巻 福祉サービスの組織と経営［第3版］

目次

はじめに ……………………………………………………………………………………… iii

Ⅰ. 福祉サービスに係る組織 …………………………………………………………… 1

第1章　福祉サービスの特性と経営の視点 …………………………………… 3
1. 社会福祉基礎構造改革が求めた経営 ………………………………………………… 4
   - A. 措置制度の特徴と課題 …………………………………………………… 4
   - B. 社会福祉基礎構造改革のねらい ………………………………………… 6
   - C.「運営」から「経営」への転換 …………………………………………… 7
2. 福祉サービスの経営特性と諸課題 …………………………………………………… 12
   - A. 営利法人台頭と法人間格差 ……………………………………………… 12
   - B. 制度の持続可能性と「経営」の難しさ ………………………………… 15
3. 福祉サービス経営のミッションと新たな役割 …………………………………… 22
   - A. 福祉サービス経営のミッション ………………………………………… 22
   - B. 制度ビジネスからサービス開発へ ……………………………………… 23

第2章　福祉サービスに係る組織や団体 …………………………………… 29
1. 法人について ……………………………………………………………………………… 30
   - A. 団体化の必要性 …………………………………………………………… 30
   - B. 法人の意義 ………………………………………………………………… 30
   - C. 法人設立の方法 …………………………………………………………… 30
   - D. 法人の基本形態 …………………………………………………………… 31
   - E. 公益法人とは ……………………………………………………………… 31
   - F. 公益法人のガバナンス …………………………………………………… 32
   - G. 特別な公益法人である社会福祉法人 …………………………………… 32
   - コラム1　意思決定支援を実践するための暗黙知の伝承 ……………………… 33
2. 社会福祉法人 ……………………………………………………………………………… 34
   - A. 社会福祉法人の組織と運営 ……………………………………………… 34
   - B. 社会福祉法人の経営 ……………………………………………………… 38
3. 特定非営利活動法人 …………………………………………………………………… 41

　　　　A. 特定非営利活動法人の組織 …………………………………………… 41
　　　　B. 特定非営利活動法人の組織運営 ……………………………………… 43
4. その他の組織や団体 ……………………………………………………………… 44
　　　　A. 医療法人 ………………………………………………………………… 44
　　　　B. 営利法人(会社) ………………………………………………………… 47
　コラム2　社会福祉法人改革は今後も続く？ ………………………………… 50

Ⅱ. 福祉サービスの組織と経営に係る基礎理論と実際 …………… 51

第3章　経営戦略 ……………………………………………………………… 53
1. 経営戦略の基礎概念と戦略の必要性 …………………………………………… 54
　　　　A. 経営戦略とは …………………………………………………………… 54
　　　　B. 事業環境の変化と経営戦略の必要性 ………………………………… 54
　　　　C. 経営戦略の階層性 ……………………………………………………… 55
2. 経営戦略の策定プロセス ………………………………………………………… 56
　　　　A. 経営理念(ミッション)の設定 ………………………………………… 56
　　　　B. ビジョン策定 …………………………………………………………… 56
　　　　C. 環境分析 ………………………………………………………………… 57
　　　　D. ドメイン(事業領域)の設定 …………………………………………… 58
　　　　E. 戦略策定 ………………………………………………………………… 59
3. 多角化戦略 ………………………………………………………………………… 60
　　　　A. 多角化のタイプとシナジー効果 ……………………………………… 60
　　　　B. 保健・医療・福祉複合体 ……………………………………………… 61
　　　　C. 複合化による経営効果 ………………………………………………… 62

第4章　組織の管理 …………………………………………………………… 65
1. 組織と経営に関する基礎理論 …………………………………………………… 66
　　　　A. 組織の重要性と経営 …………………………………………………… 66
　　　　B. 組織の特質と成立要件 ………………………………………………… 67
　　　　C. 組織構造の設計原理(組織運営の5原則) …………………………… 69
　　　　D. 組織形態 ………………………………………………………………… 70
2. 管理と運営に関する基礎理論 …………………………………………………… 74
　　　　A. テイラーの科学的管理法 ……………………………………………… 74
　　　　B. ファヨールの管理過程論 ……………………………………………… 75

　　　　C．人間関係論 …………………………………………………… 76
　　　　D．モチベーション理論 ………………………………………… 77
3．集団力学とリーダーシップに関する基礎理論 ……………………… 80
　　　　A．集団の力学に関する基礎理論 ……………………………… 80
　　　　B．リーダーシップに関する基礎理論 ………………………… 82
　コラム　知識創造経営(ナレッジ・マネジメント) ……………………… 89

第5章　人事・労務管理 …………………………………………………… 91
1．人事労務管理の管理領域、採用管理、人事評価管理 ……………… 92
　　　　A．人事労務管理の管理領域 …………………………………… 92
　　　　B．採用管理 ……………………………………………………… 93
　　　　C．人事評価管理 ………………………………………………… 93
2．労務管理と人材育成 …………………………………………………… 97
　　　　A．労務管理の目的と展開 ……………………………………… 97
　　　　B．人材の確保と育成 …………………………………………… 104
　コラム　職員の満足度を高める人事労務管理とは ……………………… 111

第6章　財務管理と財務諸表の理解 …………………………………… 113
1．財務管理と会計 ………………………………………………………… 114
　　　　A．財務管理 ……………………………………………………… 114
　　　　B．社会福祉法人会計基準が求める財務会計 ………………… 115
2．財務諸表(計算書類等)の役割と管理会計 …………………………… 120
　　　　A．財務諸表(計算書類等)の種別 ……………………………… 120
　　　　B．求められる管理会計 ………………………………………… 124

Ⅲ．福祉サービス組織の管理運営とその方法 …………………………… 127

第7章　福祉サービス提供組織の設置基準と管理体制 ……………… 129
1．社会福祉事業と社会福祉施設 ………………………………………… 130
　　　　A．社会福祉事業 ………………………………………………… 130
　　　　B．社会福祉事業の経営 ………………………………………… 131
2．社会福祉施設(事業)の設置管理基準 ………………………………… 134

　　　　　A. 設置管理基準（人員・設備・運営に関する基準）……………………134
　　　　　B. 監査（社会福祉法人・社会福祉施設）………………………………136
　　　　　C. 指導監督（介護保険法、障害者自立支援法）………………………140
　3. 地域主権化と市町村の役割……………………………………………………142
　　　　　A. 設置管理基準の地域主権化……………………………………………142
　　　　　B. 地域主権化と地方公共団体の役割……………………………………144

第8章　福祉サービス組織の管理運営の方法と実際……………………147
　1. 福祉サービス提供組織におけるコンプライアンスとガバナンス………148
　　　　　A. コンプライアンスとガバナンスの定義………………………………148
　　　　　B. 社会福祉サービスにおけるコンプライアンスとガバナンス………149
　　　　　C. 介護保険制度とコンプライアンス……………………………………150
　　　　　D. 介護保険サービスにおけるガバナンス、コンプライアンスの動向……151
　　　事例　社会福祉法人としての改革と自立した組織運営……………………153
　2. 人材の育成と確保………………………………………………………………155
　　　　　A. 人材の確保………………………………………………………………155
　　　　　B. 人材育成…………………………………………………………………160
　　　事例　東京における福祉人材確保・育成支援に関する取組み……………163
　3. 労働環境の整備…………………………………………………………………166
　　　　　A. 社会福祉従事者のための労働環境整備の課題………………………166
　　　　　B. 現状と課題………………………………………………………………169
　　　コラム　制度のコンプライアンスは保たれているか………………………173

第9章　利用者のニーズとサービスマネジメント……………………………175
　1. サービス利用者およびニーズの動向…………………………………………176
　　　　　A. 福祉サービスの原点となるべきニーズ………………………………176
　　　　　B. QOL（生活の質）の視点…………………………………………………176
　　　　　C. 自立支援…………………………………………………………………177
　　　　　D. 福祉サービスが取り組むニーズ………………………………………178
　　　　　E. ニーズに取り組むマーケティングの発想……………………………179
　2. 福祉サービス提供組織の基本…………………………………………………180
　　　　　A. 福祉サービス提供組織の展開の側面…………………………………180
　　　　　B. ドラッカーのマネジメント理論………………………………………182
　　　　　C. 組織の発展に影響する要素……………………………………………184

3. サービス計画の基本 …………………………………………………… 186
　　　　A. サービス計画の前提 ……………………………………………… 186
　　　　B. アセスメント ……………………………………………………… 187
　　　　C. 計画の策定 ………………………………………………………… 187
　4. サービスの品質評価と品質管理 ……………………………………… 188
　　　　A. サービスの品質評価 ……………………………………………… 188
　　　　B. 品質管理 …………………………………………………………… 189
　5. チームアプローチによる実践 ………………………………………… 190
　　コラム1　利用者の目 …………………………………………………… 192
　　コラム2　ニーズとサービスのミスマッチ …………………………… 192

第10章　福祉サービス組織の危機管理 ………………………………… 193

1. 危機管理とは何か ………………………………………………………… 194
　　　　A. 福祉サービスにおけるリスクマネジメント …………………… 194
　　　　B. 福祉サービスに求められるリスクマネジメント体制 ………… 194
　　　　C. リスクマネジメントの原理とプロセス ………………………… 196
　　　　D. 質の向上を目指した体制の構築 ………………………………… 198
　　　　E. 福祉サービスにおけるリスクマネジメントの方向性 ………… 201
2. 個人情報保護とプライバシー …………………………………………… 201
　　　　A. 個人情報保護の背景 ……………………………………………… 201
　　　　B. 個人情報の保護に関する法律（個人情報保護法） …………… 202
　　　　C. 医療・介護関係領域と改正個人情報保護法 …………………… 203
　　　　E. プライバシーの保護 ……………………………………………… 206
3. 適切な福祉・介護サービス提供体制の確保 …………………………… 207
　　　　A. 苦情対応 …………………………………………………………… 207
　　　　B. 福祉サービス第三者評価 ………………………………………… 212
　　　　C. 介護サービス情報公表制度 ……………………………………… 214
　　コラム　高齢社会と個人情報保護法 …………………………………… 218

国家試験対策用語集 ………………………………………………………… 219

索引 …………………………………………………………………………… 241

福祉サービスの組織と経営 (30時間)〈社会福祉士国家試験 出題基準との対応表〉

シラバスの内容　ねらい

- 福祉サービスに係る組織や団体（社会福祉法人、医療法人、特定非営利活動法人、営利法人、市民団体、自治会など）について理解する。
- 福祉サービスの組織と経営に係る基礎理論について理解する。
- 福祉サービスの経営と管理運営について理解する。

含まれるべき事項	想定される教育内容の例		本書との対応
	中項目	小項目（例示）	
1 福祉サービスに係る組織や団体	1) 社会福祉法人制度	● 定義、役割、税制、実際 ● その他	1章、2章1・2
	2) 特定非営利活動法人制度	● 定義、役割、税制、実際 ● その他	2章3
	3) その他の組織や団体	● 医療法人、公益法人、営利法人、市民団体、自治会 ● その他	2章4
2 福祉サービスの組織と経営に係る基礎理論	1) 組織に関する基礎理論		4章1
	2) 経営に関する基礎理論		3章、9章2
	3) 管理運営に関する基礎理論		4章2
	4) 集団の力学に関する基礎理論		4章3
	5) リーダーシップに関する基礎理論		4章3
3 福祉サービス提供組織の経営と実際	1) 経営体制	● 理事会の役割 ● その他	2章2
	2) 財源	● 自主財源、寄付金、補助金、介護報酬 ● その他	1章、7章1
	3) 福祉サービス提供組織のコンプライアンスとガバナンス		7章、8章1
	4) 福祉サービス提供組織における人材の養成と確保	● 社会福祉事業に従事する者の確保を図るための措置に関する基本的な指針 ● その他	5章、8章2
	5) 福祉サービス提供組織の経営の実際	● 財務諸表の理解 ● その他	6章
4 福祉サービスの管理運営の方法と実際	1) 適切なサービス提供体制の確保	● スーパービジョン体制 ● サービスマネジメント ● チームアプローチ ● 苦情対応、リスクマネジメントの方法 ● その他	5章2、8章2 9章 9章5 10章
	2) 働きやすい労働環境の整備	● キャリアパス ● OJTやOFF-JT ● 育児・介護休業 ● メンタルヘルス対策 ● その他	5章2、8章2 5章2、8章2 5章2 5章2、8章3
	3) 福祉サービスの管理運営の実際		1章2、8章

注）この対応表は、厚生労働省が発表したシラバスに社会福祉振興・試験センターの「社会福祉士国家試験 出題基準」を反映した内容が、本書のどの章・節で扱われているかを示しています。
全体にかかわる項目については、「本書との対応」欄には挙げていません。
「想定される教育内容の例」で挙げられていない重要項目については、独自の視点で盛り込んであります。目次や索引でご確認ください。

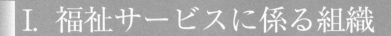
I. 福祉サービスに係る組織

第1章　福祉サービスの特性と経営の視点

第2章　福祉サービスに係る組織や団体

第1章 福祉サービスの特性と経営の視点

1
「措置から契約へ」という社会福祉基礎構造改革の
ポイントを踏まえ、福祉サービス提供事業者に
「経営」が求められる背景とともに、
福祉サービスの「経営」のあり方を理解する。

2
福祉サービスの目的と社会的使命（Mission）を理解し
事業者が自ら高質なサービスを創出しつつ
安定的な「経営」を導くための視点を理解する。

3
福祉サービス供給主体の多元化が進む中で
利用者からも労働者からも選ばれる経営が
求められていることを理解する。

4
地域共生社会実現に向けた制度改正を理解し
そこにおける社福祉法人等の事業者の役割
特に、「地域における公的取組み」や
サービス開発の視点を理解する。

1. 社会福祉基礎構造改革が求めた経営

A. 措置制度の特徴と課題

　戦後日本の福祉サービスは、日本国憲法 13 条の幸福追求権、14 条以降の人権規定、さらに 25 条の生存権を国家責任で保障し、「無差別平等」「公私分離」「最低生活保障」の諸原理を基軸においた公的社会福祉制度をベースに構築されてきた。

　とはいえ、憲法 25 条に規定される「社会福祉・社会保障・公衆衛生の向上及び増進」に対応する機関・事業・施設のすべてを国および地方公共団体が直接設置し、そこで従事する職員を雇用するには限界があることから、実際の福祉サービス提供に係る業務の多くを、地方公共団体（措置機関）が、社会福祉法人へ措置権限を委託する仕組みが構築された。それが措置制度である。

　厳密にいえば、措置制度という固有の制度名はなく、社会福祉の各法に規定される「福祉の措置」に対応した仕組みを指す。都道府県知事、市町村長等の措置機関が、公的責任に基づいて行政処分としての「措置」決定を行うことで本人からの申請がなくとも、職権をもって救済やサービスにつなげる特徴を有する。

　戦後混乱期に形作られた措置制度は、1960 年代の高度経済成長と福祉施策拡充、1970 年代のオイルショックによる低成長経済への移行と日本型福祉の模索、そして 1980 年代以降の福祉改革といった、わが国の市民生活の変容と貨幣的ニーズから非貨幣的ニーズへと福祉ニーズの拡大と福祉サービスに対する役割の変化の中で多くの課題が指摘されるようになる。その一例を以下に示す。

　措置制度への 1 つ目の指摘としては、「サービスの画一化」がある。措置制度は、都道府県・市町村等の措置機関が、福祉サービスを必要とする人にサービスを直接提供するほか、社会福祉法人等にサービスを委託してなされる場合が多く、この受託に要する費用を措置費として社会福祉法人へ支払う仕組みの中で社会福祉施設（事業）が運営されてきた。他方、受託先となる社会福祉法人等には、国が定める人員や施設・設備およびサービスに関する「最低基準」が示され、その水準を維持するために措置費が供される形となる。そのため、実質的なサービス水準は、公的責任で担保

社会福祉法人
1961（昭和 36）年の社会福祉事業法（社会福祉法）の制定により社会福祉事業を行うことを目的として創設された非営利の特別法人（法人税法上は公益法人等に該当）。行政機関の指導監督下に置かれるとともに、公費助成や税制の優遇がなされる。国、地方公共団体とならび第一種社会福祉事業（入所施設等、利用者への影響が大きく経営の安定化が求められる事業）の経営主体に位置づけられ、措置制度のもとで戦後の社会福祉事業を牽引してきた。

措置制度

貨幣的ニーズ

非貨幣的ニーズ

最低基準

し得る「最低基準」がスタンダードとなっていた。

たとえば、特別養護老人ホームにおける一週間あたりの入浴回数については、「一週間に二回以上、適切な方法にて入所者を入浴させ、又は清しきしなければならない」との基準が示されることで、特別養護老人ホームにおける入浴回数が、週2回が標準となっているとおり、最適水準ではなく最低水準がスタンダードになってしまっていた。

措置制度への2つ目の指摘は「ニーズに対する財源調整」である。措置制度を支える財源は、生活保護を除き原則的に国が2分の1、都道府県と市町村が4分の1を拠出する仕組みの上に成り立つため、国、都道府県・市町村の財政事情と財源配分のあり方に強く規定される。

サービスの利用希望者が増えたからといって、臨機にサービス供給量を増やすことはできない。地方公共団体が年度途中に予算化していない新たなニーズに対応する財政支出を実施する際には、補正予算を編成し議会の承認を経なければならず、さらに財源の2分の1を拠出する国家予算においても同様の手順を経ることは、事業決定からサービス提供までに多くの時間が費やされることのみならず、ニーズに対応してサービスを提供するのではなく、予算の範囲内でニーズを調整する方向へと施策運営の方向性が引き寄せられる。

措置制度の3つ目の指摘は「受益権の低位性」である。措置制度は、戦後混乱期にあって本人からの申請がない浮浪児や生活困窮者であっても職権をもって救済できる仕組みとして制度化された側面を有する。そのため、サービスの利用者については、都道府県知事、市町村長等の措置機関が、国の公的責任に基づいて行政処分としての「措置」決定を下すことでサービスの利用につながる仕組みであるため[1]、福祉サービス受益権は、「利益を受けうる」という極めて権利性の弱い性格のものであった[2]。

このように、財源と政策的なナショナル・ミニマムによって統制された画一的なサービスで、かつ、利用者の権利性が低位に置かれる措置制度を見直す動きは、国家財政の硬直化に対応する行財政改革に連動した中央政府から地方公共団体への補助金削減と権限委譲を求める分権化と、多様なサービス供給主体の参入によるサービスの量的拡充と市場の競争原理による質の向上を求める民営化の議論とあいまって「措置から契約へ」という大きな制度改革をもたらした社会福祉基礎構造改革によって、転換されることとなった。

ナショナル・ミニマム
国の公的責任によって国民に保障されるべき最低限の公共サービスや生活の水準を指す。

分権化
decentralization

民営化
privatization

B. 社会福祉基礎構造改革のねらい

　福祉サービスの生産と供給責任は国家、市場、社会（家族・地域社会）という3つのセクターにおいて分担されている(3)。これらのセクターのうち、前述のとおり、戦後わが国の福祉サービスは、国の公的責任を原則として公的社会福祉制度が中心となって構築されてきた。

　しかしながら、国民の多様な福祉ニーズを充足するために租税を原資とする公的社会福祉サービスを拡大し続けるためには、持続的な経済成長による安定的な税収の伸びがなければ、財政的・社会資源的に限界が訪れることになる。そのため、公的福祉サービスで対応できる範囲は、国家財政によって対応できる範囲に限定され、その範囲を超過したニーズについては他のセクターに委ねざるを得なくなる(4)。

　わが国では、急速な高齢化によって公的福祉サービスでの対応が将来的に逼迫することが予測される介護分野において、市場セクターの役割を活用し、再分配的資源配分様式を市場交換と一部混合化していく民営化へと制度転換がなされていくこととなった(5)。

　具体的には、制度的に調整がなされる準市場（疑似市場）に、営利法人を含む多様な組織体がサービス供給主体として参入することのできる介護保険制度を導入し、多様な主体から利用者がサービスを選択し、契約を前提としてサービスを利用するシステムが導入された。

　そして、多様なサービス供給主体の参入を認める民営化の推進においては、公権力の行使をもって利用者を救済する措置の仕組みは馴染まないことから、利用者自らがサービスを選択して契約をもってサービス利用に至る仕組みへと変革する「措置から契約へ」という利用契約制度の導入が児童・障害等の他分野においても同時に進められることとなった。それが、社会福祉基礎構造改革である。

　改革の流れとしては、まず、1997（平成9）年の児童福祉法改正によって保育所入所方式の措置制度が市町村との契約方式に転換され、高齢者福祉分野では、同年12月に成立した介護保険法（2000〔平成12〕年4月施行）によって一部の措置規定を残しつつも実質的に廃止となった。

　さらに、1998（平成10）年には、中央社会福祉審議会・社会福祉基礎構造改革分科会が「社会福祉基礎構造改革について（中間まとめ）」と「社会福祉基礎構造会改革を進めるにあたって（追加意見）」を公表し、その基本方針を受ける形で、先行して導入が決定していた介護保険制度の創設年度である2000（平成12）年に「社会福祉増進のための社会福祉事業法等の一部を改正する法律」が成立し、身体障害者福祉法、知的障害者

準市場
quasi-market
従来、公的部門によってサービス供給がなされた分野に、市場メカニズムを部分的に適応して効率化を図ろうとするものである。対人援助サービス分野において、多様な供給主体が参入することで、競争的にサービス供給と調整がなされることを目指す。

介護保険制度

社会福祉基礎構造改革
わが国の社会福祉制度の大転換となった社会福祉基礎構造改革の基本的方針は、①サービス利用者と提供者の対等な関係の確立、②利用者の多様な需要への地域での総合的な支援、③利用者の幅広い需要に応える多様な主体の参入、④信頼と納得が得られる質と効率性の向上、⑤情報公開などによる事業運営の透明性の確保、⑥公平かつ公正な費用負担、⑦住民の積極的、かつ、主体的な参加による地域に根ざした個性のある福祉文化の創造、の7つである。

社会福祉増進のための社会福祉事業法等の一部を改正する法律
同法の成立により、1951（昭和26）年の社会福祉事業法が、現行の社会福祉法へと改正された。

福祉法、児童福祉法等の関連8法が改正された。そして、福祉サービスを提供する事業者とそのサービスを利用する利用者を対等な立場に位置づけ、利用者の選択と契約によるサービス利用を原則とし、福祉サービスの多くが措置制度から行政との契約方式、支援費支給方式、事業費補助方式等の利用制度へと移行した[6]。

このように、社会福祉基礎構造改革によって導かれたドラスティックな改革は、「措置から契約へ」という利用者中心のサービス利用システムの構築を目指すものであるものの、その背景には、硬直化した財政と肥大化した国家行政の役割を縮小し、その役割を民間へ求めていく行財政改革の流れのなかにあることを見逃してはならない。

C.「運営」から「経営」への転換

[1] 求められてこなかった経営

前述のとおり、措置制度は受託先となる社会福祉法人等に、国が定める施設や人員を含む「運営」に関する「最低基準」(たとえば、養護老人ホーム及び特別養護老人ホームの設備及び運営に関する基準)を示し、そこに明記される要件を維持するための費用として「措置費」を支弁する仕組みである。

具体的には、利用者1人当たりの標準単価が定められ、当該事業を運営するために必要な職員配置(人員に関する基準)に対応した人件費や施設(事業)を運営するための経費に対応する費用、さらに、1人当たりの処遇に必要な経費を合算して算定される額が支払われる。

あくまでも、利用者の処遇に要する費用として供される措置費は、租税を原資とするため、受託事業者が留保して次年度に繰り越すことや、定められた使途を変更することを厳しく制限し、基本的に年度単位の使いきりを前提としたものであった。

それ故、社会福祉法人等の受託事業者は、コスト削減を行い、次期に資金を繰り越す等の経営努力を行う必要性はなく、当該年度に供された措置費を定められた「最低基準」を遵守することに用いて、その使途を行政に報告することのみが求められていた。

長らく用いられてきた会計規範である「社会福祉法人経理規定準則」でも、「会計は、主として措置費など公的資金の収支を明確にし、その受託責任を明らかにすることを基本的な目的とする」と規定され、公的資金である措置費の適正な執行を行政へ報告することが主たる目的となっていた。そのため、作成を義務づけていた財務諸表は、貸借対照表、収支計算書で

社会福祉法人経理規定準則
1976(昭和51)年より用いられた社会福祉法人の会計規範であり、同準則により「社会福祉法人の会計について」(社乙第32号:1953〔昭和28〕年)が廃止となった。発生主義を採用し複式簿記に基づいた会計が導入されたことは、当時としては画期的であった。

あり、損益を明らかにすることは求められていなかった。

　また、社会福祉法人は、その設置認可の条件に、法人の設置予定者自らが基本財産として施設の運営に要する土地や建物等を予め用意するものとされているものの、行政の管理下において社会福祉事業の安定的運営を担保する必要性があることから、当該施設（事業）に必要となる建物等の設置については、公的資金が施設整備補助金として投じられてきた。そして、公的資金の投下によって形成されてきた社会福祉法人の基本財産は、処分や担保提供等については、理事総数の3分の2以上の同意を得た上で所管庁の承認を得なければならないため、所管庁が社会福祉法人の保有財産を管理する必要性は希薄であるばかりか、社会福祉法人も基本財産の運用を検討する必要性もなかった。

　このような、措置制度下における社会福祉施設（事業）について、定員定額制の当月支払勘定という前提で構成される「措置」に基づいた運営は経営と呼ばないと指摘されていた[7]。

　また、施設の経営ではなく「施設運営」の語が多用されてきた背景として、社会福祉法人の認可等に伴う事業体の法令遵守、行政指導の受入れ、諸要綱・諸基準への絶対的準拠等による行政主導型の社会福祉施設経営の枠組みの尊重が、本来経営主体が発想すべき施設経営の基本方針についてまで、行政に依存ないし支配されてきた結果であるとも指摘されていた[8]。

[2] 社会福祉法人会計基準

　介護保険制度の導入とそれに呼応する社会福祉基礎構造改革が導いた「措置から契約へ」は、単に福祉サービス利用システムの変革のみならず、社会福祉事業（施設）を経営する事業者の会計のあり方について変革をもたらすものとなった。

　とりわけ、使途が厳しく制限されてきた措置費（運営費）とは異なり、サービス対価として支払われる介護報酬の使途の自由度は高く、指定介護老人福祉施設（特別養護老人ホーム）等の介護保険事業・施設を経営する法人は、収益を用いた事業拡大や施設の建て替えといった中長期的計画の策定のみならず、職員の雇用や施設運営面におけるさまざまな工夫にも対応できるようになることで、運営から経営へと考え方を変える契機が与えられた。

　他方、多様なサービス供給主体が参入し介護保険サービス事業者となるため、介護サービス提供事業所に対しては、指定介護老人福祉施設等会計処理等取扱指導指針が示され、収支計算書、事業活動計算書（損益計算書及び正味財産増減計算書〔フロー式〕等を含む）、貸借対照表及び会計帳

社会福祉事業
社会福祉法2条では、社会福祉事業を第一種社会福祉事業（主として入所施設サービス）と第二種に社会福祉事業（主として在宅サービス）に分けて規定している。

社会福祉施設の整備助成制度
社会福祉施設の整備については、社会福祉施設等施設整備費国庫補助金の他、地域介護・福祉空有間整備等交付金、次世代育成支援対策施設整備費交付金等がある。また、社会福祉法人等が施設を整備刷る場合、独立行政法人福祉医療機構による融資制度もある。

基本財産
社会福祉法人の存立のための基本的な財産で、社会福祉施設の用に供する不動産を基本財産とすることが求められる。不動産を国及び地方公共団体から貸与される場合は、1000万円以上の現預金、施設経営を行わない法人では1億円以上の資産を基本財産として有する必要がある等の定めがある。

簿の整備を義務づけ、外部から収益状況を確認できる仕組みが導入された。

この流れを受け、社会福祉法人の会計のあり方についても、これまでの行政に報告するための会計から転換し、企業会計における損益計算書に相当する事業活動収支計算書（現事業活動計算書）を必須の財務諸表として新たに位置づけ、事業者が自らの経営判断の材料とするための会計規範が定められた。それが、2000（平成12）年の社会福祉法人会計基準である。

社会福祉法人会計基準の特徴については、その方向性を、1999（平成11）年に出された「社会福祉法人会計の在り方についての基本方針」（社会福祉法人の経営に関する検討会）にみることができる。

この基本方針では、措置から契約への制度改正に対応するため、法人の自主的な経営が可能となる会計にすべく、①法人単位の会計、②経営努力（効率性）が反映される会計、③社会福祉法人としての公益性は維持、④理解しやすい会計、の4つの基本方針として示している（**表1-1**）。

> 損益計算書
> profit and loss statement

> 社会福祉法人会計基準
> 2000（平成12）年から導入された社会福祉法人会計基準は、その後、より経営実態を把握できるよう検討がなされ、①社会福祉法人が行うすべての事業（社会福祉事業、公益事業、収益事業）を適用対象とし、②法人全体の財務状況を明らかにし、③同一拠点において実施する事業について拠点区分を設け、より経営分析を可能とするとともに、外部への情報公開に資することを目的として、大幅な改正がなされ、新会計基準として2012（平成24）年度からの移行期間を経て2015（平成27）年度より導入されている。

> 社会福祉法人会計の在り方についての基本方針

表1-1 「社会福祉法人会計の在り方（基本方針）」について（改正方針）

（1）法人単位の会計
- 法人全体の自主的な経営を可能とする。
- 在宅福祉事業等にも対応できるよう、標準的な会計基準とする。
- 法人の自主性を考慮するため、会計基準は基本的なものに限定する。

（2）経営努力（効率性）が反映される会計
- 法人の経営を明確にするため、損益計算の考え方を導入する。
- 施設整備等の法人自己負担分については、利用料からの償還を考慮する。

（3）社会福祉法人としての公益性は維持
- 公益性を維持するため必要とされる事項について考慮する。
- 現行の社会福祉法人会計を基礎として、見直しをした会計とする。

（4）理解しやすい会計
- 情報公開等に対応できる簡潔、明瞭な財務諸表等とする。

出典）厚生労働省「社会福祉法人会計の在り方（基本方針）について」社会福祉法人の経営に関する検討会，1999年4月．

措置支弁施設においても、これまで単年度使いきりを前提としてきた運営費（事務費〔人件費＋管理費〕＋事業費）の経理区分を超えた執行のみならず、運営費の弾力運用を認め、人件費積立金・修繕費積立金・備品等購入積立金、さらには、施設整備に対する借入金についての償還金および利息への充当、前期末支払資金残高の運営費への充当、当期末支払資金残高の保有といった規制緩和も順次行われることとなった。

ここにおいて、わが国の福祉サービスが、慈善博愛の事業を行政による管理下で「運営」する時代から、事業者が地域の福祉ニーズに対応したサービス提供とそこから得られる収益の獲得をもって事業展開を計画する「経営」の時代へと移行したといえよう。

[3] 社会福祉法人に求められた役割

社会福祉基礎構造改革が導いた福祉サービスの「経営」への転換は、事業者自身に事業運営の透明性の確保と利用者から選ばれる高質なサービスを提供できる仕組み作りを求めた。

その一方で、わが国の社会福祉事業を実質的に支えてきた社会福祉法人は、措置制度による行政の管理下で施設（事業）運営を行ってきた歴史的背景を持ち、実質的な行政依存体質を強く有するが故に、経営努力による運営基盤の強化や、高質なサービスを自力で生み出す仕組みを持たないことが当面の課題としてクローズアップされた。

そのため、「社会福祉基礎構造改革について（中間意見）」の提出と同じ1998（平成10）年には、厚生労働省社会・援護局内に「社会福祉法人の経営に関する検討会」が設置され、介護保険制度の導入や社会福祉基礎構造改革の推進に対応し、当面の課題である社会福祉法人の経営のあり方について「社会福祉増進のための社会福祉事業法等の一部を改正する法律」と同じ2000（平成12）年に「社会福祉法人の経営に関する検討会報告書」としてとりまとめられた。

この「社会福祉法人の経営に関する検討会報告書」では、社会福祉基礎構造改革の推進に当たっても、社会福祉法人が引き続き社会福祉サービスの中心的な担い手として活躍することが期待されているとした上で、地域ニーズに応じた社会福祉事業の一層の多様化・活性化や事業の多角化を推進することが必要であると指摘した。そして、社会福祉法に盛り込まれた自主的な経営基盤の強化や事業経営の透明性の確保（24条）、提供する福祉サービスの質の向上（78条）といった経営の原則を盛り込んだ社会福祉法の主旨の実現を図るために、社会福祉法人の経営に当たって必要となる考え方を、①経営組織、②事業管理、③財務管理、④人事管理の4項目にまとめた（表1-2）。

さらに、「自主的な経営基盤の強化」「事業経営の透明性の確保」「福祉サービスの質の向上」の領域ごとに、組織経営・事業管理・財務管理・人事管理が必要であることを強調し、社会福祉法人の存立基盤となる「確実」「効果」「適正」の各領域で相互に関連し「社会福祉事業の担い手としてふさわしい事業の展開」を達成するための経営の視座を提示した（図1-1）。

とりわけ、「安定的な事業経営及び事業の拡大等の経営に関する目標（経営方針）を設定することの必要性」「収益事業の収益の充当先の拡大や、基本財産処分時の事務簡素化等の規制緩和策を活かし、社会福祉事業はもとより、社会福祉事業の充実のための、公益事業、収益事業への積極

社会福祉法人の経営に関する検討会報告書

社会福祉法

社会福祉法24条（経営の原則）
社会福祉法人は、社会福祉事業の主たる担い手としてふさわしい事業を確実、効果的かつ適正に行うため、自主的にその経営基盤の強化を図るとともに、その提供する福祉サービスの質の向上及び事業経営の透明性の確保を図らなければならない。

社会福祉法78条1項（福祉サービスの質の向上のための措置等）
社会福祉事業の経営者は、自らその提供する福祉サービスの質の評価を行うことその他の措置を講ずることにより、常に福祉サービスを受ける者の立場に立って良質かつ適切な福祉サービスを提供するよう努めなければならない。

公益事業
社会福祉法人が実施できる公益事業としては、介護保険法に規定する居宅サービス事業や居宅介護支援事業、社会福祉士等を養成する施設、有料老人ホーム、専用の設備を使用して福祉サービスを必要とする地域住民に対して無償又は実費に近い対価で給食や入浴等のサービスを行う事業等である。

収益事業
社会福祉法人が実施できる収益事業は、法人の所有する不動産を活用して貸ビル、駐車場、公共的施設内の売店等がある。なお、社会福祉事業を超える規模の収益事業は行えない。また、風俗営業や高利な融資事業等を行うことはできない。

表1-2 「社会福祉法人の経営に関する検討会報告書」について（概要）

```
経営組織
○法人本部の機能の充実・強化及び経営の透明性の確保
  ●組織体制の役割分担の明確化の必要性
  ●透明性の確保事業管理
○計画に基づく経営手法の導入及びサービス管理体制の整備
  ●経営方針及び中長期計画の作成の必要性
  ●事業の多角化及びサービスの管理の必要性
  ●危機管理（リスクマネジメント）等への対応の必要性
財務管理
○的確な経営状況の把握及び積極的な情報開示
  ●財務諸表の活用による経営状況の把握の必要性
  ●中長期的な事業展開への対応の必要性
  ●情報開示の促進の必要性
人事管理
○社会福祉事業従事者の技能の適切な評価と資質の向上
  ●人事考課制度の見直しの必要性
  ●職員の資質の向上の必要性
  ●人材の確保の重要性
```

出典）厚生労働省「社会福祉法人の経営に関する検討会報告書」社会福祉法人の経営に関する検討会，2000年7月．

図1-1　社会福祉法人の経営原則と検討会報告内容と相関図

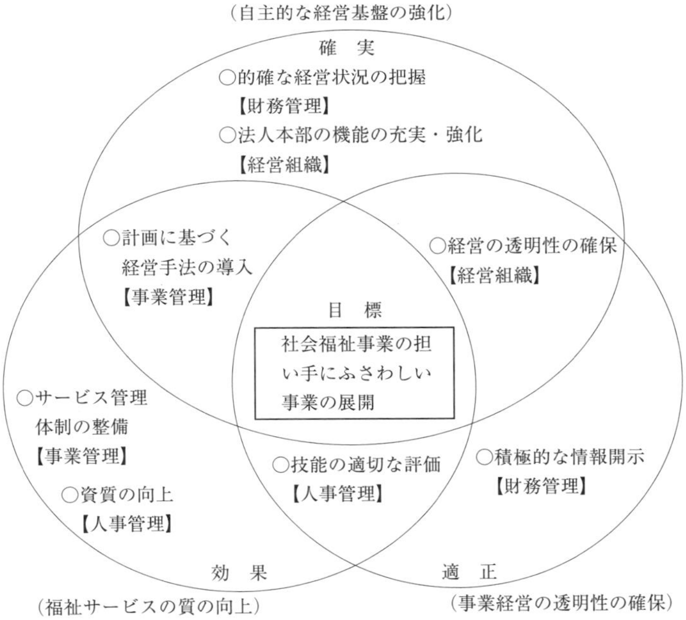

（自主的な経営基盤の強化）

確　実
○的確な経営状況の把握
【財務管理】
○法人本部の機能の充実・強化
【経営組織】

○計画に基づく経営手法の導入
【事業管理】

○経営の透明性の確保
【経営組織】

目　標
社会福祉事業の担い手にふさわしい事業の展開

○サービス管理体制の整備
【事業管理】

○技能の適切な評価
【人事管理】

○積極的な情報開示
【財務管理】

○資質の向上
【人事管理】

効　果
（福祉サービスの質の向上）

適　正
（事業経営の透明性の確保）

出典）厚生労働省「社会福祉法人の経営に関する検討会報告書」社会福祉法人の経営に関する検討会，2000年7月．

的な取り組みを図ることが望まれる」といった事業規模の計画的な拡大・多角化や、そのための損益計算による経営状況を把握の必要性が訴えられている。

もはや社会福祉基礎構造改革から20年もの歳月が流れたにも関わらず、当時の報告書の指摘内容が今なお色あせていないように感じるのは、多くの社会福祉法人のみならず、福祉サービスの経営に参入した事業者が、この4項目を満たす経営に苦慮していることの現れなのかもしれない。

2. 福祉サービスの経営特性と諸課題

A. 営利法人台頭と法人間格差

[1] 介護サービスの拡大と営利法人の台頭

2000（平成12）年の介護保険制度の導入と社会福祉基礎構造改革以降、社会福祉をめぐる情勢は大きく変化した。とりわけ、介護保険制度下においては、急速な高齢化に伴うサービス需要の急増に対応すべく、多様な主体の参入によるサービス量の拡大が介護市場へと委ねられたことにより、介護市場は当初の予測を超える拡大がなされた。

その一例を利用者およびサービス量からみてみるならば、2000（平成12）年4月には149万人であったサービス利用者数は、2016（平成28）年4月には496万人と約3.3倍に増えている。

利用者の増加に対応する形で、この間、介護サービスの事業者数は大きく伸び、慢性的な待機者を抱える特別養護老人ホーム等の介護保険施設を除けば、都市部を中心にサービスの提供体制の充実とユーザビリティは格段に向上し、一部には熾烈な利用者獲得競争となっている地域すらある。

介護サービス施設・事業所調査の2000（平成12）年版と2017（平成29）年版の調査対象施設・事業所数の比較では（**表1-3**）、居宅サービス系としては、訪問介護事業所が13,138から35,311へ、通所介護が8,198から44,089（地域密着型通所介護を含む）へ、通所リハビリテーションが2,950から7,915へ、短期入所生活介護が4,748から11,205へ、居宅介護事業所が22,127から41,273と大幅な伸びを示している。

また、介護保険施設では、介護老人福祉施設が4,486から10,049（地域密着型介護老人福祉施設を含む）へ、介護老人保健施設が2,683から

表1-3 主要な社会福祉施設・事業所の構成割合

		総数	構成割合				
			公営	私営			
				社会福祉法人	営利法人	医療法人	その他
社会福祉施設等	保護施設	291	7.6%	92.4%			
	老人福祉施設	5,293	16.2%	76.6%	2.3%	1.0%	5.0%
	障害者支援施設等	5,734	2.8%	65.1%	1.0%	3.5%	27.7%
	身体障害者社会参加支援施設	314	12.1%	65.6%	0.6%		22.3%
	婦人保護施設	46	47.8%	52.2%			
	児童福祉施設等	40,137	35.6%	44.9%	8.4%	0.2%	10.8%
	（再掲）保育所等	27,137	32.1%	53.4%	6.2%	0.1%	8.2%
介護サービス事業所	介護老人福祉施設	7,891	4.9%	94.8%			0.3%
	介護老人保健施設	4,322	4.1%	15.0%		75.3%	3.9%
	介護療養型医療施設	1,196	5.0%	1.1%		83.4%	10.6%
	訪問介護	35,311	0.3%	18.2%	66.2%	6.2%	9.1%
	訪問入浴介護	1,993	0.1%	34.8%	61.6%	1.9%	1.6%
	訪問看護ステーション	10,305	2.1%	6.7%	49.6%	27.3%	14.3%
	通所介護	23,597	0.5%	38.8%	48.5%	8.3%	3.9%
	地域密着型通所介護	20,492	0.3%	11.7%	75.3%	3.9%	8.8%
	通所リハビリテーション	7,915	2.7%	8.3%	0.1%	77.3%	11.6%
	短期入所生活介護	11,205	1.7%	83.4%	10.3%	3.5%	1.1%
	短期入所療養介護	5,359	3.8%	11.9%		77.6%	6.6%
	特定施設入居者生活介護	5,010	0.8%	23.8%	67.4%	6.2%	2.0%
	福祉用具貸与	8,012		2.3%	93.5%	1.3%	2.9%
	認知症対応型共同生活介護	13,346	0.1%	24.4%	53.6%	16.5%	5.5%
	居宅介護支援事業所	41,273	0.8%	25.1%	49.9%	16.0%	8.4%

出典）厚生労働省「平成29年介護サービス施設・事業所調査の概況」および「平成29年社会福祉施設等調査」より作成．

4,322へとそれぞれ大幅に設置数を増やしている。

　各事業の設置主体別の状況では、多様な主体の参入が認められる在宅サービスにおいて、株式会社等の営利法人の参入が著しく、訪問介護（66.2％）、訪問入浴介護（61.6％）、訪問看護ステーション（49.6％）、通所介護（48.5％）、地域密着型通所介護（75.3％）、特定施設入居者生活介護（67.4％）、認知症対応型共同生活介護（53.6％）、居宅介護支援事業所（49.9％）など、施設系サービスや医療・リハビリ系サービスを除く主要なサービスのほとんどで、株式会社等の営利法人が構成割合１位という状況となっている。勿論、長らく独占的にわが国の高齢者福祉サービスを供給してきた社会福祉法人の占める割合も依然として高いものの、営利法人の参入が認

められていない介護保険施設を除き、すでにサービス付き高齢者向け住宅や有料老人ホーム、そして主要な居宅サービスにおいては、営利法人が市場での主役となっている。

こういった状況のもと、2016（平成28）年9月に公正取引委員会が出した「介護分野に関する調査報告書」では、特別養護老人ホームの開設主体に係る参入規制を撤廃し「医療法人や株式会社等が社会福祉法人と対等の立場で参入できるようにすることが望ましい」と述べ、さらに社会福祉法人への課税について検討していくことの必要性を提示するなど、イコールフッティングに関する議論が高まっており、介護業界をめぐる規制改革の方向性について関心が集められている。

［2］零細法人と大規模法人の格差

前述の通り、社会福祉法人は長らく公の支配下に置かれ、脆弱な経営基盤のもとで余剰金の発生を抑制しつつ公的資金に依存するよう「一法人一施設」の設置が誘導されてきた。そのため、経営基盤の強化を求める政策転換がなされても臨機に対応できない状況であった。

このような状況のもと、社会福祉法人の経営基盤の安定化を図るべく、一法人一施設を転換し、複数の施設・事業を多角的に経営する「規模の拡大」を求める社会福祉法人経営研究会報告書「社会福祉法人経営の現状と課題」（平成18年）を経て、2008（平成20）年に「社会福祉法人における合併・事業譲渡・法人間連携の手引き」（社会福祉法人経営研究会）が出され、小規模零細法人の合併・事業譲渡による規模の拡大のあり方が示された。

しかしながら、具体的なインセンティブが見えない中で「手引き」のみが存在する状況で社会福祉法人の合併が推進されるはずもなく、年間多くて十数件のみの合併実績のままで長らく放置され、そのため、現況においても零細な規模の法人が多数を占めている実態は変わりなく、厚生労働省が社会福祉法人の現況報告書等の集約結果について、2017（平成29）年に公表した社会福祉法人のサービス活動収益の規模別の状況でも、1億〜2億円（26.6％）が最も多く、次いで、1億以下（17.5％）、2億〜3億円（13.3％）と続いており、サービス活動収益の平均は約5億円と、零細規模の法人が多いことが明らかになっている（図1-2）。

その一方で、措置時代から特別養護老人ホーム等の規模が大きい施設を複数個所運営していた法人はもとより、事業拡大と公益事業や収益事業を効果的に活用する等の手法を用いて安定的な経営を行う法人も少なからずある。単一の事業所で細々と経営する零細法人と数十の事業所を運営し従

イコールフッティング
商品やサービスの販売において、供給者間で優遇措置や規制緩和等により台頭な立場で競争できるよう諸条件を整えることを指す。社会福祉領域においては、主に補助金や非課税措置等の優遇を受け、個別法により第一種社会福祉事業の経営主体として限定される社会福祉法人に対して、主に介護・保育事業等において他の経営主体間のイコールフッティングの確立を求める議論となっている。

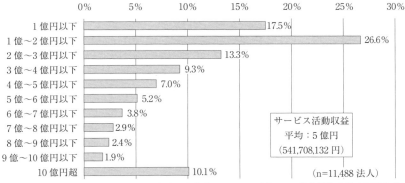

図1-2 社会福祉法人の経営状況

区分	割合
1億円以下	17.5%
1億〜2億円以下	26.6%
2億〜3億円以下	13.3%
3億〜4億円以下	9.3%
4億〜5億円以下	7.0%
5億〜6億円以下	5.2%
6億〜7億円以下	3.8%
7億〜8億円以下	2.9%
8億〜9億円以下	2.4%
9億〜10億円以下	1.9%
10億円超	10.1%

サービス活動収益 平均：5億円（541,708,132円）（n=11,488法人）

出典）厚生労働省「社会福祉法人制度改革の実施状況について」第20回社会保障審議会福祉部会, 2017年12月.

業員総数で数百から千人単位の規模にまで拡大している法人の経営力の差は、年々広がっている。

その状況は、社会福祉法人に限ったことではない。介護保険制度のみならず、障害者福祉サービスや保育サービス等、株式会社等の営利法人の参入が認められる分野では、市場動向と制度を活用した新たなビジネスモデルを見出した起業が盛んである。

たとえば、介護保険サービスでは、近年まで小規模デイサービスセンター（地域密着型通所介護）の運営を行う小規模事業者が急増し、障害者サービス分野では就労移行支援、就労継続支援（A型・B型）事業の経営や放課後等デイサービス事業者が急増している。そして、保育サービス分野では、企業主導型保育事業を起業する事業者が急増しており、その多くが小規模零細事業所による起業となっている。そして、起業活動が活発化する一方で、経営基盤が脆弱な小規模事業所の倒産件数や事業譲渡が多くなっているのも事実であり、事業拡大やM&Aによるスケールメリットを活かした経営により業界をリードする大手事業者と小規模事業者との差が広がっている。

地域密着型通所介護
就労移行支援
就労継続支援
放課後等デイサービス
企業主導型保育事業

B. 制度の持続可能性と「経営」の難しさ

［1］福祉サービスの経営特性

介護や保育といった対人援助サービスの経営の特徴は、物販や飲食等のように販売量の増加によって収益を増やせるビジネスモデルではない。利用者1人当たりの単価や提供されるサービスごとに設定された単価に人数や利用回数を乗じた総和が事業収入となり、施設や事業所における定員と

稼働率が事業活動収入の上限となるのである。そして、その収入を左右する「単価」が政策的に調整されるのである。

たとえば、介護報酬及び障害福祉サービス等報酬は、3年に一度改定され、障害福祉サービス等報酬は、障害者自立支援法の施行から3年後の2009（平成21）年のプラス5.10％改定以降、2012（平成24）年のプラス2.0％、2015（平成27）年の±0％（実質的なプラス0.69％）、2018（平成30）年のプラス0.47％（実質手的なプラス1.56％）と、改定の度にプラス改定となっている（表1-4）。

障害者自立支援法（障害者総合支援法）
2006（平成18）年4月より施行となった、障害者自立支援法は、従来の三障害に対する障害者施策を一元化し、障害者に提供されるサービスを「介護給付」「訓練等給付」「地域生活支援事業」の3種に再編した。他方、応能負担から原則1割の応益負担へと変更され利用者の負担増が顕著となったことへの反発等を受け、2013（平成25）年に障害者総合支援法へと改正された。

表1-4　障害福祉サービス等報酬改定の推移

年度	改定率	備考
2009年度	5.10％	良質な人材確保、事業者の経営基盤の安定化、サービスの質の向上や新体系への移行促進として＋5.1％
2012年度	2.00％	福祉・介護職員の処遇改善、障害児・者の地域移行・地域生活の支援、物価の動向等を反映して＋2.0％
2015年度	0.00％	サービスの適正化等を実施して±0％（前年に消費税引上げ対応にて＋0.69％の引上げ）
2018年度	0.47％	障害者の重度化・高齢化を踏まえた適正化、医療的ケア児への対応、精神障害者の地域移行促進、就労系サービスの工賃向上等として＋0.47％（前年＋1.09％のため実質＋1.56％）

それに対して、介護報酬は乱高下を繰り返している（表1-5）。

介護保険制度が創設された2000（平成12）年からの第1期を経て、2003（平成15）年改定の第2期では、介護報酬は全体で2.3％引き下げられ、さらに、2006（平成18）年改定の第3期（平成18年～20年）でも実質的に2.4％のマイナス改定となった。また、2005（平成17）年の介護保険法改正により、特別養護老人ホーム（指定介護老人福祉施設）のホテ

ホテルコスト
介護サービスにかかる費用以外の、居住費や食費。介護保険制度改正により、全額利用者の自己負担となった。費用としては、負担区分4段階で、食費は1,380円／日、居住費はユニット型個室で1,970円／日となる。

表1-5　介護報酬改定の推移

年度	改定率	備考
2003年度	▲2.3％	訪問介護等で自立支援を引き上げ、従来型特養等を引き下げるなどの適正化により▲2.3％
2006年度	▲0.5％	中重度者への重点化（在宅軽度▲5％、在宅中重度＋4％）で全体で▲0.5％であるが、2005年度改定を含めると▲2.4％
2009年度	3.00％	介護従事者の処遇改善のための緊急特別対策として＋3.0％（在宅分＋1.7％、施設分＋1.3％）
2012年度	1.20％	1.2％（在宅＋1.0％、施設＋0.2％）のプラスであるが、介護職員処遇改善加算＋2.0％を含むため、実施的に▲0.8％のマイナス
2015年度	▲2.27％	介護職員処遇改善分＋1.65％、認知症・中重度対応等で＋0.56％を含め▲2.27％（実質的に▲4.48％）
2018年度	0.54％	通所介護等の給付適正化▲0.5％、自立支援・重度化防止等評価＋1％相当で＋0.54％

ルコストが全額利用者の自己負担となる改正がなされている。

　第2期、第3期と連続して介護報酬が引き下げられ、多くの事業者の経営状況は悪化した。そして、訪問介護事業大手による介護報酬の不正請求が社会問題となったことで、介護労働のネガティブなイメージがマスメディアでも大々的に取り上げられ、介護分野への就職率の大幅な低下や離職率の高さが問題となった。

　そのため、2009（平成21）年の第4期においては、不足する介護従事者の確保と離職率の高さに対応すべく「介護従事者等の人材確保のための介護従事者の職員処遇改善に関する法律」が制定され、介護職員処遇改善交付金が創設された。さらに、介護報酬改定率が＋3.0％（在宅分1.7％、施設分1.3％）となり、制度創設から初めてのプラス改定となった。

　その反動もあり、2012（平成24）年の第5期では、名目1.2％引き上げとなっているものの、介護職員処遇改善加算がこれまでの介護職員処遇改善交付金を介護報酬に含めるために実質的なマイナス改定（−0.8％）となり、さらに2015（平成27）年の第6期（平成27年～29年）では、介護職員の処遇改善分プラス1.65％、認知症・中重度対応分プラス0.56％を含めた上でマイナス2.27％となり、実質的には全体でマイナス4.48％もの大幅な報酬引き下げとなった。また、一定以上所得者の自己負担割合が2割へと引き上げられ、介護老人福祉施設（特別養護老人ホーム）の入所要件が要介護3以上へと厳格化された。

　そして、2018（平成30）年の第7期改定では、診療報酬とのダブル改定において薬価調整により社会保障費の伸びを5,000億円程度に抑えつつ、現役世帯並の所得者の自己負担割合が3割へと引き上げられ、介護報酬については、マイナス0.5％程度の適正化を行いつつ、新規加算等で調整しトータルで0.54％のプラス改定となった。

　このように政策的に報酬単価が調整されることによって、介護サービスの経営は、厳しい局面を迎えている。2017（平成29）年度介護事業経営実態調査による介護老人福祉施設の収支差率は1.6％であり、2011（平成23）年調査から7.7ポイントもの減収となっている（表1-6）。全国老人福祉施設協議会が実施する「介護老人福祉施設等平成28年度収支状況等調査」では、実に、介護老人福祉施設（特別養護老人ホーム）全体の33.8％が赤字経営であることが明らかとなった。

　このように、度重なる介護報酬の引き下げや要介護認定基準の見直し、さらには急速に拡大した介護市場における過当競争の影響等もあり、介護分野での経営は極めて厳しいものとなっている。

　それゆえ、「競争原理の導入」が強調されるが、現行の「競争」は事業

介護従事者等の人材確保のための介護従事者等の処遇改善に関する法律
2008（平成20）年に制定された同法では、介護を担う優れた人材の確保を図るため、介護従事者等の賃金水準その他の事情を勘案し、介護従事者等の賃金をはじめとする処遇の改善について必要な措置を講ずるとした。同法の規定により介護職員処遇改善交付金が創設された。なお、同法は2014（平成26）年の「介護・障害福祉従事者の人材確保のための介護・障害福祉従事者の処遇改善に関する法律」の成立により廃止となっている。

介護職員処遇改善加算
介護サービスに従事する介護職員の賃金の改善にあてることを目的に創設された。

全国老人福祉施設協議会

表 1-6　主要な介護サービスの収支差率の推移

事業所種別	2011 年調査 給与費割合	2011 年調査 収支差率	2017 調査 給与費割合	2017 調査 収支差率
訪問介護	76.9%	5.1%	76.1%	4.8%
通所介護	55.6%	11.6%	64.2%	4.9%
訪問入浴介護	65.6%	6.7%	65.1%	2.8%
訪問介護	80.0%	2.3%	78.3%	3.7%
通所リハビリテーション	61.2%	4.0%	64.6%	5.1%
短期入所生活介護	57.5%	5.6%	64.0%	3.8%
認知症対応型共同生活介護	56.4%	8.4%	62.7%	5.1%
特定施設入居者生活介護	49.0%	3.5%	64.0%	2.5%
介護老人福祉施設	57.5%	9.3%	64.6%	1.6%
介護老人保健施設	52.2%	9.9%	60.1%	3.4%
介護療養型医療施設	55.2%	9.7%	60.0%	3.3%

出典）厚生労働省「介護事業経営実態調査」より作成.

者間の競争ではなく、厳しい事業収支の中で事業を継続することができるかという世の中の流れの間で「競争という我慢くらべ」がなされているとも指摘されているのである[9]。

いずれにせよ、社会福祉基礎構造改革で導かれた福祉サービスの経営は、零細事業者を守るように設計されておらず、非効率経営の事業者の退場と新陳代謝を求めていることを受け止める必要があろう。

それ故、福祉サービスを経営する事業者は、常に個々の事業の経営状態を把握し、収益性を高め、経営の安定化を図る方策をとることが求められている。

[2] 未曽有の人材不足
(1) 有効求人倍率の上昇

バブル経済崩壊以降の失われた 10 年とも 20 年とも呼ばれる経済低迷期において採用控えが続いていた雇用状況が、ここ数年の景気好転によって急速に改善しており、一般有効求人倍率も上昇に転じている。

その推移をみると、バブル経済崩壊以降では、1995（平成 7）年の 0.63、2000（平成 12）年の 0.59 から若干持ち直しつつあったものの、2008（平成 20）年のリーマンショックによる景気低迷を受け、2009（平成 21）年には 0.47 と最低を記録する状況となった。

その後、2012（平成 24）年からの第二次安倍内閣で取られた大胆な量的緩和策等を受けた景気好転状況によって雇用市場は活性化し、長く続いた景気低迷期の雇用控えの反動もあり、有効求人倍率は上昇を続けている。

2017（平成29）年には、バブル経済期の1990（平成2）年の1.40倍を超える1.50倍となっており（**図1-3**）、さらに2018（平成30）年9月には1.64倍を記録するに至っている。

2005（平成17）年以降人口減少社会に突入したわが国ではあるが、高齢者や主婦等の就業も増えており、就業者数は2018（平成30）年に6,700万人超と過去最多のなかで、「空前の人材不足」ともいわれる状況となっている。

とりわけ、福祉業界の人材不足は極めて深刻となっており、2018（平成30）年7月～9月期（1ヵ月平均）の有効求人倍率を分野別にみると、「高齢者（介護施設以外）」が8.26倍と最も高く、「高齢者（介護施設）」（3.69倍）、「児童（保育所）」（3.18倍）と続く。

このように、介護分野の人材難は危機的とも未曽有ともいわれる状況となっており、人材不足によるユニット閉鎖や短期入所事業の縮小、派遣労働者の活用によるコスト増等は、事業所の経営において最大のリスクとなっている。

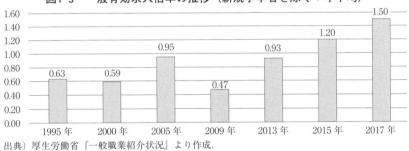

図1-3　一般有効求人倍率の推移（新規学卒者を除く：年平均）

出典）厚生労働省『一般職業紹介状況』より作成.

（2）介護職員不足と外国人介護士への期待

2018（平成30）年に公表された第7期介護保険事業計画の介護サービス見込み量等に基づく介護人材の必要数の取りまとめでは、2025年度末には約245万人の介護労働者の就業が求められるという。2016（平成28）年度の約190万人に加え、2025年度末までに約55万人を新たに確保するためには、少なくとも年間6万人程度の介護人材の確保が求められることが推計され、現状維持シナリオで推移した場合、2025年の介護職員数は約211万人にとどまり、約34万人の需給ギャップが生じることが明らかとなった（**図1-4**）。

そのような状況のもと、外国人労働者を期待する動きが加速している。これまで、わが国の介護分野で就労する外国人は、外国籍で在留期限や

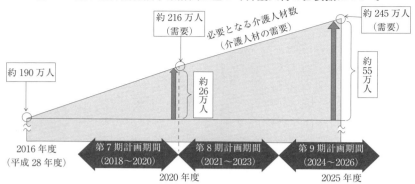

図1-4 第7期介護保険事業計画に基づく介護人材の必要数について

出典）厚生労働省『第7期介護保険事業計画に基づく介護人材の必要数について』2018年5月.

就労の制限がない永住者や定住者以外では、まず、2004（平成16）年からの経済連携協定（EPA）に基づいてインドネシア、フィリピン、ベトナムからの介護職の受入れが行われている。そして、2017（平成29）年9月より在留資格に「介護」が創設され、介護福祉士の資格を有する外国人が介護業務に従事するルートが創設された。さらに、同年11月には技能実習生法の施行により、外国人技能実習制度の対象職種に介護が追加されている。

なお、出入国管理法（入管法）改正により2019（平成31）年4月より新たな在留資格「特定技能」が追加され、技能実習制度と在留資格「介護」をつなぐものとして位置づけられ、5年間で5〜6万人の外国人介護労働者の受入れの方針が示されている。

介護福祉士の資格取得等の条件を満たせば、家族を呼んで長く暮らせる在留資格「介護」の取得を政策的に導こうという動きについては、一部では、実質的な移民政策への転換とも呼ばれるほどのインパクトとなっている。

経済連携協定（EPA）
介護人材については、原則4年以内に介護現場で働きながら介護福祉士の資格取得を目指す。

在留資格「介護」
「専門的・技術的分野」に該当する在留資格であり、養成施設で2年以上学び、介護福祉士の国家資格を取得した者に認められる。

［3］利用者、労働者、事業者のバランス

そもそも、良質なサービスを提供していても、収支が恒常的に赤字となる状況や債務超過となるようでは事業の継続性は厳しい。また、高い利益を上げていたとしても、利用者およびその家族が満足できない低水準のサービスであるならば、事業体の存在意義はない。もちろん、職員の労働環境が劣悪であるならば、自ずとサービス水準の低下を招くことは明らかであろう。

だからこそ、サービス利用者、労働者（職員）等のステークホルダーと経営者が「Win-Win」の良好な関係を構築し、その関係を維持することが

ステークホルダー
stake-holder
企業や事業体を取り巻く利害関係者のこと。

win-win
ウィンウィン
関係する両者が互いに利益やメリットがある状態。誰かが利益（勝つ）を得れば誰かが損をする（負ける）というゼロの和ではなく、両者が利益を得られること（非ゼロの和）を考える。

求められるものの、3者の利害関係が反発する状況は容易に生まれ得る。

たとえば、利用者が満足するような質の高いサービスを提供するのであれば、優秀な労働者を多く雇用する必要があり、マンパワーを充実させれば人件費によって事業収支が圧迫される。このように、サービス品質の向上という利用者のメリットが大きくなれば事業収支の悪化という事業者のデメリットを生み出す可能性がある。そして、この3者間のバランスが崩れて、誰かがデメリットを感じるような状態となれば、事業を継続する必要性が希薄になり、最終的には事業の継続が困難になるのである。そして、この「利用者・労働者・事業者」の関係は、営利・非営利を問わず福祉サービスを提供する事業者に共通してみられる課題となっている（図1-5）[10]。

さて、前述の新たな在留資格の創設による外国人介護士の活用が危機ともいわれる介護人材不足を解消する最善策かと問われれば、否といわざるを得ない。目前に迫った2025年ですら約34万人もの人材不足が予測されており、そのすべてを外国人労働者で賄うことは難しく、今後も大多数は日本人の労働者が担う必要がある。

図1-5　社会福祉法人における利用者、事業者、労働者の関係

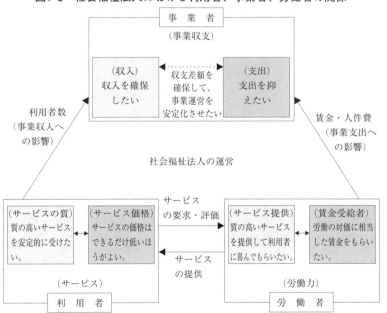

出典）深瀬勝範『社会福祉法人の事業シミュレーション・モデル―競争社会を勝ち抜く経営改革のすすめ方』中央経済社, 2007, p.110, 図表4-1.

そして、現況の介護分野における職員の定着率の低さが改善されなければ、ただでさえ言葉の壁によって職場内で孤立しやすい外国人労働者が定着するはずもない。その意味において、福祉業界において、今ほど施設や

事業所経営における人事管理の重要性が問われている時代はないともいえよう。

　労働環境と待遇改善への関心の高まりは、ワークライフバランスを重視する現況の労働市場の潮流からみても福祉サービス経営における最重要課題となりつつある。

　その一方で、未曾有の人材不足ともいわれる介護業界や保育業界において、職員の採用に苦慮する多くの事業者の中で、優秀な職員を多く抱え、安定的な事業運営を行っている事業所や法人も存在しているのは事実であり、CS（利用者満足）とES（従業員満足）双方を重視し、人材育成と職場環境の改善に注力した事業所の取組みに注目が集められている。

3. 福祉サービス経営のミッションと新たな役割

A. 福祉サービス経営のミッション

　社会福祉や福祉サービスに対する我々国民が抱いているイメージは、慈善・博愛といった言葉に通じる崇高なものや、地方公共団体が提供するサービスとして、公共物と同義的なものなのかもしれない。そのため、社会福祉サービスは清貧であるべきであり、利益を求め経営戦略のもとで事業展開を行うといった「経営」とは相容れないと考える方も多いかもしれない。

　しかしながら、介護職や保育士等の福祉サービスを担う職種の給与額が全産業平均の給与額よりも低く未曾有の人材難にある状況を考えるまでもなく、労働価値に見合わない対価のもとでソーシャルワーカーの自己犠牲によって支えられている業界そのものを転換しなければならない。収益性を確保しつつサービスの質の向上と労働者にとって望ましい労働環境整備を目指した経営を議論する時代となっているのである。

ドラッカー
Drucker, Peter F.

生産性の目標

社会的責任の目標

　ドラッカーは、あらゆる事業が経済学でいう「人」「金」「物」に依存しており、それらの獲得と利用についての目標が必要であるとして、「生産性の目標」（事業が発展を続けるためには生産性を向上させなければならない）、「社会的責任の目標」（事業が社会の中に存在する以上、社会的責任を果たさなければならない）を求めている。そして、その目標を達成するために利益は必要であるものの、利益自体は必要条件であるものの目標

ではないという[11]。

　大切なことは、組織や事業の目的とミッションを明らかにすることから始められなければならず、そのためには「顧客価値」を考えることが重要としているのである[12]。

　社会福祉法3条（福祉サービスの基本的理念）では「福祉サービスは、個人の尊厳の保持を旨とし、その内容は、福祉サービスの利用者が心身ともに健やかに育成され、又はその有する能力に応じ自立した日常生活を営むことができるように支援するものとして、良質かつ適切なものでなければならない」としている。同法の規定は、福祉サービスを利用する顧客の価値の創造と最大化に他ならない。

　同法の規定から浮かび上がる経営の「目的・方針」は、その経営主体が社会福祉法人であれ、NPOであれ、株式会社であれ「利用者が、個人の尊厳を保持しつつ、自立した生活を地域社会において営むことができるよう支援すること」である。そして、そこで提供される福祉サービスは「良質で適切なものでなければならない」のである。

　さらに、福祉サービスが租税や社会保険料といった国民負担によって支えられていることを鑑みるまでもなく、極めて高い公共性とともに、国民生活を支えることや地域福祉の推進といった社会的使命が付加されていることを忘れてはならない。

B. 制度ビジネスからサービス開発へ

[1] 地域包括ケアシステムと地域共生社会

（1）地域包括ケアシステム

　わが国は、人類未踏の超高齢社会への途上にある。2017（平成29）年に社会保障・人口問題研究所が公表した日本の将来推計人口では、わが国の総人口は、2053年に1億人を割り込み、2065年には8,808万人に減少する。そして、2015年には26.6％であった人口に占める高齢者の割合は、2065年には38.4％に上昇するという。実に4割弱が高齢者の社会の到来が予測されているのである。

　このような超高齢者社会における保健医療福祉サービスの在り方については団塊の世代（第一次ベビーブームの頃に生まれた世代）が75歳以上となる2025年以降のサービス提供体制としての「地域包括ケアシステム」構築に向けた取組みが続けられている。

　地域包括ケアシステム構築の根底には、急増する介護財政の肥大化を抑えつつ、効率的かつ効果的な制度設計を目指すことがあり、そのために

顧客価値
customer value

地域福祉の推進
社会福祉法4条（地域福祉の推進）地域住民、社会福祉を目的とする事業を経営する者及び社会福祉に関する活動を行う者は、相互に協力し、福祉サービスを必要とする地域住民が地域社会を構成する一員として日常生活を営み、社会、経済、文化その他あらゆる分野の活動に参加する機会が与えられるように、地域福祉の推進に努めなければならない。

社会的使命
mission

地域包括ケアシステム
2014（平成26）年の「地域における医療及び介護の総合的な確保の促進に関する法律」（医療介護総合確保推進法）2条に規定される。重度な要介護状態となっても住み慣れた地域で自分らしい暮らしを人生の最後まで続けることができるよう、住まい・医療・介護・予防・生活支援が一体的に提供される体制構築を目指す政策目標であり、団塊の世代が75歳以上となる2025年を目標とする。病床再編と在宅医療推進における医療・介護連携を図るための効率的かつ質の高い医療提供体制の構築とともに論じられる。

自助・互助・共助・公助地域包括ケアシステム構築における協働モデル

「自助・互助・共助・公助」との適切な役割分担を導く目的がある。具体的には、自助を基本としながら互助・共助・公助の順で取り組んでいくケアシステム構築を目指しており、「少子高齢化や財政状況から、今後においては、「共助」「公助」の大幅な拡充を期待することは難しく、「自助」「互助」の果たす役割が大きくなることを意識した取組が必要」としている（図1-6）。

つまり、社会福祉に関する「公的責任」のみならず個人や地域住民が担う「個人責任」を含めた「相互責任」の在り方が模索されているのである。

図1-6 自助・互助・共助・公助の関係

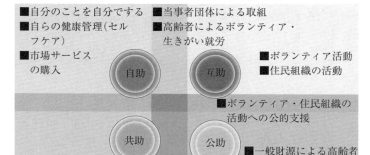

出典）地域包括ケア研究会.

（2）地域共生社会実現

さらに、2021年を視野に入れた福祉改革に注目が集められている。それこそが「地域共生社会」の実現であり、今後の福祉改革を貫く基本コンセプトとして位置づけられる。地域包括ケアシステムよりも広範で地域コミュニティそのものの変革をも包含する概念と位置づけられる。

何よりも「タテワリ」から「まるごと」として、これまでの高齢者、障害者、児童、生活困窮者といった対象別の福祉サービスを改めて、市町村主導のもとで地域に応じて一体的に提供できる仕組みへと転換することを提示した点において示唆的である。

当面の具体的な対応としては、市町村に対して「まるごと」相談を受けつける包括的な相談支援システムの構築として、地域において児童・障害・生活困窮等の総合相談を受ける体制づくりを求めている。また、対象者ごとに整備されてきた福祉サービスの一体的な推進については、「共生型サービス」が2018（平成30）年4月より介護保険制度に位置づけられるなど、すでに動き始めているサービスもある。

地域共生社会
「制度・分野ごとの縦割りや「支え手」「受け手」という関係を超えて、地域住民や地域の多様な主体が「我が事」として参画し、人と人、人と資源が世代や分野を超えて「丸ごと」つながることで、住民一人ひとりの暮らしと生きがい、地域をともに創っていく社会」と位置づけられる。

共生型サービス
障害福祉サービス事業所で介護サービスを提供する仕組みがなかったものを改め、2018（平成30）年度より介護保険制度と障害者福祉制度に新たに共生型サービスを位置づけ、高齢者と障害者同一事業所でサービス提供できる仕組み作られた。

［2］境界の「ゆらぎ」とサービス開発への期待

　わが国の福祉改革の動向は、社会福祉制度（非市場）が中核を占める時代から、介護保険制度に代表されるように市場機能を取り入れた「準市場」が基盤となる時代へと政策転換がなされてきた。一部の領域においては、すでに準市場の内部に旧来の福祉制度が取りこまれた形となっているともいわれる。今後に向けては、「準市場」の外側へと市場（完全市場）の役割が広がっていくことも予測される。

　たとえば、特別養護老人ホーム（介護老人福祉施設）の入所待機者問題については、近接する住宅市場にケアサービスを付加し得る高齢期の賃貸住宅市場を形成する方策がとられ、サービス付き高齢者向け住宅が創設され、急速に社会福祉と近接領域との境界が取り払われつつある。

　それは、介護と医療分野においても同様であり、地域包括ケアシステム構築は医療制度改革における「効率的かつ質の高い医療提供体制の構築」とセットで検討されていることから、病床と医療機関の再編を前提とし、退院後の生活の場と住民を支える医療・介護サービスネットワーク構築とそこにおける特別養護老人ホーム等の介護保険施設の役割や在宅療養と看取りのあり方が模索されている。

　また、高齢期の生活を支える生活関連領域においても、家事サービスや宅配給食サービス等が急速に普及しており、その流れにおいて、介護保険サービスと保険外サービスを柔軟に組み合わせる「混合介護」が動きはじめている。

　他方、そのような関連領域とのボーダレス化の様相がみられるなかで、わが国の社会福祉制度の中核を支えてきた社会福祉法人に対しては、地域のニーズに対応した福祉サービスの開発の役割が与えられたことが注目を集めている。2017（平成29）年4月から全面施行となった、社会福祉法人制度改革において社会福祉法24条2項に追加された「地域における公益的取組」の実施責務がそれである。わが国の社会福祉事業を支えてきた、最大の非営利法人である社会福祉法人に対し、社会福祉事業のみならず、他の経営主体では対応が困難な地域の多様化・複雑化する福祉ニーズを充足するための取組みを積極的に講じ、地域社会に貢献することを求めたのである。

　社会福祉の歴史を紐解けば、公的社会福祉制度が未整備の時代には、慈善事業家が私財を投げうってさまざまな取組みを実施してきた。そうした本来的なニーズに対応した事業やサービス開発を改めて社会福祉法人の役割としたのである。

　国の累積財政赤字がGDPの200％を超える国家が、少子高齢化に起因

サービス付き高齢者向け住宅

混合介護

社会福祉法人制度改革
2017（平成29）年4月より実施された社会福祉法人制度の改革であり、議決機関としての評議員会の必置化、一定規模を超える法人に対する会計監査人の導入、いわゆる内部留保の明確化のための再投下可能な財産額としての「社会福祉充実残額」の算定とこれを再投下する仕組みの構築、地域における公益的な取組みの実施に係る責務規定の創設等を行った。

社会福祉法24条2項
社会福祉法人は、社会福祉事業及び26条1項に規定する公益事業を行うに当たっては、日常生活又は社会生活上の支援を必要とする者に対して、無料又は低額な料金で、福祉サービスを積極的に提供するよう努めなければならない。

地域における公益的取組
①社会福祉事業または公益事業を行うに当たって提供される福祉サービスであること、②日常生活または社会生活上の支援を必要とする者に対する福祉サービスであること、③無料または低額な料金で提供される福祉サービスであること、の3つの要件を満たすことが求められている。

する社会保障費の自然増だけで年間数千億ともなる状況において、行政主導によって導かれる従前の仕組みの拡大路線の堅持をもって多様なニーズに対応することが難しいことを認めざるを得ない。その意味において、これからの福祉サービスシステムは、旧来型の社会福祉事業はもとより、介護保険制度、障害者支援制度、保育制度といった行政主導による制度サービスを残しつつも、異なるロジックで導かれる解決手法を求めるのは当然であろう。

注）

(1) 1992（平成 4）年の福祉関係八法改正で改正される前までは、社会福祉事業法（現・社会福祉法）3条では、社会福祉事業の対象者として「援護、育成、更正の措置を要する者」としていたことからも、それ以前の社会福祉事業で提供されるものは、サービスではなく「措置」としての位置づけであったことが理解できよう。
(2) 佐藤進『社会福祉行財政論』誠信書房，1985，pp.155-156.
(3) Esping-Andersen, G. *The Three Worlds of Welfare Capitalism*. London: Policy Press, 1990.
(4) 藤村正之「在宅サービスの存立基盤」針生誠吉・小林良二編『高齢社会と在宅福祉』都市研究叢書，日本評論社，1994，pp.137-171.
(5) 藤村正之『福祉国家の再編成―「分権化」と「民営化」をめぐる日本的動態』東京大学出版会，1999，p.112.
(6) 障害者福祉分野においても、2003（平成 15）年 4 月に施行された支援費支給制度を経て、2006（平成 18）年 4 月からの障害者自立支援法の施行となっている。
(7) 西川克己『福祉事業経営特論―福祉マネジメント学への招待』自由国民社，2006，p.16.
(8) 宇山勝儀編『社会福祉施設経営論』光生館，2005，p.66.
(9) 深瀬勝範『社会福祉法人の事業シミュレーション・モデル―競争社会を勝ち抜く経営改革のすすめ方』中央経済社，2007，p102.
(10) 前掲書（9），pp.107-108.
(11) P. F. ドラッカー著，上田惇生訳『マネジメント（上）―課題、責任、実践』ダイヤモンド社，2010，pp.129-130.
(12) 前掲書（12），pp.105-109.

ジェネリックポイント

社会福祉サービスを提供する事業者に、利益を求めるイメージの強い「経営」という言葉は馴染まないのではないでしょうか。そもそも、社会福祉サービスは非営利で行われなければならないものだと思います。

社会福祉サービスの経営とは、サービスを利用する利用者および家族、サービスを提供するソーシャルワーカー等の従業員、そして、事業所を経営する社会福祉法人の三者が共にメリットを得られる関係性を構築するための取組みです。そこでは、当然、利益を生み出すことも目的の1つとされます。

　大切なことは、利益の極大化を目指すのではなく、生み出された利益を何に還元するかということです。限られた収入で最大限の効果を導く取組みが求められるのです。無駄なコストを削減して、利用者の生活環境の改善やサービス水準の向上に還元することや、ソーシャルワーカーの人材育成や労働環境の改善等に還元することが求められるのです。大切なことは、何のための経営かというミッション（mission）を明確にすることなのです。

理解を深めるための参考文献

- 渡辺充彦・竹重俊文・渡辺征克『医療・社会福祉法人「経営変革」の教科書』日本実業出版社，2016．
　制度改正が著しい医療・介護業界の動向を踏まえ、良質な経営へ導くための方策について論じている。
- 京極髙宣『福祉法人の経営戦略』中央法規出版，2017．
　福祉経営におけるマネジメントのあり方について、部門別経営管理のあり方について理論的・実践的に解説している。
- ドラッカー，P. F. 著／上田惇生訳『非営利組織の経営』ドラッカー名著集4，ダイヤモンド社，2007．
　アメリカの非営利組織の経営とマネジメントとしてまとめているが、今日の日本の福祉サービス事業所・施設の経営やマネジメントを考える上でとても示唆的である。

第2章 福祉サービスに係る組織や団体

1
法人とは何か、法人の基本形態、法人のガバナンスなど、
福祉サービスに関係する法人の一般的特質について理解する。

2
社会福祉法人制度の概要について理解する。
社会福祉法人のなりたち、現況、社会福祉法人制度改革、
社会福祉法人の設立、社会福祉法人の機関、
社会福祉法人が実施する事業、
社会福祉法人の経営のあり方について理解する。

3
特定非営利活動法人（NPO法人）の概要について理解する。
特定非営利活動法人とは何か、特定非営利活動とは何か、
特定非営利活動法人の設立、
特定非営利活動法人の組織運営について理解する。

4
その他の組織や団体のうち、
福祉サービスに密接な医療法人及び営利法人（会社）の概要を理解する。
医療法人とは何か、医療法人の設立、
医療法人改革、医療法人の実施する事業、営利法人とは何か、
営利法人の介護・福祉サービスへの参入状況、
不正防止・運営適正化について理解する。

1. 法人について

A. 団体化の必要性

　団体とは、何らかの集合体であり、法的には、財団法人や社団法人の意味をもつ。医療および福祉分野においては個人業が認められているが、現在の流れは団体である法人化の方向にあるといえる。その理由は、団体化に伴う組織の力の結集による連携とネットワーク化、また組織の安定的な経営を確保するための継続性を通じて団体を強固なものにすることやまた一方では、行政による強い要請であるともいえる。

B. 法人の意義

　私達のまわりには、会社・労働組合・町内会などさまざまな団体が存在する。これらの団体は、構成員の集まりからなり、そこでは取引をし、訴訟をし、財産を所有している。しかし、たとえば団体が不動産を購入する場合など、その手続きを全構成員の名で行わなくてはならないことでは非常に不便である。そのため団体の名で契約し、不動産登記ができれば、団体にとっても相手方にとっても非常に便利である。法人とは、団体を権利・義務の主体とすることによって、そのようなことを可能にしてくれる法技術なのである[1]。法人格を取得することの最大の利点は、個人と法人の法的責任を明確に分離できることにあり、法人格がない団体では、代表者個人で、すべての契約を行わなければならないし、団体の責任を、代表者が個人として負うようになることが考えられる。また、法人格を取得していることで、社会からの信用を得やすくなるといえる。

C. 法人設立の方法[2]

(1) 許可主義

　法律の定める要件の具備と主務官庁の許可によって、法人設立を認めるものである。法人の設立を許可するか否かは主務官庁の自由裁量に委ねられている。旧民法の公益法人はこの主義がとられていた。

(2) 認可主義

法律の定める要件の具備と主務官庁の認可によって、法人設立を認めるものである。たとえば、社会福祉法人など。

(3) 認証主義

認証主義は認可主義の一種である。認証主義は法律の定める要件を具備していれば主務官庁は必ず認可しなければならないとされている。たとえば、特定非営利活動法人など。

(4) 準則主義

法律の定める要件の具備と主務官庁の認可によって、法人設立を認めるものである。たとえば、株式会社など。

(5) 自由設立主義

国家（主務官庁、登記官等）の関与なしに、法人の設立を認めるものである。スイスでは、非営利社団法人につき、この主義がとられている。

D. 法人の基本形態

法人には営利法人と非営利法人がある。営利法人は、「会社法」に規定される株式会社、合名会社、合資会社、合同会社の4種類があり、事業の目的を自由に設定できる反面、税制上の優遇措置はない。一方、非営利法人には、公益法人、医療法人や社会福祉法人、特定非営利活動法人があるが、ここでは公益法人について述べていく。

E. 公益法人とは

(1) 新公益法人制度改革

公益法人とは、公益を目的とする事業を行う法人である。また公益とは社会全般や不特定多数のものの利益を目的とする活動のことをいう。公益法人制度改革前は、公益目的の認定基準が明確ではなく、主務官庁の裁量的判断によって法人格を取得することが行われていた。そのため、それらを廃止し、社会が求める多様な公益活動を、民間の非営利部門が自発的に行えることを目的として、2008（平成20）年12月「新公益法人制度」が施行された。そのことにより、事業に公益性がなくても、登記のみで一般社団法人・一般財団法人を取得することが可能になった。

(2) 公益法人になるための認定

一般社団法人や一般財団法人は営利を目的としない法人格ではあるが、公益法人ではない。そのため、公益法人として活動するためには、公益目

的事業を行うことを主たる目的とし、行政庁である内閣総理大臣または都道府県知事の主な認定基準を整備しなければならない。そして認定後は、公益社団法人・公益財団法人の登記をすることにより活動が可能になる。

2016（平成28）年12月1日、公益法人数は約9,460法人となっている[3]。

（3）公益法人の類型

①社団法人とは

一定の目的のもとに結合した人の団体が法人となったもので、社員2人以上で設立、役員としては理事1人以上が必要となる。また、設立のための出資金は不要である一方、財産出資者は社員として、法人の最高意思決定機関である社員総会を通じて、運営に参加することができる。社団法人は誰でも設立ができ、活動の自由度が高いのが特徴である。

②財団法人とは

ある特定の個人や企業などの法人から拠出された財産（基本財産）で設立され、これによる運用益である金利などを主要な事業原資として運営する法人である。財団法人の事業としては、学術、技芸、慈善その他の公益に関する事業であって、不特定かつ多数の者の利益の増進に寄与するものと規定されている。財団法人の設立には300万円以上の資産が必要であり、3名以上の理事と1人以上の監事が必要となる。また、最高意思決定機関として置かれるのが評議員会であり、3人以上の評議員で構成される。

F. 公益法人のガバナンス

ガバナンス

公益法人は不特定多数の人の利益を目的とするものであり、また税制上の優遇措置を受けることからも国民の信頼を得ることが重要である。そのため、ガバナンスや法令遵守等を通して、組織経営上のリスクを管理する必要性がある。それらは事業を適正に行うために必要な理念の構築、さまざまなリスクに対するマネジメント体制および理事会など組織運営を円滑に行うために必要な諸規定等の整備の体制づくりである。そしてこれらを通して、理事や監事には、事業や財産の管理を適切に行う義務や責任の自覚を持つことが求められている。

G. 特別な公益法人である社会福祉法人

現在、特別養護老人ホームや児童養護施設などの第一種社会福祉事業を行うためには、社会福祉法人を取得することが義務づけられている。それは、入所施設という特徴から、経営のあり方そのものが利用者に与える影

響が大きいことや利用者の保護の必要性が高い事業であるためである。そして取得後には、法人税や固定資産税、寄付等について税制上の優遇措置が受けられ、また公益法人ではあるが、社会福祉法の適用を受ける。2016（平成28）年の社会福祉法改正は、社会福祉法人制度改革と呼ばれ、福祉サービスに株式会社などの多様な経営主体が参入するなかにおいて、①公益性・非営利性の確保、②国民に対する説明責任、③地域社会への貢献を行う社会福祉法人のあり方を徹底することが求められている。

意思決定支援を実践するための暗黙知の伝承

　2014（平成26）年2月に国連の『障害者の権利に関する条約』にわが国が批准し、障害者基本法や障害者総合支援法、児童福祉法や知的障害者福祉法などの国内法が改正され、障害者の意思決定の支援に配慮することが義務化された。そして、2017（平成29）年3月に厚生労働省社会・援護局が示した『意思決定支援ガイドライン』では、意思決定支援の定義を、「自ら意思を決定することが困難な人が可能な限り（中略）自ら意思決定ができるように支援し、（中略）支援を尽くしてもそれらの推定が困難な場合には、最後の手段として本人の最善の利益を検討するために事業所の職員が行う支援の仕組みをいう」としている。しかし、実践現場では、意思決定支援をめぐって、困惑しているところがある印象を受ける。先日伺った障害者支援事業所においても、「自ら意思決定をすることができる利用者」については、今までも本人の意思決定に配慮してきた支援を行ってきたし、今後も継続して行っていきたいという一方、「自ら意思を決定することが困難な利用者」に対して、意思決定支援は大事なことであるが、どのように行っていけばよいのかわからないなど、苦慮していることが伺われた。では、障害福祉分野に限ったことではない利用者の意思決定支援を推進していくためには、どのようにしたらよいのか。柴田洋弥は「どんなに重い知的障害者でも意思があり、わずかに表現された意思を支援者が読み取り応えることによって、ますますはっきりと表現するようになる」というかかわりの基本姿勢が重要であるとしている。そして、これらを言い換えてみると、事業所における利用者支援の活動のなかで培ってきたさまざまな知識や知恵をもとに、言語化し客観化された形式知と、また、一人ひとりの職員が利用者との関係性のなかで築いてきた形式知化できない暗黙知を、職員同士が語り合う

柴田洋弥

ことを通して、共有化、そして連携することにより、利用者の意思や判断を、固定的ではなくさまざまな角度より捉えることにつながる。そして、意思決定支援を行うための仕組みづくりにつながるのではないだろうか。

現在、福祉経営にとって、サービスの質を向上するための人材育成は重要な課題となっており、OJT を中心としたさまざまな研修が行われているが、それらのシステムだけでは十分ではなく、職員自身が利用者と直接的に関わったなかでの経験や勘に基づく暗黙知の伝承を通したナレッジマネジメントを通して、利用者の意思決定支援について考えていくことが求められている。

2. 社会福祉法人

A. 社会福祉法人の組織と運営

[1] 社会福祉法人の位置づけ

(1) 社会福祉法人の性格、現況

社会福祉法人は、社会福祉事業を行うことを目的として設立される特別な法人であり（社会福祉法 22 条）、1951（昭和 26）年に制定された社会福祉事業法に規定された。

社会福祉法人の高い公益性を担保するため、残余財産は社会福祉法人その他社会福祉事業を行う者に帰属しなければならないこと、設立に当たり必要な資産を備えること、一定の要件を満たす定款を作成して所轄庁の認可を受けなければならないこと、業務停止命令その他所轄庁から監督を受けること、などの規制を受ける。その一方で、第一種社会福祉事業は原則社会福祉法人が行うこと、高率の施設整備補助金を受けることなどの保護が与えられた。こうして、社会福祉法人は、措置委託制度の受け皿となることにより、戦後日本の社会福祉の発展を支えてきた。

2017（平成 29）年 3 月末現在の社会福祉法人数は 20,625 法人である。

表 2-1 に年次推移を示す。

(2) 社会福祉法人制度改革

社会福祉法人制度は、1951（昭和 26）年の制度創設以来これまで、多少の改革がなされた経緯があるが、2016（平成 28）年 3 月に公布された

社会福祉事業
第一種社会福祉事業および第二種社会福祉事業をいう（社会福祉法 2 条）。社会福祉法 2 条 2 項および 3 項に列挙されている事業を指す。

残余財産
法人の定款または寄付行為における法人の解散時、清算手続き完了後に残る財産。

措置委託制度
施設入所の措置を行う権限を持つ行政機関である措置権者が、社会福祉法人が経営する社会福祉施設へ入所の委託をすることにより福祉の措置を実施することをいう。

表 2-1 社会福祉法人数の年次推移

(単位：法人) 　　　　　　　　　　　　　　　　　　　　　　　　　　　　　　　　　各年度末現在

	平成24年度	25年度	26年度	27年度	28年度	対前年度 増減数	増減率(%)
総数	19,407	19,636	19,823	19,969	20,625	656	3.3
社会福祉協議会	1,901	1,901	1,901	1,900	1,900	0	0.0
共同募金会	47	47	47	47	47	0	0.0
社会福祉事業団	131	129	129	129	125	△4	△3.1
施設経営法人	16,981	17,199	17,375	17,482	18,101	619	3.5
その他	347	360	371	411	452	41	10.0

注) 平成27年度までは2つ以上の都道府県の区域にわたり事業を行っている法人（厚生労働大臣及び地方厚生局長所管分）は含まれていないが、そのうち地方厚生局長所管分については平成28年度から都道府県に権限移譲されたため、対象となった当該法人が含まれている。

出典）厚生労働省ウェブサイト「平成28年度　福祉行政報告例の概況」2016, 表9.

「社会福祉法等の一部を改正する法律」により、時代状況により適合する改革が目指された、といえる。

今改革は、公益性・非営利性を確保し、国民に対する説明責任を果たし、地域社会に貢献する法人のあり方を徹底することを目指している。改革の柱は以下の通りである。

①経営組織のガバナンスの強化

議決機関としての評議員会を必置とした。理事・理事長に対する牽制機能の発揮の他、親族等特殊関係者の理事等への選任の制限、一定規模以上の法人への会計監査人の導入等。

②事業運営の透明性の向上

財務諸表の公表の明文化、閲覧対象書類の拡大、閲覧請求者の国民一般への拡大、役員報酬基準規定の整備等。

③財務規律の強化

役員等関係者への特別の利益供与の禁止、内部留保の明確化、社会福祉充実計画作成の義務づけ等。

④地域における公益的取組みを実施する責務

社会福祉事業又は公益事業を行うに当たり、日常生活又は社会生活上支援を要する者に対する無料または低額の料金で福祉サービスを提供することを責務として規定した（社会福祉法24条2項）。社会福祉法人の本旨に従い、他の主体では困難な福祉ニーズへの対応を求めている。

⑤行政の関与の在り方

都道府県による市の指導監督の支援、財務諸表の収集・分析、国による全国的データベースの整備、経営改善等柔軟に指導監督する仕組みに関する規定の整備。

特別の利益供与の禁止
社会福祉法人は、その事業を行うに当たり、その評議員、理事、監事、職員その他の政令で定める社会福祉法人の関係者（配偶者、3親等内の親族その他）に対し特別の利益を与えてはならない（社会福祉法27条）。

内部留保の明確化、社会福祉充実計画作成の義務づけ
社会福祉法人が保有する財産について、事業継続に必要な財産を控除した上で、再投下対象財産（社会福祉充実財産）を明確化する。社会福祉充実財産が生じる場合には、法人が策定する社会福祉充実計画に基づき、既存事業の充実や新たな取組みに有効活用する仕組み。

[2] 社会福祉法人の組織

(1) 社会福祉法人の設立

社会福祉法人の設立には、定款の作成、所轄庁の認可、設立の登記の3つの手続きが必要である。

定款の作成
所轄庁の認可
設立の登記

①定款の作成：定款に記載する事項には、必要的記載事項と任意的記載事項とがあり、必要的記載事項の1つを欠いても定款は無効である。必要的記載事項は、目的、名称、社会福祉事業の種類から広告の方法までの15の記載事項が定められている。

②所轄庁の認可：社会福祉法人の所轄庁は、その主たる事務所の所在地の都道府県知事である。ただし、行う事業が当該市の区域を越えないものは、市長（特別区の区長含む）である。また、主たる事務所が指定都市にあり、その行う事業が一の都道府県の区域内において2以上の市町村の区域にわたるものおよび地区社会福祉協議会である社会福祉法人は指定都市の長である。行う事業が2以上の地方厚生局の管轄区域にわたるものは、厚生労働大臣が所轄庁となる。所轄庁は、認可の申請があったときは、資産要件、定款の内容などを審査した上で認可を決定する。国より社会福祉法人審査基準が示されている。

③設立の登記：社会福祉法人は、その設立、登記事項の変更・解散その他の場合に登記をしなければならない。社会福祉法人は、その主たる事務所の所在地において設立の登記をすることにより成立する。

(2) 社会福祉法人の組織

社会福祉法人組織の制度上の機関として、評議員、評議員会、理事、理事会および監事を置かなければならない。また、定款の定めにより、会計監査人を置くことができる。

①評議員および評議員会

● 評議員

評議員は、社会福祉法人の適切な運営に必要な識見を有する者のうちから、定款の定めるところにより、選任する。評議員の欠格事由として成年後見人等でないこと、刑の執行が終わっていること、役員および職員との兼務禁止、評議員間、役員との間でその配偶者又は3親等以内の親族その他特殊の関係がある者が含まれてはならないこと等がある。評議員の任期は、選任後4年以内に終了する会計年度のうち、最終のものに関する定時評議員会の終結の時までで4年間であるが、6年間まで延長することは可能である。

● 評議員会

評議員会は、理事定数の2倍を超える数の評議員をもって組織する。評

特殊の関係がある者
各評議員、各役員と事実上の婚姻関係にある者及びその配偶者並びに3親等以内の親族で生計を一にする者、使用人及びその配偶者並びに3親等以内の親族、生計を維持している者及びその3親等以内の親族、評議員、役員が役員をしている他の団体の役員等が3分の1を超える場合、他の社会福祉法人の役員又は職員その他（社会福祉法40条4項、同法44条6項社会福祉法施行規則2条の7、同規則2条の8）。

議員は役員と兼務できない。親族や施設整備・運営に密接に関連する業務を行う者の人数制限がある一方で地域の代表を加える必要がある。評議員会の権限は、定款の変更、計算書類の承認、社会福祉充実計画の承認、役員の報酬の決定、合併の承認、理事、監事、会計監査人の選任、解任である。

②理事および理事会

● 理事

理事は、理事会を構成して社会福祉法人の意思決定および業務執行を行う。理事会は、重要事項を除き、理事の過半数の賛成により議事を決する。理事の定数は6人以上が必要である。責任体制を明確にするため、理事の中から理事長を選出する。社会福祉法人の公益性を損なうことがないよう、各理事と親族など特殊の関係がある者が理事総数の2分の1を超えてはならず、また、当該法人に係る施設整備または運営に密接に関連する業務を行う者が理事総数の3分の1を超えてはならない。一方、社会福祉施設を経営する法人にあっては、施設経営の実態を法人運営に反映させるため当該施設の管理者が理事として参加すること、理事には、社会福祉事業の経営に関する識見を有する者、区域における福祉に関する実情に通じている者を加えることも必要である。社会福祉協議会にあっては、社会福祉事業を経営する団体の役職員およびボランティア活動を行う団体の代表者を理事として加えることになっている。役員（理事および監事）の任期は、選任後2年以内に終了する会計年度のうち最終のものに関する定時評議委員会の終結の時までとする。

● 理事会

理事会は、社会福祉法人の業務執行の決定、理事の職務の執行の監督、理事長の選定および解職の職務を行う。理事会の議事録の作成が義務づけられている。理事長および社会福祉法人の業務を執行する理事として選定されたものは、自己の職務の執行の状況を3月に1回以上理事会に報告しなければならない。

③監事

監事は、理事の職務の執行を監査する。計算書類等の監査も行う。監査の結果、監事報告書を作成し、理事会および評議員会に報告する。監事の人数は2人以上とされ、社会福祉事業について識見を有する者、財務管理について識見を有する者が含まれなければならない。監事は、評議員、理事または当該社会福祉法人の職員を兼ねることができない。監事のうちには、各役員について、その配偶者または3親等以内の親族、その他各役員と特殊の関係がある者が含まれてはならない。

社会福祉充実計画

[3] 社会福祉法人の実施する事業

社会福祉法人は、社会福祉事業の主たる担い手として、社会福祉法に規定する経営の原則等に基づき社会福祉事業を行うほか、必要に応じ公益事業または収益事業を行うことができる。なお、社会福祉法人は、地域福祉の推進に努める使命を有しているほか、地域の公益的な取組みを実施する責務を有している。

(1) 社会福祉事業
① 当該社会福祉法人の事業のうち主たる地位を占めること。
② 社会福祉事業の経営は、事業経営の準則に合致すること。
③ 社会福祉事業は、施設の最低基準その他の要件を満たしていること。

(2) 公益事業
① 公益を目的とする事業であって、社会福祉事業以外の事業であること。
② 公益事業は、相談・情報提供、食事の支援、住居の提供を含む事業であって、社会福祉と関係ないものは認められない。
③ 当該法人の行う社会福祉事業に対し従たる地位にあること。
④ 公益事業において剰余金が生じたときは、当該法人が行う社会福祉事業又は公益事業に充てること。

(3) 収益事業
① 社会福祉法人が行う社会福祉事業または公益事業の財源に充てるため、一定の計画の下に収益を得ることを目的として反復継続して行われる行為をいう。
② 事業の種類については、特別の制限はないが、社会福祉法人の社会的信用を傷つける恐れがあるものまたは投機的なものは適当でない。
③ 当該事業から生じた収益は、当該法人が行う社会福祉事業または公益事業の経営に充当すること。
④ 当該事業は、当該法人の行う社会福祉事業に対し従たる地位にあること。

B. 社会福祉法人の経営

[1] 経営の原則等

社会福祉法人の経営については、社会福祉法24条に経営の原則等が定められており、この原則に従って経営を行うことが求められる。

これと合わせて、社会福祉法では、社会福祉を目的とする事業を経営する者に対して、以下の原則を尊重し実施するよう要請している。

社会福祉事業の主たる担い手
社会福祉法人の経営の原則として、社会福祉事業の主たる担い手としてふさわしい事業を確実、効果的かつ適正に行うため、自主的にその経営基盤の強化を図るとともに、その提供する福祉サービスの質の向上及び事業経営の透明性の確保を図らなければならない（社会福祉法24条1項）。

事業経営の準則
国、地方公共団体、社会福祉法人、その他社会福祉事業を経営する者は、それぞれの責任を明確にしなければならないとし、国及び地方公共団体は、その責任を他の社会福祉事業を経営する者に転嫁する等の禁止その他の規定をいう（社会福祉法61条）。

経営の原則等
社会福祉法人は、社会福祉事業の主たる担い手としてふさわしい事業を確実、効果的かつ適正に行うため、自主的にその経営基盤の強化を図るとともに、その提供する福祉サービスの質の向上及び事業経営の透明性の確保を図らなければならない（社会福祉法24条1項）。
社会福祉法人は、社会福祉事業及び公益事業を行うに当たっては、日常生活又は社会生活上の支援を必要とする者に対して、無料又は低額な料金で、福祉サービスを積極的に提供するよう努めなければならない（社会福祉法24条2項）。

①福祉サービスは、個人の尊厳の保持を旨とし、利用者が心身ともに健やかに育成され、有する能力に応じ自立した日常生活を営むことができるよう支援する良質かつ適切なサービスであること（3条）。

②福祉サービスを必要とする地域住民が地域社会を構成する一員として日常生活を営み、社会、経済、文化その他あらゆる分野の活動に参加する機会が与えられるように、地域福祉の推進に努めること（4条）。

③その提供するサービスについて、利用者の意向を十分に尊重し、かつ、保健医療サービスその他の関連するサービスとの有機的な連携を図るよう創意工夫を行い、これを総合的に提供すること（5条）。

④この他、福祉サービスを利用しようとする者に対する情報提供の義務、利用契約の申込時の申込者に対する説明義務、利用契約の成立時の利用者に対する書面交付義務、自ら提供する福祉サービスの質の評価を行うこと。

また、誇大広告を禁止している（79条）。

［2］経営基盤を確立するための3要件

社会福祉法人の経営の基盤を確立するため重要な3点を説明する。

（1）法令遵守（コンプライアンス）の徹底

法令には、社会福祉関係法令や職員にかかわる労働法令、関係する基準の他、社会的な規範や倫理も含まれる。また、法人が定めた定款や就業規則その他の内部規則、法人・職員の行動規範も含む。これらを遵守することが公益的かつ信頼性の高い経営を行うことにつながり社会的責任を果たすことになる。遵守の徹底の方法として、①遵守すべきルールを明確化すること、②ルールの職員への周知を図ること、③職員に対する関係法令の理解などの研修の機会を設けること、④諸規程の整備、⑤公益通報者の保護、などが挙げられる。

（2）組織統治（ガバナンス）の確立

社会的ルールを遵守し、公正かつ適正な経営を行う実効性のある組織体制を主体的に構築することを目的とする。具体的には、①理事会、評議員会、監事各牽制機能の強化、②職員による内部監査の実施、③経営者の意思伝達の明確化、④業務管理および資源管理、予算管理の確立、⑤信頼できる会計記録の確保、などが挙げられる。

（3）経営の透明性の確保

社会福祉事業の経営者は、社会福祉法24条（経営の原則等）により事業経営の透明性の確保を求められている。具体的には、社会福祉法45条の27第2項（計算書類等の作成、保存）、同法45条の32（計算書類等の

法令遵守（コンプライアンス）
compliance

公益通報者保護法
公益のため通報を行った（いわゆる内部告発）労働者に対する解雇等の不利益な取扱いを禁止する法律（平成16年法律第122号）。

組織統治（ガバナンス）

計算書類等
各会計年度に係る計算書類（貸借対照表及び収支計算書）及び事業報告並びにこれらの附属明細書並びに監査報告をいう（社会福祉法45条の32）。

用語解説

利害関係者（ステークホルダー）
stakeholder
当該事業運営に関係する役員、職員、利用者、家族のほか、福祉事業では広く地域住民を含む。

説明責任（アカウンタビリティ）
accountability
利用者をはじめとした広く関係者に対して、組織運営や事業活動の状況を説明する義務をいう。

介護サービス情報の公表
指定事業者は、提供する介護サービスにかかる情報を都道府県知事に報告し、報告を受けた都道府県知事は当該報告の内容を指定情報公表センターを通じて公表する制度（介護保険法115条の35）。

指導監査
厚生労働大臣、都道府県知事、指定都市・中核市の長は、法令や法人の定款が遵守されているかどうかを確かめるため、社会福祉法人からその業務・会計の状況に関して報告を受け、または、職員に検査させることができる。

福祉サービス第三者評価
社会福祉法人等の提供する福祉サービスの質を公正・中立な第三者機関が専門的かつ客観的な立場から行った評価をいう（「福祉サービス第三者評価事業に関する指針について」平成16年5月）。

福祉オンブズマン
福祉分野において、市民の権利擁護を図るため、市民の苦情を受け付け、行政や公的組織の監視と改善に当たる人や組織をいう。

備置き、閲覧）および同法45条の34（財産目録の備置き・閲覧等）により、備置き・閲覧を含め広く公表すべきものとして、定款、貸借対照表、収支計算書、現況報告書、役員報酬基準、役員区分ごとの報酬総額が、備置き・閲覧すべきものとして財産目録、事業報告書、事業計画書、監事の意見を記載した書類が挙げられている。

透明性の確保は、職員、利用者をはじめ利害関係者（ステークホルダー）、その他広く社会に対して説明責任（アカウンタビリティ）を果たすことでもあり、積極的に透明性の確保を図る姿勢が求められる。

透明性は、ガラス張りにして見えにくいものを見えるようにすることで、組織内の透明化、組織外に対する透明化、組織外から組織に対して行われる透明化の3つに区分するとわかりやすい。

①組織内の透明化：法人の経営理念・事業方針・行動規範の明確化、理事会他各機関・業務・職員の役割の明確化、ルール・規程の制定、業務のマニュアル化、業務の文書化・記録作成、苦情受付、監事監査の強化などが挙げられる。

②組織外に対する透明化（情報公開）：法人の経営理念・事業方針・行動規範の明示、事業の種類・事業の実施状況、組織体制・役員状況、財務内容、監事監査の結果の公表。

- 指定事業者は、事業所の見やすい場所に、運営規程の概要、職員の勤務体制その他の利用申込者のサービスの選択に資すると認められる重要事項を掲示しなければならない（「指定居宅サービス等の事業の人員、設備及び運営に関する基準」など）。
- 契約・サービス提供などに際しての利用者・家族に対する十分な説明と同意・納得。
- 苦情解決と第三者委員の参加。
- 発生した事故・損害の内容、リスク管理体制・リスク情報の公表が考えられる。

③組織外から行われる透明化
- 介護保険法における介護サービス情報の公表の義務化
- 行政による指導監査
- 福祉サービス第三者評価事業による評価受審
- 外部監査（広く法人の外部の専門家によるチェックを通じて法人運営の透明性の確保に資することを目的とする。平成16年3月社会・援護局関係主管課長会議）

この他、介護相談員派遣事業（市町村が施設等に対し、利用者の不満や要望を聞きそれを施設側に伝える介護相談員を派遣する事業）や福祉オン

ブズマンなどによる権利擁護の活動がある。

[3] 社会福祉法人に対する規制・監督と優遇・支援

社会福祉法人は特別な公益法人として規制・監督と優遇・支援を受ける。規制・監督には、①残余財産処分制限、②資産保有・組織運営に一定の要件が必要であることなどが挙げられる。優遇・支援措置には、①施設整備に対する補助、②税制上の優遇措置などがある。

3. 特定非営利活動法人

A. 特定非営利活動法人の組織

[1] 特定非営利活動法人とは何か

特定非営利活動法人（NPO）とは、non-profit organization の略語で、非営利組織のことである。非営利組織とは、市民が自発的に社会に有益な活動を行うための組織であり、広義には営利を目的とせずに役員や社員など金銭的利益をもたらすことを目的としない。1998（平成10）年に制定された特定非営利活動促進法は、公益法人等を含めた広義の非営利法人に関する法令ではないため、ここでは特定非営利活動促進法によって設立された特定非営利活動法人について述べていく。

特定非営利活動促進法

特定非営利活動促進法1条の目的は、「特定非営利活動を行う団体に法人格を付与すること並びに運営組織及び事業活動が適正であって公益の増進に資する特定非営利活動法人の認定に係る制度を設けること等により、ボランティア活動をはじめとする市民が行う自由な社会貢献活動としての特定非営利活動の健全な発展を促進し、もって公益の増進に寄与すること」とされている。

[2] 特定非営利活動

特定非営利活動促進法が規定する特定非営利活動とは、次の20分野の活動に該当し、不特定かつ多数のものの利益の増進に寄与することを目的とするものをいう（特定非営利活動促進法2条1項および別表）（表2-2）。

特定非営利活動

表2-2 特定非営利活動促進法2条別表に掲げる20分野

①保健、医療又は福祉の増進を図る活動
②社会教育の推進を図る活動
③まちづくりの推進を図る活動
④観光の振興を図る活動＊
⑤農山漁村又は中山間地域の振興を図る活動＊
⑥学術、文化、芸術又はスポーツの振興を図る活動
⑦環境の保全を図る活動
⑧災害救援活動
⑨地域安全活動
⑩人権の擁護又は平和の推進を図る活動
⑪国際協力の活動
⑫男女共同参画社会の形成の促進を図る活動
⑬子どもの健全育成を図る活動
⑭情報化社会の発展を図る活動
⑮科学技術の振興を図る活動
⑯経済活動の活性化を図る活動
⑰職業能力の開発又は雇用機会の拡充を支援する活動
⑱消費者の保護を図る活動
⑲前各号に掲げる活動を行う団体の運営又は活動に関する連絡、助言又は援助の活動
⑳前各号に掲げる活動に準ずる活動として都道府県又は指定都市の条例で定める活動＊

注）2012（平成24）年の特定非営利活動促進法改正により、活動分野が17から20分野に拡大した（＊印：追加された活動）。
出典）「社会福祉小六法2018（平成30年版）」ミネルヴァ書房，2018.

[3] 法人格取得の要件

特定非営利活動促進法による特定非営利活動法人となるためには次の要件を満たすことが必要であり、所轄庁による設立の認証を受けなければならない。所轄庁は、主たる事務所が所在する都道府県の知事である（その事務所が1の指定都市の区域内のみに所在する特定非営利活動法人にあっては、当該指定都市の長）。

また、認証にあたっては
①特定非営利活動を行うことを主たる目的とすること。
②営利を目的としないこと（利益を社員に分配しない）。
③宗教活動や政治活動を主たる目的としないこと。
④特定の公職者（候補者を含む）または政党を推薦、支持、反対することを目的としないこと。
⑤暴力団でないこと、暴力団または暴力団の構成員などの統制の下にある団体でないこと。
⑥社員の資格の得喪に関して不当な条件を付さないこと。また、10人以上の社員を有すること。

⑦役員のうち報酬を受ける者の数が役員総数の3分の1以下であること。

特定非営利活動法人の認証数は、全国で51,870法人(2018年3月末現在)である。また、定款に記載された特定非営利活動の種類(2018年3月末認証数複数回答)では、「保健・医療又は福祉の増進を図る活動」が58.8%、「社会教育の推進を図る活動」が48.5%、「NPO団体の運営又は活動に関する連絡、助言又は援助の活動」が47.4%の順になっている[4]。

B. 特定非営利活動法人の組織運営

[1] 役員

特定非営利活動法人は、役員として理事3人以上および監事1人以上を置かなければならない。定款で定めない場合は社員総会の決議により選任される。成年被後見人、暴力団の構成員などは役員になれないなどの欠格事由の他、親族の数や報酬を受ける者の数などの制限が設けられている。

①理事は全員が法人を代表する。また、業務の執行はその過半数により決定する。理事会の設置は必須ではないが、この過半数規定により設置している法人が多い。

②監事は、理事の業務執行の状況や法人の財産の状況を監査する。

[2] 社員総会

社員総会は、役員とともに法律上の必置機関であり、その開催を廃止したり評議員会など他の組織をもって充てることはできない。定款で理事その他の役員に委任したものを除き、特定非営利活動法人の業務はすべて社員総会の決議によって行う。特に、定款の変更、法人の解散・合併については委任できず社員総会の専決事項である。いずれも所轄庁の認証が必要である。「通常社員総会」は少なくとも毎年1回開催しなければならない。

社員総会

[3] 情報公開

特定非営利活動法では、情報公開を重視している。特定非営利活動法人は、自らの活動に関する情報をできるだけ公開することによって市民の信頼を得て、市民によって育てられるべきであるとの考えがとられている[5]。

特定非営利活動法人が主たる事務所(従たる事務所も同様)に備え置き、市民に対して公開することが義務づけられている書類は次の通りである。

- 事業報告書、財産目録、貸借対照表、活動計算書(これまでの収支計算書)、年間役員名簿(報酬の有無も記載)、社員のうち10人以上の者の氏名・住所、定款の写し、認証書の写し、登記簿謄本の写し

一方、所轄庁としては、特定非営利活動法人からの事業報告書その他の提出を受け、提出された書類すべてについて市民に対して公開している。

[4] 課税、認定特定非営利活動法人制度、監督

①課税について、法人税・住民税の法人割りについては法人税法上の収益事業に対して課税され、それ以外の所得は非課税となる。また、住民税の均等割りや消費税については課税対象である。

認定特定非営利活動法人制度

②認定特定非営利活動法人制度は、特定非営利活動法人への寄附活動を支援するため税制上の優遇措置として設けられた制度である。

③特定非営利活動法人は、設立・定款の変更、解散・合併については所轄庁の認証を受けなければならない。

4. その他の組織や団体

A. 医療法人

[1] 医療法人制度

福祉サービスの提供において、医療法人の役割は重要である。保健・医療分野は、福祉・介護サービスの基盤としての意義があり、また、連携の相手としても重要である。それだけでなく、福祉・介護サービスの担い手としても位置づけられ活動している。

2007（平成19）年4月改正医療法の施行を踏まえた医療法人に関する現在の法制度は以下の通りである。医療法では、病院、医師もしくは歯科医師が常時勤務する診療所、介護老人保健施設または介護医療院（以上、本来業務という）を開設しようとする社団または財団はこれを医療法人とすることができる、としている。また、医療法人は本来業務に支障のない限り、定款または寄付行為の定めるところにより以下の①から⑧の業務（附帯業務という）を行うことができる。

①医療関係者の養成または再教育
②医学または歯学に関する研究所の設置
③医療法39条1項に規定する診療所以外の診療所の開設（巡回診療所等）
④疾病予防のための有酸素運動を行わせる施設であって、診療所が附置され、基準に適合するものの設置。

⑤疾病予防のために温泉を利用させる施設であって、有酸素運動を行う場所を有し、基準に適合するものの設置。
⑥保健衛生に関する業務
　薬局、衛生検査所、介護福祉士養成施設、訪問介護、通所介護、短期入所生活介護を初めとする多数の介護保険関連事業、障害福祉サービス事業等障害者総合支援法関連事業、サービス付き高齢者向け住宅の設置その他。
⑦社会福祉法2条2項（第一種社会福祉事業）および3項（第二種社会福祉事業）に掲げる事業のうち厚生労働大臣が定めるものの実施。
　告示によれば、第二種社会福祉事業はすべて対象業務である。
⑧老人福祉法に規定する有料老人ホームの設置
　なお、救急医療等を行い公共性が高く都道府県知事の認定を受けた社会医療法人にあっては、特別養護老人ホームの経営その他一部を除き第一種社会福祉事業の多くを実施できる。また、その収益を本来業務の経営に充てることを目的として、厚生労働大臣が定める収益事業を行うことができる。また、社会医療法人債を発行できる。

[2] 医療法人の設立

　医療法人を設立するには、都道府県知事の認可を受けなければならない。設立認可の申請に当たっては、定款または寄付行為をもって、次の必要事項を定めなければならない。①名称、②目的、③開設しようとする病院、診療所、介護老人保健施設又は介護医療院の名称及び開設場所、④事務所の所在地、⑤資産及び会計に関する規定、⑥役員に関する規定、⑦理事会に関する規定、⑧社団たる医療法人にあっては、社員総会及び社員たる資格の得喪に関する規定、⑨財団たる医療法人にあっては、評議員会及び評議員に関する規定、⑩解散に関する規定、⑪定款又は寄付行為の変更に関する規定、⑫広告の方法。
　医療法人は、その主たる事務所の所在地において設立の登記をすることによって成立する。

[3] 医療法人改革

　医療法人については、最近の医療法人改革の概要、特に福祉サービスとの連携の状況を学ぶことにより、医療法人の役割について理解する。
　2006（平成18）年6月21日、「良質な医療を提供する体制の確立を図るための医療法等の一部を改正する法律（法律第84号）」が公布され、この中の医療法人に関する規定は2007（平成19）年4月1日に施行された。そこで示された医療法人制度見直しの基本的考え方は、

社会医療法人
医療法人のうち役員、社員、評議員について特殊の関係にある者がそれぞれ3分の1を超えない、救急医療等確保事業を行っている、解散時の残余財産の帰属を国等にする旨を定めている等に該当し、都道府県知事の認定を受けたものをいう。その業務に支障のない限りその収益を本来業務に充てることを目的として収益業務を行うことができる（医療法42条の2）。また、社会医療法人債を発行できる。

医業経営
病院、診療所その他の運営など、医療法人が行う医療にかかわる事業の経営をいう。

- 非営利性の徹底を通じ医療法人に対する国民の信頼を確立する。
- 「官から民への流れ」を踏まえ、従来公立病院などが担っていた医療を民間の医療法人が積極的に担うよう推進する。
- 効率的で透明性のある医業経営の実現により地域医療の安定的な提供を図る、ことであった。

具体的な改革の要点は以下の通りである。

① 残余財産の帰属先を国、地方公共団体、他の類似の医療法人に限定することにより、これまで認められた個人の持分を除外し、医療法人の非営利性を徹底させた（持分ある社団医療法人についての経過措置あり）。

② へき地医療や救急医療など地域において必要な医療を安定的に供給するために、役員・社員に占める親族等の割合が3分の1を超えないことや都道府県知事の認定を受けることなど一定の公的要件を備えた社会医療法人を創設した。社会医療法人に対しては、税制上の優遇措置を講じ、社会医療法人債の発行を認め、収益事業を行うことを認めることにより医業経営の安定化を図る。また、地域ケアを推進するため介護・福祉サービスの提供に積極的にかかわることとした。

社会医療法人

③ 医療法人の各機能を下記の通り明確化することにより、医療法人の内部管理体制の強化を図り、効率的な医業経営を推進する。

- 役員・理事会―役員の任期を2年と明記し、理事会を社団・財団とも必置機関と位置づけるとともに、理事会の機能を法人業務の決定などとして明確化した。また、監事の職務を明確化した。
- 社団医療法人における社員総会の開催と手続きを明確化した。また、財団医療法人における評議員会を必置機関と位置づけた、など。

④ 改正により、有料老人ホームの経営の他、第一種社会福祉事業として介護利用型軽費老人ホーム（ケアハウス）、第二種社会福祉事業では保育所、老人居宅介護等事業、老人デイサービス事業、障害福祉サービス事業その他多くの事業、介護保険関係サービスの多くの事業が医療法人の附帯業務として認められている。新たに創設された社会医療法人にあっては、入所型施設のいくつかと児童家庭支援センターを除くほとんどすべての事業が附帯業務として認められた。

医療法人の附帯業務

⑤ 医療法人の経営の透明性の確保を図るため、従来の財産目録、貸借対照表および損益計算書のほか、事業報告書、監事の監査報告書を備え置くべき閲覧書類および都道府県知事への提出書類に加えた。また、閲覧対象を社員および評議員に拡大するとともに都道府県においても閲覧を可能とした。医療法人総数は2018（平成30）年3月末で53,944法人で、うち社会医療法人は291法人である[6]。

B. 営利法人（会社）

［1］営利法人

　営利法人は、営利を目的とする法人であり、会社を指す。

　会社は、法人組織であり、株式会社、合名会社、合資会社、合同会社をいう。会社が、その事業としてする行為およびその事業のためにする行為は、商行為とされる。

［2］営利法人（会社）の介護・福祉サービスへの参入状況

　ここでは、営利法人（会社）による介護サービスに対する参入の状況をみることにより、介護サービスを含む福祉サービスにおける営利法人のシェアと役割の大きさを理解する。

　訪問介護における営利法人（会社）事業所割合は、全体35,013事業所のうち65.5％（平成28年10月1日現在。以下同様）を占める。通所介護では、23,038事業所のうち47.3％を占め、特定施設入居者生活介護（介護付有料老人ホームなど）では67.7％、福祉用具貸与では93.3％を占める（地域密着型）。認知症対応型共同生活介護では、4,239事業所のうち35.0％を占める。居宅介護支援事業所（ケアマネジメント機関）では49.5％を占める[7]。

> 営利法人

［3］不正防止・運営適正化

　2008（平成20）年5月28日「介護保険法及び老人福祉法の一部を改正する法律」が公布され、2009年（平成21）年5月1日から施行された。この法律は、コムスンに象徴される介護サービス事業者による不正の再発を防止し、介護事業運営の適正化を図るために制定された。改正のポイントは、以下の通りである。

①法令遵守が確保されるよう、業務管理体制の整備を義務づけた（法令遵守担当者の選任他、事業の規模に応じた義務）。

②不正行為の組織的な関与が疑われる場合は、国、都道府県、市町村による事業者の本部への立ち入り検査権を創設した。業務管理体制に問題がある場合は、事業者に対する是正勧告・命令権を創設した。

③不正事業者による処分逃れを防ぐため、事業所の廃止届を事後届出制から事前届出制に変更。また、指定取消を受けた事業者が密接な関係にある者に事業移行をする場合については、指定・更新の欠格事由とした。

④組織的な不正行為の有無にかかわらず一律連座制であったものを、不正行為への組織的関与の有無を確認した上で、自治体が指定・更新の可否

> 連座制
> 当該不正行為に直接関与していない場合であっても、行政罰等の処分を受けることをいう。

を判断することとした。

⑤事業廃止後のサービス確保を図るため、事業廃止時の事業者のサービス確保義務を明確化した。

注）
(1) 奥田昌道・安永正昭編『法学講義民法　総則（第3版）』勁草書房，2018, p.212.
(2) 前掲書（1），pp.220-221.
(3) 内閣府『公益法人の概況及び公益認定等の委員会の活動報告概要』2019, p.2.
(4) 内閣府NPOウェブサイト「特定非営利活動法人の活動分野について」「特定非営利活動促進法に基づく申請受理数および認証数，不認証数等」http://www.npo-homepage.go.jp/
(5) 「特定非営利活動法人の設立及び管理・運営の手引き」内閣府国民生活局，平成20年7月改訂版, p.2.
(6) 厚生労働省「種類別医療法人数の年次推移」. 本文記載の数字は，平成30年3月31日現在の数字である。
(7) 厚生労働省ウェブサイト『平成28年介護サービス施設・事業所調査の概況』厚生労働省，2016.

ジェネリックポイント

日本の福祉サービスを発展させるために、社会福祉法人やNPO法人その他の各組織が、今後どのような役割を果たしたらよいのでしょうか。

1つは、各々の組織が持っている最良の部分を発揮し発展させることです。2つめは、各々の組織の働きが日本の福祉サービスの発展という目的に向けて調和することです。

各組織の今後期待される役割は以下の通りです。

社会福祉法人は、福祉サービス提供の歴史があり、ノウハウの蓄積があります。また、制度上高い公益性が求められている組織です。このことから、福祉サービスの質の向上や効率的運営に貢献するとともに、低所得者の受入れや地域の福祉課題に対する積極的取組みが期待されます。

NPO法人は、理事者や職員の高い使命感に基づき、市民の多様な福祉ニーズに積極的に応える基本的姿勢があります。このことから、福祉サービスを市民の生活や意向に沿って機動的かつ柔軟に提供すること、福祉分野への市民参加を促進すること、新しいニーズに敏感に対応することが期待されます。

医療法人は、医療を提供する強みを持ち、長い歴史があります。また、地域に病院・診療所その他の医療資源があり、医療関係人材が豊かです。このことから、医療サービスによる安心感に支えられる福祉サービスの提供、在宅療養の促進など、地域の生活に密着したきめ細かなサービスが期待されます。

利用者の福祉向上のためには、これら各組織が情報交換や交流を促進し連携を強化して全体として調和し、1つにまとまることが重要です。

理解を深めるための参考文献

- 社会福祉法人経営研究会編『社会福祉法人経営の現状と課題』全国社会福祉協議会, 2006.
  社会福祉法人が、これまでの「施設管理」から主体的に経営を行う「法人単位の経営」組織に変わるために、法人規模を拡大して足腰を強める他、国による規制緩和や行政による政策対応などを提言。
- 林光行編『平成29年4月1日施行　社会福祉法　法令規則集』実務出版, 2017.
  社会福祉法の改正点が明解に記述されている。施行令、施行規則が盛り込まれ、詳細で根拠のある説明となっており、正確な理解が得られる。

コラム2　社会福祉法人改革は今後も続く？

　2016（平成28）年3月公布の「社会福祉法等の一部を改正する法律」による社会福祉法人制度改革は、公益性、非営利性を確保し、国民に対する説明責任を果たし、地域社会に貢献する法人のあり方を徹底することを目指す、としている。経緯として、社会福祉法人の措置費による安定的収入を背景とする画一的サービスの提供、介護保険導入時におけるイコールフッティング論、その後の内部留保問題や社会貢献の問題の指摘があり、この度の改革は、それらの問題に対処するための改革であり、合わせて社会福祉法人の本来の姿に立ち戻ることが意図された、といえる。当面の課題は、制度改革に応える社会福祉法人の実行力が問われているところである。

　日本の社会福祉事業を歴史的にみると、明治時代から志のある民間の慈善事業家が国の財政支援がない中で慈善事業に取り組んできた。たとえば、1887（明治20）年、石井十次によって孤児の教育が始められた（岡山孤児院）。しかし、当時、国・自治体等の公的な支援はなく、経営を安定化させるための公的支援が強く望まれた。それが戦後の社会福祉法人の創設と財政支援につながった、と考えられる。国として民間の力を活用しつつその経営を安定させることが必要であった。しかし、経営が安定する中で民間社会福祉事業者が制度に依存し民間性としての志を失っていやしないか、が危惧されている。

　このことを勘案すると、経営の安定による依存と社会福祉法人の本来の姿を求める自立との適切なバランス形成のため、改革は今後も必要とされると考えられる。国の政策における改革と社会福祉法人の主体的な自己変革が協働する改革が期待されている。

石井十次

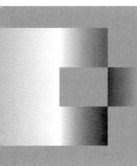

Ⅱ. 福祉サービスの組織と経営に係る基礎理論と実際

　　第3章　経営戦略

　　第4章　組織の管理

　　第5章　人事・労務管理

　　第6章　財務管理と財務諸表の理解

第3章 経営戦略

1 経営戦略の定義や階層構造について説明するとともに、福祉サービス事業者を取り巻く事業環境の変化と経営戦略の必要性について概説する。

2 経営戦略の策定手順について「経営理念の設定」「ビジョン策定」「環境分析」「ドメイン(事業領域)設定」「戦略策定」の5つのステップに分類し、それぞれについて解説する。

3 多角化のタイプとシナジー効果について説明する。また、保健・医療・福祉複合体の実態と複合化による経営効果について概説する。

1. 経営戦略の基礎概念と戦略の必要性

A. 経営戦略とは

戦略（strategy）という言葉は、もともとは軍事用語であり、「戦いに勝つための大局的な方策」[1]のことをいう。その後、経営の分野へ転用されるようになり、ビジネスにおける競争を戦争における戦闘になぞらえて「経営戦略」という概念が生み出された[2]。経営戦略という概念を最初に用いたのはチャンドラーといわれており、その著書『経営戦略と組織』で「戦略とは一企業体の基本的な長期目的を決定し、これらの諸目標を遂行するために必要な行動方式を採択し、諸資源を割り当てること」[3]と定義している。また、チャンドラーは「組織は戦略に従う」という有名な言葉を残している。その後も「経営戦略」についてはさまざまな研究者が定義しており、数多くの定義が存在している。たとえば、以下のような定義がある。

> 「企業が実現したいと考える目標と、それを実現させるための道筋を、外部環境と内部環境とを関連づけて描いた、将来にわたる見取り図」
> 網倉久永・新宅純二郎『経営戦略入門』日本経済新聞出版社, 2011, p. 3.
>
> 「企業や事業の将来のあるべき姿とそこに至るまでの変革のシナリオを描いた設計図」
> 伊丹敬之・加護野忠男『ゼミナール経営学入門（第3版）』日本経済新聞出版社, 2003, p. 21.

チャンドラー
Chandler, A. D., Jr.

組織は戦略に従う
structure follows strategy

外部環境と内部環境

B. 事業環境の変化と経営戦略の必要性

戦後、わが国の社会福祉は措置制度に基づき実施され、措置制度下においては、本来的には国家が行うべき社会福祉事業を民間セクターの1つである社会福祉法人に委託し、その事業運営に必要な費用を措置委託費として支弁してきた。そのため、社会福祉事業を運営する社会福祉法人は、受動的な経営となり、戦略的な思考はそれほど求められなかった。しかしながら、社会福祉基礎構造改革によって、多くの社会福祉事業が措置制度から契約制度へと転換し、社会福祉法人は措置の受託者という立場から準市場におけるサービス提供事業者の1つとなった。

社会福祉基礎構造改革

社会福祉法人経営研究会は 2006（平成 18）年に「社会福祉法人経営の現状と課題」をまとめ、「一法人一施設モデル」から「法人単位の経営」への転換といった新たな時代における福祉経営の基本的方向性が示された。報告書では社会福祉法人の経営の効率化・安定化のためには、法人全体でトータルとして採算をとることが不可欠であり、複数の施設・事業を多角的に運営し、規模の拡大を目指すことが有効な方策として考えられるとしている。また、サービス提供主体の多元化が進むなか、内閣府の総合規制改革会議においては、社会福祉法人と民間企業の競争条件の均一化（イコールフッティング）の論点が示された。

　このように、社会福祉法人を取り巻く事業環境が大きく変化するなか、将来に渡って安定的に事業を継続するためには、地域社会において期待されている役割や非営利組織としての存在意義を改めて確認するとともに、法人全体の視点に基づき、中長期的観点から経営戦略を策定することが重要である。

　営利法人は複数の事業を展開している場合が多く、税制面での優遇措置がないため、非営利法人以上に戦略的な経営が求められる。上場企業であれば企業の中長期的な戦略を IR 情報として株主や投資家に対して示すことが強く求められるため、経営戦略の立案が必須となるが、福田隆士が指摘するように、非上場の事業者であっても金融機関や取引先等のステークホルダーからは将来の戦略や方向性を明確にすることが期待され、また、近年、介護業界は人材の確保に苦慮しているケースが多く、人材を惹きつけ、定着を図るためにも、事業者の将来の方向性を明示していくことは非常に重要であるといえる[(4)]。

C. 経営戦略の階層性

　経営戦略は階層構造となっており「全社戦略（企業戦略）」、「事業戦略（競争戦略）」、「機能別戦略」の３つの戦略レベルがある。

（1）全社戦略（企業戦略）

　全社戦略は、法人全体としての戦略であり、法人としてどの事業領域を選択し、自法人の経営資源をどのように各事業に配分するかを決定することである。一法人一施設のように、１つの事業しか保有しない法人であれば、全社戦略と事業戦略は一致するが、複数の事業を展開する法人の場合、法人あるいはグループ全体として事業ポートフォリオを検討し、今後の進むべき方向性を明らかにする必要がある。

イコールフッティング

IR
investor relations
企業が投資家に対し、財務状況や業績動向など投資の判断に必要な情報を発信する活動をいう。

ステークホルダー
事業活動に関わる利害関係者のことであり、具体的には利用者、従業員、株主、取引先、地域住民、行政機関などが挙げられる。

事業ポートフォリオ
企業が複数の事業を展開するにあたって、それら事業をいかに選択し、どのような比重で組み合わせるかを考えることをいう。その際、「事業の魅力度」「競争優位性」「事業間の相乗効果の有無」の３つの視点で検討する。

(2) 事業戦略

法人が複数の事業を展開している場合、事業ごとにターゲットや競合が異なるため、各事業それぞれについて戦略が必要となる。事業戦略は、事業単位での戦略のことを指し、市場において優位性を確立するための方針である。

(3) 機能戦略

マーケティング

機能戦略は事業を具体的に展開するために必要となる機能レベルの経営戦略である。研究開発、営業、マーケティング、生産、物流、財務、人事などの機能ごとに立てる戦略を機能別戦略という。

2. 経営戦略の策定プロセス

経営戦略を構築する際には、図3-1のように「経営理念の設定」「ビジョン策定」「環境分析」「ドメイン（事業領域）設定」「戦略策定」という流れで進めていく。実際の経営戦略の策定では、経営戦略を検討した結果、ドメイン（事業領域）の変更が必要になることもあり、順序が逆になる場合もある。また、複数事業を展開する企業・法人においては、全社戦略を策定した後に全社戦略の方針に基づいて事業戦略を策定するのが一般的であるが、経営戦略策定プロセスと同様に行き来しながら策定していくことになる[5]。

A. 経営理念（ミッション）の設定

経営理念は、「事業体が何のために存在し、どこへ向かおうとしているか」「事業体が、どのような目的で、どのような姿を目指し、どのような方法で経営をしていくか」を示すものであり、事業体の運営の拠り所、組織の原点を示すものである[6]。経営理念は、経営戦略策定の前提となるため、経営理念を明確化し、組織全体に浸透させることが求められる。

B. ビジョン策定

ビジョンとは、ある時点までに到達すべき目標であり、経営理念を前提として具体的にどのようになりたいかという方向性を明示したものであ

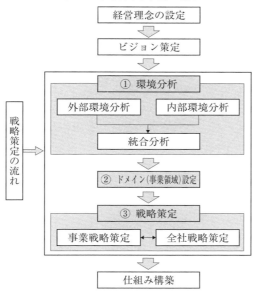

図3-1 経営戦略策定の流れ

出典）日本総合研究所　経営戦略研究会『この1冊ですべてわかる　経営戦略の基本』日本実業出版社, 2008, p.26を一部加筆・修正.

る[7]。ビジョンは、自法人の目指す将来の具体的なイメージを職員だけでなく、患者や利用者、社会全体に対して表したものである。

C. 環境分析

　経営戦略を構築するためには、自法人を取り巻く外部環境や内部環境を分析し、状況を把握することが重要となる。その際、フレームワークを活用すると、広い視野で客観的に分析することができる。環境分析のための代表的なフレームワークには3C分析がある。また、外部環境を分析するフレームワークとして「PEST分析」「5Forces分析」、内部環境を分析するフレームワークには、「バリューチェーン分析」「VRIO分析」がある。さらに、内部環境と外部環境を統合的に分析可能なフレームワークとして「SWOT分析」が挙げられる。ここでは、一般によく用いられる「SWOT分析」について説明する。

　SWOT分析は、内部環境と外部環境を統合的に分析するフレームワークで、SWOTとは、Strengths（強み）、Weaknesses（弱み）、Opportunities（機会）、Threats（脅威）の頭文字をとったものである（表3-1）。「SWOT」の起源については諸説あるが、アンドリューズに代表される、

3C分析
顧客・市場（Customer）、競合（Competitor）、自社（Company）の3つの視点から市場環境を分析するためのフレームワークである。

PEST分析
自社を取り巻く外部環境をPolitics（政治的要因）、Economy（経済的要因）、Society（社会的要因）、Technology（技術的要因）の4つの視点で分析する手法である。

バリューチェーン分析
事業活動を機能ごとに分類し、製品やサービスの付加価値が事業活動のどの部分で生み出されているかを分析する。

アンドリューズ
Andrews, K. R.

ハーバード・ビジネススクールの経営政策（Business Policy）グループによって開発されてきた経営計画策定ツールを起源とするという説が有力視されている[8]。

SWOT分析では、外部環境と内部環境に分けて検討する。外部環境分析では、自組織に好影響を与える要因（機会）と悪影響を与える要因（脅威）について検討する。外部環境は自組織の経営努力では変えられないため、外部環境の変化にどう対応すべきかを考える必要がある。

一方、内部環境分析は、自組織の内部要因（製品やサービス、マーケティング、人材、技術、ノウハウ、設備や資産、財務、企業文化・風土など）の強み（Strength）と弱み（Weakness）を検討する。

内部環境分析
人材や施設設備、ノウハウ、財務状況、組織文化、組織風土などの経営資源の分析を行う。

表3-1　SWOT分析

	プラス要因	マイナス要因
外部環境	Opportunities（機会）	Threats（脅威）
内部環境	Strengths（強み）	Weaknesses（弱み）

（外部環境：自組織ではコントロールできない要因）

出典）日本総合研究所　経営戦略研究会『この1冊ですべてわかる　経営戦略の基本』日本実業出版社，2008，p.51を参考に筆者作成．

D. ドメイン（事業領域）の設定

ドメイン

ドメインとは組織体の活動の範囲ないしは領域のことであり、組織の存在領域である。ドメインを定義するということは、「今どのような事業を行っており、今後どのような事業を行おうとしているのか」といった質問に答えることである[9]。ドメインを設定することで、今後の事業展開に必要な経営資源を特定できるとともに、ドメインを組織の内外に明示することで、法人としての存在意義や発展の方向性を示すことができる。

ドメインは適度な広がりをもって定義することが重要であり、ドメインの設定が狭すぎる場合、狭い範囲の顧客にしか訴求できず、顧客のニーズに適合しにくくなる。また、事業活動が限定され成長が阻害される恐れがある。一方でドメインの設定が広すぎる場合、経営資源が分散するとともに、無意味な競争に巻き込まれる危険性がある。

ドメインを決定する際は、顧客軸（市場軸）、技術軸（製品軸）に加えて、顧客に対して果たす機能（機能軸）で定義することで、新たな視野が開ける場合が多い[10]。

E. 戦略策定

[1] TOWS分析による戦略オプションの立案

TOWS分析（クロスSWOT分析）は、これまで行ってきたSWOT分析をベースとして内部環境（強み・弱み）と外部環境（機会・脅威）をクロスさせ、戦略オプション（戦略代替案）を検討するための分析フレームワークである。TOWS分析により、4つの戦略オプションが導き出される。

戦略オプション

[2] 成長マトリックスによる成長戦略の立案

成長の方向性を考えるためのビジネスフレームワークとして、アンゾフの成長マトリックスがある（表3-2）。このフレームワークでは、製品と市場の2軸を設定し、それぞれ既存か新規かという観点で区別し、今後どのような成長戦略をとることが望ましいかを検討する。以下では医療分野を例に4つの戦略パターンについて説明する。

ビジネスフレームワーク

表3-2　アンゾフの製品・市場マトリックス

	既存製品	新規製品
既存市場	市場浸透戦略	新製品・サービス開発戦略
新規市場	市場開発（開拓）戦略	多角化戦略

出典）アンゾフ, H. I. 著／広田寿亮訳『企業戦略論』産業能率大学出版部, 1969, p.137 を一部加筆・修正.

(1) 市場浸透戦略（既存市場×既存製品）

既存市場において既存製品をもとに検討するのが「市場浸透戦略」である。既存製品を既存市場へ浸透させることによって売上や市場シェアを拡大する戦略である。医療分野における市場浸透戦略としては、インターネットやパンフレット等の活用による広報の強化や院内健康講座、出前講座などによる病院の認知度向上、地域の診療所や病院への広報活動、CRMによる患者ロイヤリティの向上などの方策が考えられる。

(2) 新製品・サービス開発戦略（既存市場×新規製品）

新製品・サービス開発戦略は、現在の市場に対して、新しい製品やサービスを投入する戦略である。現在の患者に対し、新しい治療方法や新しい

CRM
Customer Relationship Management
顧客情報（購入・利用履歴、年齢や家族構成などの基本属性）を統合的に管理・活用することで、顧客との関係を強化し、製品やサービスの継続的利用を促すマネジメント手法をいう。

技術を用いて医療サービスを提供することで成長を図る戦略である。たとえば、診療科の増設や健康診断・人間ドック等の予防医療分野の強化、先進医療技術の導入、オンライン診療（遠隔診療）、自由診療の拡充などが挙げられる。

(3) 市場開発（開拓）戦略（新規市場×既存製品）

市場開発（開拓）戦略は、既存の製品やサービスを新たな市場に投入する戦略であり、今まで利用していなかった顧客層に対して自社の製品やサービスを提供する戦略である。たとえば、サテライトクリニックの開設や医療ツーリズム、病院の買収によるサービス提供エリアの拡大、海外の介護サービス市場への進出などが考えられる。

(4) 多角化戦略（新規市場×新規製品）

多角化戦略は新しい製品やサービスを新しい市場に投入する戦略である。たとえば、有料老人ホーム、サービス付き高齢者向け住宅など医業以外の関連事業への進出が挙げられる。また、生活習慣病予防のための疾病予防運動施設の運営などが考えられる。

3. 多角化戦略

A. 多角化のタイプとシナジー効果

多角化戦略は、新たな市場（顧客）に対して、新たな製品やサービスを提供する戦略である。多角化は既存事業と関連性の高い事業に進出する「関連多角化」と既存事業と関連性がない、あるいは低い事業へ進出する「非関連多角化」に分けることができる。「関連多角化」はこれまで蓄積してきたノウハウやスキルなど、法人が保有する経営資源を有効活用するためシナジー効果が期待できる。シナジーとは、企業が複数の事業を持つことによって、それぞれを単独で運営した時よりも大きな効果を得られることであり、シナジーは生産、技術、販売、管理、人材など、さまざまな活動・要素について働くが（図3-2）、通常、事業間で共通利用できる要素が多いほど強く働く[11]。「非関連多角化」はシナジー効果はあまり期待できないが、既存事業と関連性のない事業を展開するため、事業リスクを分散することができる。

医療ツーリズム
患者が医療サービスを受けることを目的として他国へ渡航することであり、医療ツーリズムの目的は「治療」「健診」「美容・健康増進」の3つに分類される。

疾病予防運動施設
疾病予防のために有酸素運動（継続的に酸素を摂取して全身持久力に関する生理機能の維持又は回復のために行う身体の運動をいう）を行わせる施設（医療法42条）である。

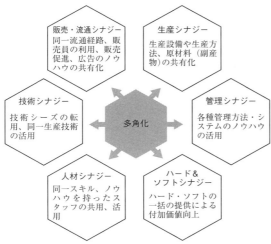

図 3-2　多角化におけるシナジー

出典）相葉宏二著／グロービス・マネジメント・インスティテュート編『MBA 経営戦略』ダイヤモンド社，2012，p.13.

B. 保健・医療・福祉複合体

　医療機関を取り巻く事業環境が複雑さを増す中、制度・政策リスクの分散や経営資源の共有によるシナジー効果の実現を目指し、関連事業を複合的に展開する医療機関が増加している。

　二木立は、1998（平成 10）年に『保健・医療・福祉複合体―全国調査と将来予測』を出版し、複合体の実態について明らかにしている。保健・医療・福祉複合体とは、「母体法人」（個人病院・診療所も含む）が単独、または関連・系列法人とともに、医療施設（病院・診療所）となんらかの保健・福祉施設の両方を開設しているものと定義している[12]。また、二木は、病院・老人保健施設・特別養護老人ホームの 3 種類の入院・入所施設を開設しているグループを「3 点セット」開設グループと呼んでいる。この「3 点セット」を開設しているグループは 1996（平成 8）年末時点で全国に 259 あり、その 8 割が医療法人の病院が母体であることを示している[13]。

　大野博は埼玉県内に存在するすべての病院の経営主体を、「医療・介護複合体」に着目して調査し、過去 10 年間の変化を明らかにしている。これによると、1996 年から 2006（平成 18）年の 10 年間で、複合体の病院数は 114 から 156 へと増加し、シェアは 30.6％から 43.6％へと 13 ポイント上昇したとしている[14]。

制度・政策リスク
診療報酬や介護報酬の改定、総量規制、政策転換などがある。

二木立

大野博

C. 複合化による経営効果

医療機関が複合体を組成することにより、次のような経営上のメリットを享受できるといわれている[15]。第1に、多角化によるブランド形成や安心感の醸成が挙げられる。グループ内に急性期から慢性期まで多様なサービスを整備することにより、利用者に対して信頼感や安心感を創出することができる。第2に、資金調達の円滑化である。病院グループとしての売り上げ規模の拡大に伴い信用度が向上するとともに、政策リスクが回避されることで安定的なキャッシュフローが長期的に展望しやすくなるため、金融機関から資金調達を行いやすくなる。第3に、調達上のスケールメリットが指摘できる。グループ全体の仕入れを一括共同で行うことにより、薬剤や医療資材、医療機器などの調達の交渉上、有利な条件が引き出しやすくなる。第4に、人材配置効率化である。新規施設の立ち上げ時などに、既存施設からの異動を活用し機動的に人員配置を行い、新規に過剰な職員を雇用することなく効率的な資源配分を実現することができる。また、職員にとっては自分の希望している仕事に就ける機会が増加し、モチベーションの維持・向上につながったり、役職ポストが増えることにより、適切なタイミングで昇進の機会を用意できるなど、人材管理上のメリットもある。

一方で複合化の推進にはリスクが伴う。失敗した場合には多額の損失が発生する可能性があるため、複合体を組成する際には、市場の規模や成長性、収益性、競争優位性、事業間のシナジー効果などを慎重に検討する必要がある。

> キャッシュフロー
>
> スケールメリット
> 事業規模を拡大することによって得られる効果や利益をいう。

注）
(1) 『デイリーコンサイス国語辞典』三省堂, 1991, p.431.
(2) 網倉久永・新宅純二郎『経営戦略入門』日本経済新聞出版社, 2011, p.2.
(3) チャンドラー, A. D., Jr. 著／三菱経済研究所訳『経営戦略と組織―米国企業の事業部制成立史』実業之日本社, 1967, p.29.
(4) 福田隆士「介護事業における将来戦略策定と組織対応力強化への提案―シナリオ・プランニング手法の活用可能性について」日本総研ウェブサイト（2017年8月3日取得）https://www.jri.co.jp/page.jsp?id=27188
(5) 日本総合研究所　経営戦略研究会『この1冊ですべてわかる　経営戦略の基本』日本実業出版社, 2008, p.26.
(6) 福祉サービス提供主体経営改革に関する提言委員会「福祉サービス提供主体経営改革に関する提言委員会最終提言」2003.
(7) 喬晋建「経営戦略論の誕生と発展」『海外事情研究』41 (1), 2013, p.57.
(8) 網倉久永・新宅純二郎『経営戦略入門』日本経済新聞出版社, 2011, p.41.
(9) 榊原清則『企業ドメインの戦略論―構想の大きな会社とは』中央公論社, 1992, pp.6-12.

(10) 相葉宏二著／グロービス・マネジメント・インスティテュート編『MBA経営戦略』ダイヤモンド社，2012，p.33.
(11) 前掲書（10），p.12.
(12) 二木立『保健・医療・福祉複合体――全国調査と将来予測』医学書院，1998，p.4.
(13) 前掲書（12），pp.15-17.
(14) 大野博「病院経営主体の「医療・介護複合体」化の進展とその特徴に関する研究――埼玉県の事例から」『医療経済研究』21（1），医療経済研究機構，2009，pp.25-38.
(15) 医療経営人材育成事業ワーキンググループ作成『経営戦略』医療経営人材育成テキスト3，平成18年度医療経営人材育成事業ワーキンググループ事務局，2006，pp.75-77.

ジェネリックポイント

多角化戦略を展開する理由の1つに「リスクの分散」がありますが、具体的にどのような効果が期待できるのでしょうか。

複数の事業を展開していれば、ある特定の事業の業績が悪化しても、法人全体としてその影響を吸収することができます。診療報酬や介護報酬の改定は病院や介護施設の収益に大きな影響を与えますが、法人内に介護老人保健施設や訪問看護、有料老人ホームなど関連事業を複合的に展開することで、報酬改定の影響を低減することができます。

理解を深めるための参考文献

● 網倉久永・新宅純二郎『経営戦略入門』日本経済新聞出版社，2011.
　経営戦略の基礎概念や競争戦略、全社戦略について、身近な事例に基づいてバランスよく解説している。
● 相葉宏二著／グロービス・マネジメント・インスティテュート編『MBA経営戦略』ダイヤモンド社，2012.
　経営戦略の理論やツールがバランスよく網羅されている。また、経営戦略の立案・実行の際に使用するビジネスフレームワークについてわかりやすく解説されている。

第4章 組織の管理

1
現代社会の組織がどのような役割を果たしているか、
その重要性を考える。
組織が成立するために必要な要素を考え、
さらに組織が存続していくための要件、
管理者が果たすべき役割について考える。
優れた組織を構築していく上で
最低限守っていくべき原理・原則を把握する。

2
現代管理論の基盤となった
伝統的な基礎理論を理解することによって、
個人の組織への参加意欲や
貢献意欲が影響を受ける要因、
また組織が有効に機能していくために
遂行されなければならない管理職能を検討する。

3
多様な個人が集合して形成される集団が持つ
性質や作用する集団の力学、
また個人が集団における相互作用を通じて
高める集団へのかかわり、
さらに集団内で発生するコンフリクトなど、
集団の負の側面を含めて考える。
また、集団の業績を高めていくために
有効なリーダーシップの行動パターンについて、
代表的な基礎理論を理解する。

1. 組織と経営に関する基礎理論

A. 組織の重要性と経営

　現代社会は、あらゆる組織が固有の目的や機能を遂行し、社会的使命を果たすことによって支えられている。企業が生産や販売などの経済活動を通じて経済価値を創造するのと同様に、福祉サービス組織は、社会に対して福祉サービスを供給することによって固有の目的や機能を遂行し、現代社会に不可欠な組織としての使命を果たさなければならない。

　また、大半の人びとが何らかの組織に参画し、組織活動によってもたらされる恩恵を享受することで豊かな社会生活を可能としている。福祉サービス組織も同様である。多様な人材が雇用され、生計の資を得るばかりでなく、組織参画によって社会参画の機会を得るばかりか、職務を通じて達成感や自己実現を図ることを期待している。

組織社会　つまり、今日は、社会構成および個人の視点から見て、「組織社会」となっているのである。したがって、現代社会が維持・発展していくためには、あらゆる組織が社会的使命を果たすべく達成する成果が極めて重要である。そのためには、個々人の行動が調整され、総体として最大限の組織的成果を達成しうるべく組織活動をコントロールしなければならない。すなわち、経営組織の考え方が不可欠である。

プロフェッショナル・サービス組織

　福祉サービス組織では、社会福祉士だけでなく介護福祉士や栄養士、看護師、理学療法士や作業療法士などのリハビリ専門員、など多様な有資格者が専門職種として、それぞれの専門的知識やスキルを活かすことによって、組織に貢献している。すなわち、福祉サービス組織は、多様なプロフェッショナルによって構成されているプロフェッショナル・サービス組織である。プロフェッショナル・サービス組織たる福祉サービス組織においては、組織構成員個々がそれぞれのプロフェッショナルとしての職務に専念し、専門職種に固有な成果を最大限に達成することが組織の効率性を高めうる。同時に、それら専門分化された職務が適切にマネジメントされ統合されてこそ、組織の有効性を達成していくことができる。また、福祉サービス組織では、組織活動とはいっても、究極的には一人ひとりの従業員によってサービスが創出され提供されるため、従業員個々の組織における姿勢や態度によってサービスの質が左右され、結果として組織としての成

果が決定づけられる。

　そのため、福祉サービス組織においては、プロフェッショナルとして従業員がそれぞれの職務に対する忠誠心（ロイヤリティ）を高められるような環境を整備すること。従業員個々が十分に教育・訓練され、あるいは動機づけられるだけでなく、従業員の組織への一体化をも丁寧に促進していく必要がある。また、サービスの質を管理していく上でも組織に対する従業員のコミットメントを高めていく必要がある。すなわち、福祉サービス組織においては、プロフェッショナル・サービス組織としての組織の管理が高次元で実践されていかなければならないのである。

B. 組織の特質と成立要件

　組織については、「多様な資源の集合体」、「情報処理システム」、「知識創造の母体」、「社会的複合体」など、さまざまな捉え方がある。いずれの捉え方にも共通した前提は、「組織とは人間行動の複合体であり、いかなる組織であっても究極的には個人によって駆動されている」ということである。

　近代組織論の権威であるバーナードの組織論を踏まえれば、組織の特質について、次の4点が挙げられる。①組織は、個々人が提供する諸活動や諸力から構成され、②それらが相互に関連した協働体系を成し、③「意図的に調整」され、④外部環境と結びついたオープン・システムである。

　組織とは、人びとが何らかの意図を持って協力し合い、個々人の諸活動や諸力が協働体系を構成する要素として、調整されることによってはじめて創造されうるのである。そこで、組織の成立には、協働体系を形成するために次の3要素（＝組織構成の3要素）が満たされなければならない。

（1）共通目的

　明確化され、理解・容認され、共有されるべき個々人の諸活動・諸力を結びつける共通した目的。

（2）貢献意欲

　共通目的の実現のために協働体系に対して貢献を果たそうとする個々人の意思。

（3）コミュニケーション

　共通目的に向けての個々人の貢献意欲を引き出すための組織構造としての意思の伝達および伝達経路。

　また、バーナードは、組織の本質的要素が人間行動の相互作用によって構成される協働体系であることを踏まえて、組織構成の3要素が適切に満

職務に対する忠誠心（ロイヤリティ）

従業員の組織への一体化

組織に対する従業員のコミットメント

バーナード
Barnard, Chester Irving
1886～1961

協働体系
cooperative system
協力して一緒に働く集団。

組織構成の3要素

共通目的

貢献意欲

コミュニケーション

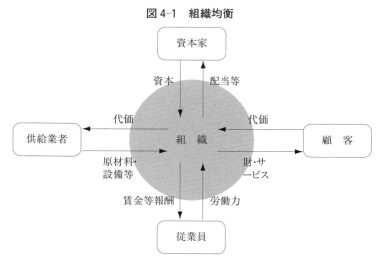

図 4-1 組織均衡

出典）桑田耕太郎・田尾雅夫『組織論』有斐閣，1999，p.43.

たされる上でも、個々人の連帯感や仲間意識など相互作用を通じて生み出される非公式組織の重要性を指摘している。

いったん成立した組織を維持・存続させていくためには、継続的に参加者を協働体系に組み込み、個々人の諸活動や諸力を引き出すための動機づけを行うことによって、協働体系の維持に成功しなければならない。そのためには、組織は参加者に対して貢献に見合うだけの見返り（＝誘因）を提供し、協働体系に貢献する意義を与え続ける必要がある。誘因には、賃金などの客観的誘因もあれば、やりがいのある職務など主観的誘因もあり、参加者の価値観や欲求に適った誘因が提供されなければならない。

組織によって提供される誘因が、参加者が果たす貢献よりも大きい場合にのみ、参加者は貢献を果たそうとするからである。逆に、組織が参加者に十分に誘因を提供しつづけるためには、参加者によって果たされる貢献を源泉としなければならない。すなわち、組織は、誘因と貢献が均衡（誘因≧貢献）する限りおいてのみ存続しうるのである（＝組織均衡）。図 4-1 に示すように、実際の組織では、さまざまな主体との取引によって、誘因・貢献の均衡が図られ、必要な資源が獲得されて組織が成立している。

また、バーナードは、組織を評価する基準として、組織の有効性と能率という2つの概念を示し、組織均衡を実現していくために管理者が調整すべき課題を提示している。

組織の有効性とは、協働体系に掲げられた共通目的が最終的に達成されたかどうか、協働体系の有効度合いを検討するものである。設定される組織目標の水準が妥当であるか、また組織目標を達成するために十分な組織活動が展開されたかを示している。

誘因

誘因≧貢献

組織均衡

組織の有効性
organizational effectiveness

他方、組織の能率とは、誘因と貢献をどの程度に均衡させたか、協働体系の存続に関する概念である。組織の能率は、個人の協働体系への参加における満足・不満足に関与するため、協働体系の目的達成の過程における誘因と貢献の状態に注意を払うべきことを示している。

組織の能率
organizational efficiency

C. 組織構造の設計原理（組織運営の5原則）

組織が、統合体として機能していくためには、個々人の諸活動・諸力がシステムとして最適に統合され、継続的に調整される構造が整備される必要がある。他の組織と同様、福祉サービス組織についても、唯一絶対に最良の組織形態は存在しえない。組織構造を設計する上での原理・原則を理解し、組織が直面する状況を見極めて組織の特性に適った構造を適切に構築していく他ない。

(1) 専門化の原則

組織の存在意義は、個人の強みを最大化し、弱みを無効にすることである。組織がその意義を発揮しうるのは、組織活動が特定の役割ごとに専門分化され、そして専門分化されたすべての職務が組織活動として適切に再統合される場合である。組織構成員は、専門化により特定の職務に専念し、熟練することによって効率性・生産性を向上させることができる。

専門化の原則

(2) 権限・責任・義務一致の原則（三面等価の原則）

組織構成員は、組織内の階層構造に基づいて、意思決定を行うことができる権限に対応して、職務に対する責任が割り当てられる。階層が高まるに従って意思決定の権限が大きくなると同時に、職務に対する相応の責任（職責）を負わなければならない。それは、すなわち職務の担当者として責任と権限を行使するという義務を負う。

権限・責任・義務一致の原則

(3) 統制可能範囲の原則（スパン・オブ・コントロール）

1人の管理者が有効に指揮監督できる直接の部下の人数には物理的・能力的に限界がある。管理者が統制範囲を超えた部下を持つと管理効率の低下を招くため、管理者の統制可能範囲と管理効率のバランスを考慮した部下の人数、それに対応した階層数に制限あるいは拡大する必要がある。

統制可能範囲の原則（スパン・オブ・コントロール）

(4) 命令統一性の原則

組織規模の拡大に伴って、部門・部署の増加や階層化が進む。組織としての統一的行動を堅持するためには、情報や命令の統一性を確保し、情報伝達経路および命令系統の一元化を図る必要がある。

命令統一性の原則

(5) 権限委譲の原則（例外の原則）

日常的に反復して起こる問題への対応や定例的な業務について、上位者

権限委譲の原則

は下位者に対して権限を委譲することによって、例外的な事案への対応や非定例的な業務に専念すべきという原則。ただし、上位者の監督責任や結果責任は、上位者に留保されるべきである。権限委譲の原則によって、上位者は日常業務から解放され、その職位に固有な業務に専念することができる。他方、下位者は職務における裁量が拡大され、職務に対する主体性が促進されることを期待できる。

D. 組織形態

個人的生業としてはじまった事業であっても、事業の成長やサービスの拡大に伴って、組織の規模は拡大する。事業所の増加や従業員の増員など、組織規模の拡大によって、個人的生業とは次元の異なる組織運営が求められるようになる。チャンドラーが「組織は戦略に従う」と述べ、経営戦略と組織構造の密接な関係を指摘したように、組織の規模がある程度の水準を超えると、組織は経営戦略を支えていく体制として適切に構造化されていく必要がある。たとえば、1人のトップマネジメントだけでは完全な意思決定ができなくなり、その時々の組織内外を取り巻く環境に対応した迅速かつ適確な意思決定ができなくなる。そのため組織内における集権化と分権化のバランス、経営者と従業員との間あるいは従業員同士でのコミュニケーションや情報共有、評価体系やインセンティブ・システムなど、組織全体としての構造的な問題や新たな運営上の課題に直面する。

このような組織規模の拡大に伴う組織運営上の問題を解決ないし軽減・緩和するための方法としては、組織の規模や組織運営の方針、事業の特性に応じた組織形態を検討する必要がある。組織設計の原理・原則に基づいて、単位組織を組み合わせていくことによって、統合化された全体としての組織をいかに再構築していくか、組織デザインに基づく組織の構造化である。以下、代表的な組織形態について紹介したい。

[1] 直系式組織（ライン組織）

直系式組織とは、「命令統一性の原則」に基づいて、最上位の経営者から最下位の従業員に至るまで、単一の命令系統によって直線的に結ばれた組織である。図4-2に示すように、ピラミッド型の組織形態であり、トップダウン式の意思決定が行われる。福祉サービス組織においては、組織のトップである理事長が現場のラインに対して、具体的・直接的に指示命令を行えるような小規模な組織が該当する。また、組織規模が小さく業務内容も限られているため、ラインとスタッフの分業体制が明確に確立されて

傍注：

組織は戦略に従う

ラインとスタッフ
ライン部門とは、生産、営業、販売など、事業活動において主たる職能を担っている直接部門である。福祉サービス組織では、プロフェッショナルとして、顧客に対して直接的にサービスを提供している専門職種から構成される各部門が該当する。他方のスタッフ部門とは、企画や総務など、事業活動においてライン部門を補佐あるいは支援する間接部門である。福祉サービス組織においては、事務局や経理、広報、施設管理などの部門が該当する。

おらず、経営者やライン部門がスタッフ部門の業務を兼務せざるを得ない状況が想定される。

なお、ライン&スタッフ組織の場合には、スタッフ業務を部門として分離独立させた上で、トップの直下あるいはライン部門のそれぞれに設置する形での形態となる。

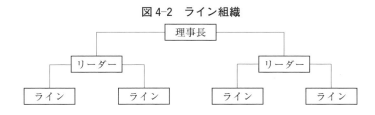

図4-2　ライン組織

表4-1　ライン組織の特徴

| ライン組織のメリット・デメリット ||
メリット	デメリット
指示・命令が伝わりやすい 組織の規律や秩序を維持しやすい	組織が大きくなるとトップの負担が増加

［2］職能別組織（機能別組織）

職能別組織は、図4-3に示すように職能や機能別に部門を横並びに配置した組織形態である。各部門がそれぞれの職能や機能に特化するため、ライン部門がそれぞれに固有な職務に専念するには、有効な組織形態である。福祉サービス組織においては、それぞれの職種に専門特化した各職種が連携してサービスを提供する。ただし、部門単位で業務が進められるため、トップが組織全体だけでなく部門ごとの主たる意思決定を行うとともに、部門間の調整を行う必要がある。また、トップに権力が集中しやすくなるが、事業環境の変化に敏感であろう現場には限定的な権限しか与えられないため、組織全体での環境変化への対応や意思決定に時間を要してしまう。事業所や業務内容が限定的な中小規模の組織には向いているが、複数の事業所を有し幅広いサービスを展開しているような大規模な福祉サービス組織には、組織の管理統制上、不向きな組織形態である。

図4-3　職能別組織

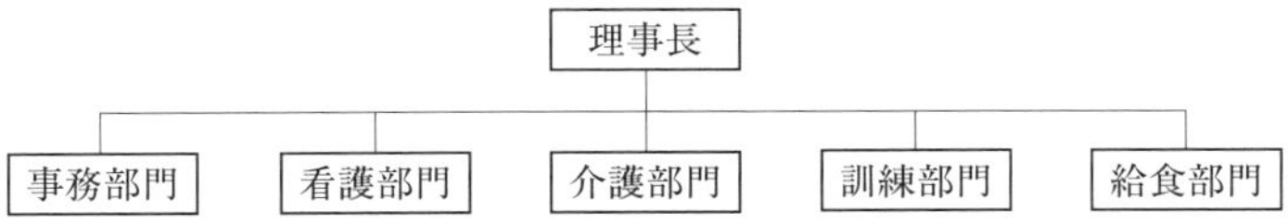

表 4-2　職能別組織の特徴

職能別組織のメリット・デメリット	
メリット	デメリット
職能単位で規模の経済性を追求 専門性、知識や技能の開発を深化しやすい 職能別管理により組織の統制が向上 単一・少数のサービス群に効果的	環境変化への対応が遅れがち トップ・マネジメントへの権力の集中化・依存化 各部門間の調整が困難 各職能の利益・貢献責任が不透明

［3］事業部制組織

　事業部制組織は、図4-4に示すように製品やサービス別に部門を設置し、部門単位である程度の意思決定や採算性について完結させた組織形態である。一般的には、事業部別に独立採算制が採用され、事業部単位で組織全体に対する利益貢献責任が明確化される。そのため、各事業部へ大幅な権限が委譲されることによって、トップの負担が軽減されるとともに、部門単位での迅速かつ効果的な意思決定が行われやすくなる。福祉サービス組織については、図4-4（上の図）ではサービス別で事業部を捉えているが、図4-4（下の図）に示すように施設別で捉えることもできる。各事業部や各施設でスタッフ部門を備えることになるため、組織全体での間接部門の効率が悪くなってしまう傾向がある。したがって、事業部制組織は、職能別組織の特性とは異なり、複数の事業所を有し幅広いサービスを展開しているような大規模な組織に向いている組織形態である。

図 4-4　事業部制組織

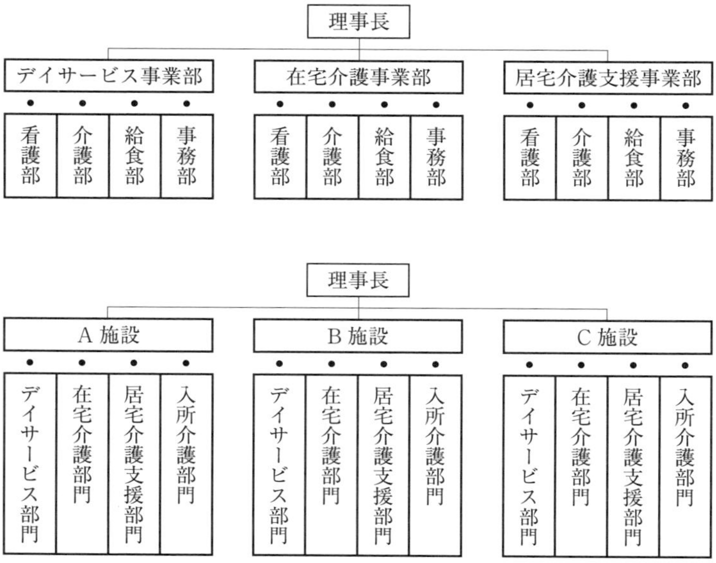

```
                    理事長
        ┌─────────────┼─────────────┐
  デイサービス事業部    在宅介護事業部    居宅介護支援事業部
  ┌──┬──┬──┐   ┌──┬──┬──┐   ┌──┬──┬──┐
  看 介 給 事        看 介 給 事        看 介 給 事
  護 護 食 務        護 護 食 務        護 護 食 務
  部 部 部 部        部 部 部 部        部 部 部 部
```

```
                    理事長
        ┌─────────────┼─────────────┐
       A 施設           B 施設           C 施設
  ┌──┬──┬──┬──┐ ┌──┬──┬──┬──┐ ┌──┬──┬──┬──┐
  デ 在 居 入       デ 在 居 入       デ 在 居 入
  イ 宅 宅 所       イ 宅 宅 所       イ 宅 宅 所
  サ 介 介 介       サ 介 介 介       サ 介 介 介
  ー 護 護 護       ー 護 護 護       ー 護 護 護
  ビ 部 支 部       ビ 部 支 部       ビ 部 支 部
  ス 門 援 門       ス 門 援 門       ス 門 援 門
  部   部           部   部           部   部
  門   門           門   門           門   門
```

表4-3　事業部制組織の特徴

事業部制組織のメリット・デメリット	
メリット	デメリット
不安定な環境への迅速な対応	業務重複によるコスト増
権限・責任の所在が明確化	規模の経済性の低下
トップ・マネジメントの負担減	経営権力のトップへの集中・依存化
各機能間の容易な調整	狭い視野、短期的志向
下位管理者の動機づけ	事業部間のセクショナリズム（官僚主義）
管理者育成機会の増大	事業部間のカニバリゼーション（共食い）
事業部単位での利益・貢献責任の厳格化	

［4］マトリックス型組織

　マトリックス型組織は、職能別組織（機能別組織）や事業部制組織など、異なる組織形態を組み合わせた組織形態である（図4-5）。組み合わせた組織形態の各々のメリットを享受できるが、「命令統一性の原則」を確保できないため、指示命令に混乱をきたす場合が多々ある。そのため、部門間での十分なコミュニケーションや指示命令に関するルールを事前に整備しておくことによって、指示命令に関する混乱を予防する措置を講じておく必要がある。

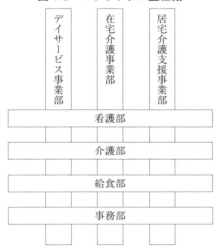

図4-5　マトリックス型組織

表4-4　マトリックス型組織の特徴

マトリックス型組織のメリット・デメリット	
メリット	デメリット
市場変化に迅速に対応しやすい 職能別での規模の経済性を追求	複数の指示命令系統による混乱

[5] 柔軟な組織(タスクフォース、プロジェクト・チーム)

　組織を取り巻く内外の環境は、大なり小なり常に不安定な状況にある。そのため、いったん組織形態を構築してしまえば、組織はあらゆる問題に迅速かつ効果的に対応できるとは限らない。特に重大な変化や問題に直面し、あるいは自ら積極的に革新を図らなければならない場合には、組織形態を変更する暇もないであろうし、その都度に組織形態を変更することは組織構造の安定性を確保する上で好ましくない。

　既存の組織形態を大幅に変更することなく、その時々の重大な変化や問題に組織的に対処していくためには、柔軟な組織を組み合わせることがある。一時的に、重大な問題が発生した場合のみに各部門の代表者が集まって問題の対応にあたるのがタスクフォース、恒常的に各部門の代表者をチームとして結集・結成させ、自律的にプロジェクトを完遂させようとするのがプロジェクト・チームである。いずれにしても、従来の組織形態の中において、臨機応変な対応を図っていくためには、柔軟な組織など自律的な行動を促すような仕組みづくりと主体的に目的・目標を達成するための権限付与が欠かせない。

タスクフォース

プロジェクト・チーム

2. 管理と運営に関する基礎理論

A. テイラーの科学的管理法

テイラー
Taylor, Frederick Winslow
1856〜1915

組織的怠業(サボタージュ)

成行管理

　今日に続く管理研究は、19世紀末にエンジニアであったテイラーが作業の合理化を追求したことに始まった。当時のアメリカの多くの工場では、管理者は1日の適切な仕事量を把握せず、労働者の生産を成り行きに委ねていた。しかし、経営者の恣意的な賃率引き下げが行われ、労働者たちは失業を懸念して、自分たちの職を守るために仕事量を制限し、「組織的怠業(サボタージュ)」を行っていた。生産性の向上を目指した労働者の管理や仕事の効果的な管理が行われず、仕事量、作業方法、道具などが労働者の勘に委ねられた「成行管理」が行われていたのである。

　そこで、テイラーは組織的怠業を克服し、労働者の能率増進を図るために課業管理を提唱した。テイラーは、次の4つの科学的管理法によって、労働者が1日に達成すべき標準作業量としての課業を科学的に設定し、作業や道具を標準化するとともに労使対立を回避しうる新たな賃金制度を導

入した。

時間研究

(1) 時間研究

労働者の作業を要素分解し、その作業要素を実行するのに要する時間を分析し、標準作業時間を研究。

動作研究

(2) 動作研究

作業が効率的となる理想的な基本動作を分析し、無駄な動作を排除した標準動作を組み立てた研究。

差別的出来高給制度

(3) 差別的出来高給制度

課業を達成した労働者には高い賃率を適用し、達成しなかった労働者には低い賃率を適用する賃金制度。

職能別職長制

(4) 職能別職長制

職長の管理機能を職能別に分けて、それぞれに専門の担当者を配置する専門化の原理に基づく組織とし、現場管理者の負担を軽減した。

テイラーの科学的管理法は、今日の経営管理研究に多大なる貢献を果たしたのだが、次の2点について問題点を露呈した。①全社的な管理の視点が欠けて総合的な管理者の育成が困難になった、②合理性の追求を重視するあまり人間性への配慮が欠けて、労働者の人間疎外を招く結果となった。これらの問題点があったにもかかわらず、テイラーの果たした貢献は、職務設計や組織形態のデザイン、作業標準化、業績主義などの多数の管理アイディアを今日までにもたらした点で評価されている。

人間疎外

B. ファヨールの管理過程論

テイラーとほぼ同時代のフランスにおいて、ファヨールが組織全体の管理に関する研究を進め、経営者としての経験に基づいて、**図4-6**に示すような全社的な視点での管理論を展開し、管理職能を実践していく上で有効な管理原則を提唱した。

ファヨール
Fayol, Jule Henri
1841 ～ 1925

図4-6 ファヨールの管理過程論

ファヨールの管理過程論

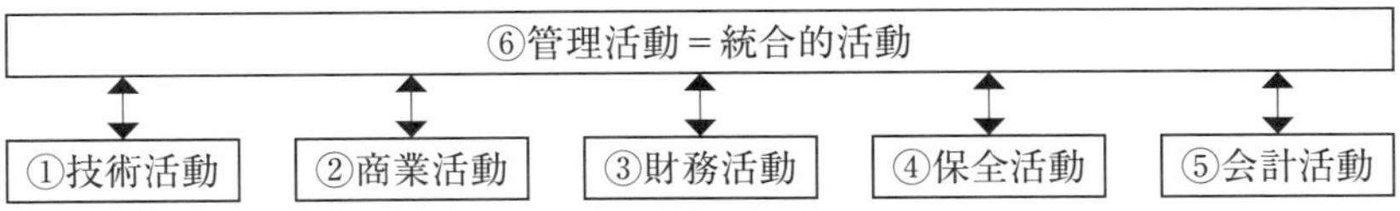
⑥管理活動＝統合的活動
①技術活動
②商業活動
③財務活動
④保全活動
⑤会計活動

ファヨールは企業の経営活動を、技術・商業・財務・保全・会計・管理という6つの活動に分類し、管理以外の諸活動を経営目的の達成のために統合していくのが管理活動であるとした。そして、管理活動は他の活動に

作用しながら、計画・組織・命令・調整・統制の5つの過程職能によって遂行される。また、ファヨールは管理活動が円滑に機能するために「管理実践上の14の原則」⁽¹⁾を提示し、経営者の機能として遂行されるべき管理過程を提唱した。

その後、ファヨールの管理過程論は、マネジメント・サイクルとして循環的な管理活動のためのフレームとして発展した。マネジメント・サイクルとは、図4-7に示されているように、PDCAサイクル（計画〔plan〕→実行〔do〕→評価〔check〕→修正〔action〕）から成る。

図4-7　マネジメント・サイクル

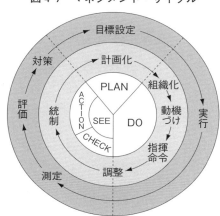

出典）グロービス・マネジメント・インスティテュート編『新版MBAマネジメント・ブック』ダイヤモンド社, 2002, p.35.

C. 人間関係論

テイラーの科学的管理法の問題点であった人間疎外について、20世紀にメイヨー、レスリスバーガーらによって、労働者の人間性に着目した研究が進められた。彼らは、経済的合理性を追求する「経済人モデル」ではなく、それに代わる「社会人モデル」を提唱した。社会人モデルは、人間の行動が個人の感情や態度などの人間性を含めた反応によって決定されるとする労働者の人間的側面を強調した考え方である。

メイヨー、レスリスバーガーを中心とするハーバード大学グループによって行われたホーソン実験⁽²⁾では、生産性に影響を与える要因が、労働条件や作業環境ではなく、むしろ作業集団内部における人間の相互関係に大きく存在することが確認された。その結果、テイラーが導入した差別的出来高賃金制度のような金銭的な動機づけがあまり有効な管理手段ではないことが証明された。そして、労働者の人間的側面や集団によって培われる

社会的関係を重視した管理手段の必要性が提唱されたのである。

D．モチベーション理論(3)

　管理効率の向上およびリーダーシップの発揮には、組織参画における個々人の目的や意図を捉え、組織目的に統合していく必要がある。すなわち、職務や組織に対する個々人のモチベーションに働きかけなければならない。モチベーション理論は、人間の欲求構造に着目した「内容理論的アプローチ」とモチベーションの形成過程に着目した「過程理論的アプローチ」の2つの観点から研究されてきている。

モチベーション（動機づけ）

[1] 内容理論的アプローチ
(1) マズローの欲求階層説（欲求5段階説）(4)

　マズローの仮説では、あらゆる人間の欲求には5つの欲求が存在し、低次の欲求が充足されると、より高次の欲求が高まってくるとした。この5つの欲求とは、図4-8に示すように、低次から生理的欲求、安全欲求、社会的欲求、自尊・承認欲求、自己実現欲求である。生理的欲求・安全欲求が低次の欲求として、内的に満たされるものであるのに対して、社会的欲求・自尊・承認欲求・自己実現欲求が高次の欲求として、外的に満たされるものである、とそれぞれ分類された。

マズローの欲求階層説
（欲求5段階説）
生理的欲求、安全欲求、社会的欲求、自尊・承認欲求、自己実現欲求。

マズロー
Maslow, Abraham Harold
1908〜1970

図4-8　マズローの欲求階層説

↑ 高次	自己実現欲求	仕事での自己の可能性の追求、昇進の機会の実現
	自尊・承認欲求	地位、評価の向上、責任ある重要な職務
	社会的欲求	良好な人間関係、組織へのコミットメント
	安全欲求	安全な職場環境や仕事の安全性、福利厚生
低次 ↓	生理的欲求	賃金、職場環境、空調

(2) マグレガーのX理論・Y理論(5)

　マグレガーは、人間に関する2つの対極的な見方を示した。X理論では、「部下は仕事が嫌いで強制されなければ目標を達成することができず、責任回避的である」とする人間観。Y理論では、「部下は仕事を当然のこと

マグレガーのX理論
部下は仕事が嫌いで強制されなければ目標を達成することができず、責任回避的である。

マグレガーのY理論
部下は仕事を当然のこととして自律的に目標達成しようとし、責任を率先して引き受ける。

マグレガー
McGregor, Douglas Mumay
1906〜1964

として自律的に目標達成しようとし、責任を率先して引き受ける」とする人間観をそれぞれ示した。その上で、彼は動機づけの要素として、責任のある仕事や挑戦的な目標、良好な人間関係が重要であることを示唆した。

(3) ハーズバーグの二要因理論[6]

ハーズバーグの二要因理論

ハーズバーグ
Herzberg, Frederick
1923～2000

ハーズバーグは、仕事と人々の満足感との関係について調査した結果、仕事への満足感につながる要因が、仕事への不満足感につながる要因とは異なることを発見した。前者の満足感に作用する要因を動機づけ要因、後者の不満足感に作用する要因を衛生要因とした（図4-9）。

図4-9 ハーズバーグの二要因理論

動機づけ要因	達成、昇進、責任、承認など
衛生要因	会社の方針、給与、対人関係、作業条件など

(4) アルダファのERG理論

アルダファのERG理論
生存欲求、関係欲求、成長欲求。

アルダファ
Alderfer, Clayton Paul

アルダファは、マズローの欲求階層説について欲求区分の再構成と簡略化を試み、3つの欲求を示した。低次から生存欲求、関係欲求、成長欲求である（図4-10）。マズローの欲求階層説と同様、低次の欲求が充足されると、高次の欲求を充足しようとすると捉えた。ただし、マズローの欲求階層説とは異なり、ある欲求が充足されない場合には他の欲求が強まること、また複数の欲求が同時に喚起される可能性を認めている。

図4-10 アルダファのERG理論

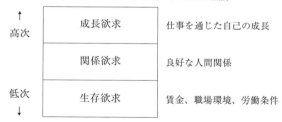

↑ 高次	成長欲求	仕事を通じた自己の成長
	関係欲求	良好な人間関係
低次 ↓	生存欲求	賃金、職場環境、労働条件

(5) マクレランドの達成動機理論

マクレランドの達成動機理論
達成欲求、支配欲求、親和欲求。

マクレランド
David, McClelland
Clarennsu
1917～1998

マクレランドは、職場における人間に関して、3つの主要な動機や欲求があることを示した（図4-11）。達成欲求、支配欲求、親和欲求である。達成欲求が強い人は、現実的だが挑戦的な目標によって成し遂げたいという欲求から自ら努力する傾向があるため、起業的な活動に向いている。支

配欲求が強い人は、自ら責任を負い、効率的な成果よりも他人に影響力を行使することにこだわる傾向がある。親和欲求の強い人は、競争的な状況よりも協調的な活動を好む傾向がある。

図4-11　マクレランドの達成動機理論

達成欲求	現実的・挑戦的な目標の達成
支配欲求	昇進、責任、他への影響力の拡大
親和欲求	良好な人間関係

(6) デシの内発的動機づけ

デシは、人は外的報酬によってではなく、むしろ自身の内面から沸き立つ意欲によって動機づけられるとした。内発的動機づけには、職場において自身が効果的だと感じる有能感、自ら計画・実行し目的達成できていると感じる自己決定の感覚、の2つの感覚が強く関わっているとした。そして、特に外的報酬の内、金銭的報酬が内発的動機づけを低めてしまう（アンダーマイニング）ことを指摘し、金銭的報酬の扱い方について重要な示唆を与えた。

デシの内発的動機づけ

デシ
Deci, Edward L.

［2］過程理論的アプローチ[7]

(1) ロック＆レイサムの目標設定理論

ロックとレイサムは、目標達成の動機づけには、明確かつ困難な目標が重要であることを目標設定理論として提唱した。ただし、設定される目標はあまりに高すぎず、達成不可能な目標であっては動機づけを損なってしまう。また、その目標を人が受容しコミットメントする必要があること、さらには目標達成の進捗に関するフィードバックにより動機づけの効果が高くなることを示した。

ロック＆レイサムの目標設定理論

ロック
Locke, Edwin A.

レイサム
Gary, Latham

(2) ヴルームの期待理論

ヴルームは、人間が行動の意思決定に際して、その行動の結果（努力や業績）が報酬につながる期待の程度と、その報酬の自身にとっての価値や誘意性（魅力）の程度によって意思決定し、魅力・業績と報酬の関係・努力と業績の関係、の3つの変数の積によって動機づけが左右されるとした。この期待理論に基づけば、上司は部下がどのような報酬にどの程度の魅力を感じているかを把握しておく必要があり、またどの程度に努力すればどの程度の業績に結びつくかの見込みを共有しておく必要がある。

ヴルームの期待理論

ヴルーム
Vroom, Victor H.

(3) ハックマン＆オルダムの職務設計理論

ハックマンとオルダムは、仕事そのものが持つ動機づけ効果に着目し、次の5つの中核的職務特性をより多く備えた仕事ほど内発的動機づけを高められるとした職務特性モデルを示し、職務設計理論を提唱した。5つの中核的職務特性とは、技能多様性、仕事完結性、仕事の重要性、自律性、フィードバックである。これら中核的職務特性の程度と本人の成長欲求の強さにより、内発的動機づけが左右される。

> ハックマン＆オルダムの職務設計理論
> ハックマン
> Hackman, J.Richard
> オルダム
> Oldham, Greg R.

3. 集団力学とリーダーシップに関する基礎理論

A. 集団の力学に関する基礎理論(8)

[1] 集団の凝集性と生産性

集団（グループ）とは、特定の目的を達成するために集まり、相互作用を行う人びとの集合体である。多様な価値観や意図、特性を持った個人が集団に参加することによって、集団内には何らかの力学が発生する。集団は、個人の相互作用を通じて集団に固有な価値基準や行動規範を生み出し、各メンバーの行動を規定する構造を持つ。他方、集団を構成するメンバー個々人は、常にその集団に受け入れられようと集団の価値基準や行動規範に同調しがちである。

> 集団の凝集性

このような集団とメンバーとの間で働く力を、集団の凝集性と呼ぶ。集団の凝集性とは、集団とメンバー個々人の相互作用の程度、メンバーが互いに引きつけられ、その集団にとどまるよう動機づけられる程度である。図4-12に示すように、集団の凝集性が高いほど、メンバー間の結束力が強化され、メンバーは集団の目標に向かって努力する。ただし、メンバーの集団の目標達成への努力が生産性向上へと結実するには、集団と組織全体の目標が一致され、集団のベクトルが組織全体に向けられる必要がある。

集団の凝集性を高めるためには、メンバー相互間の結束力やメンバーの集団に対する同調化傾向を強化する次のような方策が考えられる。①集団をより小規模化、②集団目標へのメンバーの合意を促進、③メンバーが共有する時間を増加、④集団の地位を高め、集団への参加資格を象徴化させる、⑤他の集団との競争を促進、⑥集団全体に報酬を与える、⑦集団を物

図 4-12 集団凝集性と生産性との関係

	集団凝集性 高	集団凝集性 低
集団目標と組織目標の一致度 高	生産性が大幅に上昇	生産性がいく分上昇
集団目標と組織目標の一致度 低	生産性が低下	生産性に顕著な影響なし

出典）ロビンス, S. P. 著／高木晴夫監訳『組織行動のマネジメント―入門から実践へ（新版）』ダイヤモンド社，2009，p.185.

理的に孤立させる。

［2］ グループ・ダイナミックス

集団の生産性を高める上で集団の凝集性を高めることは、極めて有効な方法ではあるが、凝集性が過度に高められた場合には、弊害が生じかねない。集団の力学が増幅される過程で集団の横暴や憂鬱はつきものである。具体的な弊害として、集団の意思決定において集団浅慮と集団傾向の2つが考察される。

(1) 集団浅慮（グループシンク）

集団浅慮とは、集団が外部との接触を隔絶されている場合、集団で意思決定を行うと短絡的に決定されてしまう現象である。集団のメンバーたちが意見の統一を最優先する規範に従って、意思決定の他の選択肢の多角的評価や少数意見を抑制しかねない。集団浅慮は、メンバーの集団に対する過剰評価や閉鎖的な発想、画一性や同調への圧力によってもたらされるのである。

集団浅慮を防ぐためには、管理者は集団の圧力の動態に注意を払うとともに、次の4つの具体的な方策を実行することが望ましい。①反対意見や独創的意見を奨励する、②全員一致の決定は再検討する、③意思決定の時間的制約を緩和する、④意思決定のプロセスを省略しない、など集団の力学で合理的な意思決定プロセスが歪曲されぬように堅守する必要がある。

(2) 集団傾向（グループシフト）

集団傾向とは、議論を行う前に多くのメンバー間である程度の見解の一致が意識された場合、実際に議論が行われると想定以上に極端な見解へと大幅にシフトする現象である。一般的には、集団による意思決定は、個人による意思決定よりも、多くのメンバーによって多角的な視点での検証が行われ、慎重に行われる。ところが、集団の凝集性が過度に高まると意思

決定を巡る議論にメンバー間の親近感が持ち込まれ、責任の所在が不明確となり、メンバーによっては冒険的な選択を行おうとする。したがって、メンバーの見解が過激化すれば、それが集団として助長され、集団の意思決定はリスクの高い方へと大幅にシフトする。

集団傾向を防ぐためには、管理者はメンバー個々の心理的特性や立場を認識する必要がある。また、管理者は凝集性の高まりに伴う弊害を抑制するために一定の秩序を維持することに配慮し、集団の意思決定における適切な議論が展開される集団のモラルを創造しなければならない。

[3] コンフリクト

コンフリクト

集団の凝集性が高まるとそれだけ集団内ではコンフリクトが発生しやすくなる。コンフリクトとは、集団内部で発生する対立や闘争であり、集団のあり方を巡る葛藤である。コンフリクトは、メンバー間で相互作用が行われるさまざまなレベルで発生し、場合によっては、メンバー間のコミュニケーションに障壁を生み出し、集団の凝集性を低下させることによって、集団の業績を低下させうる。

しかし、集団の業績を低下させうる懸念からコンフリクトのすべてが否定されるべきではない。コンフリクトには、集団に悪影響をもたらす「非建設的コンフリクト」が存在する一方、集団の活性化をもたらす点で肯定されるべき「建設的コンフリクト」も存在する。

建設的コンフリクトは、集団浅慮への対抗手段であるばかりでなく、メンバーの創造性や関心を刺激し、新たな視点や価値をもたらすことによって、集団の意思決定の質を向上させうる。したがって、管理者は建設的コンフリクトを意図的に発生させ、積極的に管理することによって集団の変革を図っていく必要がある。コンフリクトの処理方法としては、次の5つの対処行動が用いられる。①競争、②協調、③回避、④適応、⑤妥協、である。いずれにしても、コンフリクトについては、その後に集団の凝集性の低下を招かないようにコンフリクトの性質や衝撃を見極めた上で適切かつ適宜に処理することが求められる。

B. リーダーシップに関する基礎理論

[1] リーダーシップの基礎概念

リーダーシップについては、組織の概念と同様に、さまざまな定義が試みられてきたが、その本質は特定の個人の能力や資質そのものを示すものではなく、対人的な関係あるいは集団において発揮される役割や機能であ

る。定義するならば、「リーダーシップとは、集団の状況を的確に判断し、集団に目標達成を促すよう影響を与える能力」である。したがって、リーダーがリーダーシップを発揮して集団に影響力を行使するには、次の6つの勢力や優位性を備えなければならない。

① 強制勢力：意向に反する場合、罰を与える力
② 報酬勢力：昇進、昇給などを与える能力を基盤にした力
③ 専門勢力：専門的な知識や技能を持っているという個人的優位性
④ 正当勢力：命令、指示を与える正当な権利、合理的状況に成立する力
⑤ 準拠勢力：尊敬や魅力を感じさせ、同一化を促進する力
⑥ 情報勢力：さまざまな情報を保有している力

　ただし、リーダーシップが効果的に発揮されるためには、集団において最低限の環境が整備されなければならない。すなわち、次に示す3つのリーダーシップの制約要因が成立しなければならない。

（1）フォロワー（受容者）
　リーダーシップの働きかけや権威を受け入れ、集団の活動を支える。

（2）タスク（共有課題）
　フォロワーの意見や考え方を調整し目標を設定し、コミットメントを獲得するとともに集団内に十分に周知徹底する。

（3）基準・規範
　正当性のある基準や規範の範囲内で意思決定や行動により権力を正当化する。

［2］リーダーシップの諸理論

（1）リーダーシップ・スタイル論

　リーダーシップ・スタイル論とは、リーダーシップのスタイルの違いに着目し、集団の効率とメンバーの満足度の両方を高められるリーダーシップの行動パターンを解明しようとした研究である。

　アイオワ研究ではレヴィンらがリーダーシップのタイプを、①民主型リーダーシップ、②独裁型リーダーシップ、③放任型リーダーシップ、の3つに分類し、それらの中で集団の生産性、集団の凝集性、構成員の満足度の各側面において、民主型リーダーシップが最も有効であることを解明した。

　また、ミシガン研究では、リカートが組織における管理システムを、①独善的専制型、②温情的専制型、③相談型、④集団参加型の4つのタイプに分類し、メンバーの上司に対する態度や効果的なコミュニケーション、高い集団帰属意識などの面で、集団参加型のリーダーシップが最も有効で

― リーダーシップの定義

― リーダーシップの制約要因

― リーダーシップ・スタイル論

レヴィン
Lewin, Kurt
1890〜1947

リカート
Likert, Rensis
1903〜1981

ブレーク
Blake, Robert Rogers

ムートン
Mouton, Jane Srygley

マネジリアル・グリッド

PM理論

あることを解明した。

さらに、オハイオ研究では、ブレーク&ムートンが、リーダーの関心を、役割分担や目標設定などの「構造作り」と部下への配慮や動機づけなどの「配慮」の2つの軸で類型化し、「マネジリアル・グリッド」（図4-13左）として示した。そして、「9・9型」の人間・業績の両方に高い関心を寄せるリーダーシップのタイプが、最も理想的なスタイルであると結論づけた。

同様の研究として、三隅二不二は、リーダーシップの行動面に注目して、集団の「目標達成行動」「集団維持機能」の2次元で類型化したPM理論（図4-13右）を示した。PM理論では、「PM型」→「M型」→「P型」→「pm型」の順にメンバーの動機水準が高いことを解明した。PM型は課題遂行の促進とメンバーの気持ちに配慮したリーダー、M型はメンバーの気持ちを和らげ緊張解消に配慮したリーダー、P型は課題遂行の促進を優先するリーダー、pm型は課題遂行とメンバーへの配慮が低いリーダーである。彼は、以上の解明した結果を踏まえて、リーダーシップを「集団の目標達成の働きを促進・強化し、集団の凝集性を高める集団状況的機能」と定義づけ類型化した[9]。

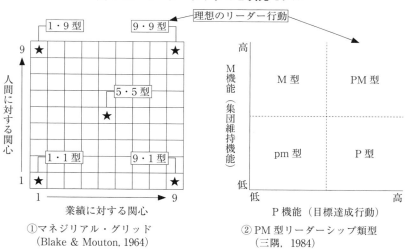

図4-13　リーダーシップの2次元モデル

①マネジリアル・グリッド
（Blake & Mouton, 1964）

②PM型リーダーシップ類型
（三隅, 1984）

出典）山口裕幸・高橋潔・芳賀繁・竹村和久『産業・組織心理学——経営とワークライフに生かそう！』有斐閣アルマ，有斐閣，2006，p.121.

(2) リーダーシップのコンティンジェンシー理論（状況適合理論）

リーダーシップ・スタイル論は、最良のリーダーシップ・スタイルを模索することに焦点が合わされていたが、実際に解明されたリーダーシップのスタイルが必ずしも有効であるとは限らない。リーダーが置かれている

状況、組織が直面している状況が絶えず変化している以上、それらにも注目したリーダーシップのスタイルを検討する必要がある。このような状況の特性によって、有効なリーダーシップのスタイルを解明しようとしたのが、「リーダーシップのコンティンジェンシー理論」(状況適合理論)である。

① フィードラーの状況適合理論

フィードラーは、リーダーシップのスタイルを図4-14に示すように、仕事中心型と従業員中心型の2つの軸で捉え、リーダーの置かれている状況を、「リーダーと集団との人間関係の良好さ」「仕事内容の明確化の程度」「権限の強さ」という3つの要因で捉え、それぞれの状況で有効なスタイルを解明した。その結果として、リーダーの有効性を高めるには、状況に最適なリーダーを選出するか、もしくはリーダーに適合するようにその他の変数である状況を変えることが必要であると結論づけられた。

② ハーシー & ブランチャードのSL理論

また、ハーシー & ブランチャードは、部下の能力と意欲にみる成熟度合いに応じて、一つひとつの仕事についてリーダーシップのスタイルを変化させる必要があることを指摘した。そして、4つの典型的な状況に対応したリーダーシップのスタイル、指示的リーダーシップ、説得的リーダーシップ、参加的リーダーシップ、委任的リーダーシップを示してSL理論として提唱した(図4-15)(10)。

コンティンジェンシー理論(状況適合理論)
contingency theory

フィードラー
Fiedler, Fred Edward

ハーシー
Hersey, P.

ブランチャード
Blanchard, K. H.

SL理論

図4-14 フィードラーの状況適合理論

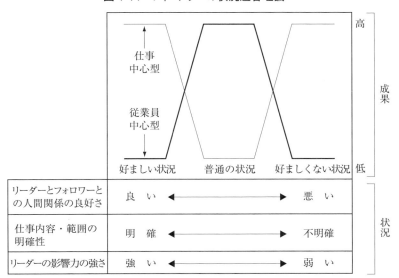

出典) ロビンス, S.P. 著／高木晴夫監訳『組織行動のマネジメント―入門から実践へ(新版)』ダイヤモンド社, 2009, p.266.

図4-15 ハーシー＆ブランチャードのSL理論

↑高　支援的活動　低↓	参加的リーダーシップ 中堅、チーム成熟段階。部下やチームの考え方を合わせて主体的に意思決定できるようにする。	指示的リーダーシップ 新人、チーム立ち上げ段階。具体的な指示と監督を行う。
	委任的リーダーシップ ベテラン、チーム自立段階。権限・責任を大きく委譲し、仕事遂行を委ねる。	説得的リーダーシップ 若手、チーム成長段階。方法や考えを説明し、疑問に応える。

←高　　　　　　部下の成熟度　　　　　　低→

注）

(1) 分業、権威と責任、規律、命令の一元性、指揮の一元性、組織的利害への服従、公正な報酬、権限の集中、階層組織、秩序、公正、従業員の安定、イニシアティブ（率先的行動）、従業員の団結。

(2) 1927年から1932年にかけて、シカゴのウエスタン・エレクトリック社のホーソン工場にて行われた実験。当初の実験目的は、労働条件や作業環境が、労働者にどのような影響を及ぼし生産性に関連性があるかを調査することだった。ところが、研究者らは実験を進める中で、小集団を形成し隔離された特別な環境を整備したところ、顕著な業績が確認された。労働者は、特別な職務を与えられた小集団に参加できることに満足度や職務への士気を高め、高い生産性を実現できることが証明されたのである。

(3) 山口裕幸・高橋潔・芳賀繁・竹村和久『産業・組織心理学—経営とワークライフに生かそう！』有斐閣アルマ，有斐閣，2006，第2章．

(4) マズロー，A. H. 著／小口忠彦訳『人間性の心理学—モチベーションとパーソナリティ』産業能率大学出版部，1987．

(5) マグレガー，D. 著／高橋達男訳『企業の人間的側面—統合と自己統制による経営』産業能率大学出版部，1970．

(6) ハーズバーグ，F. 著／北野利信訳『仕事と人間性—動機づけ—衛生理論の新展開』東洋経済新報社，1968．

(7) ロビンス，S. P. 著／高木晴夫監訳『組織行動のマネジメント—入門から実践へ（新版）』ダイヤモンド社，2009，第4章．

(8) ロビンス，S. P. 著／高木晴夫監訳『組織行動のマネジメント—入門から実践へ』ダイヤモンド社，1997，第7章・第12章．

(9) 三隅二不二『リーダーシップの行動科学—「働く日本人」の変貌』行動計量学シリーズ，朝倉書店，1994，第1部．

(10) ハーシィ，P.・ブランチャード，K. H.・ジョンソン，D. E. 他著／山本成二・山本あづさ訳『入門から応用へ　行動科学の展開—人的資源の活用（新版）』生産性出版，2000，第8章．

理解を深めるための参考文献

- 金井壽宏『経営組織』日経文庫経営学入門シリーズ，日本経済新聞社，1999.
  組織に関する基本的な考え方、組織における個人行動の基礎、リーダーシップ理論、組織設計の考え方、組織変革、など初級から中級レベルの組織論について幅広く学習できるコンパクトな良著である。
- 山口裕幸・高橋潔・芳賀繁・竹村和久『産業・組織心理学――経営とワークライフに生かそう！』有斐閣アルマ，有斐閣，2006.
  労働におけるモチベーションの管理、ストレス環境のマネジメント、キャリア・マネジメント、変革のリーダーシップなど、産業活動や組織における個人や集団の心理に注目した入門的なテキスト。
- 岸田民樹『現代経営組織論』有斐閣，2005.
  組織論の基礎理論から現代の組織における考察が図られ、また組織論と経営戦略論との関係、そして経営戦略の一環としての革新に至るまで、組織論を中心に組織のダイナミズムの諸理論までをも網羅している。
- 慶應義塾大学ビジネススクール編／高木晴夫監修『組織マネジメント戦略』ビジネススクール・テキスト，有斐閣，2005.
  組織をいかにマネジメントするかについて、組織の形成、組織で働く個人と組織との関係、組織を動かすリーダーシップ、の3つのポイントから編集されたビジネススクール・テキスト。
- ロビンス，S. P. 著／高木晴夫監訳『組織行動のマネジメント――入門から実践へ（新版）』ダイヤモンド社，2009.
  本章の多くの部分で参照させていただいた組織行動学に関するバイブル的なテキスト。組織における個人の心理特性、集団の力学、組織文化や変革、などに関する基礎から応用の理論を網羅した標準的内容のテキスト。

ジェネリックポイント

カリスマ的リーダーシップ

「リーダーシップ」と聞くと、歴史的に偉大な功績を残した数々の偉人のカリスマ性が想起され、優れたリーダー像をイメージします。「カリスマ的リーダーシップ」というのは、組織にとってどのような意味があるのでしょうか？

カリスマ的リーダーシップとは、個人の圧倒的な能力的優位性や天性の優れた資質に基づいて、集団心理を掌握し、集団を支配するリーダーシップです。歴史的な偉人の功績を踏まえれば、カリスマ性を持ったリーダーが誕生することは組織にとって歓迎されるようですが、一般的な組織では必要でないばかりか、組織を崩壊に招くリスクを高めかねません。なぜならば、カリスマ的リーダーシップに対して、集団のメンバーはリーダーがもたらす成果に徐々に過剰な期待を寄せ、リーダーが起こす奇跡さえも信じるようになるからです。リーダーシップは、奇跡を生み出すものではありませんし、組織を一人のリーダーの個人的な能力や資質によって支え続けることはできません。したがって、カリスマ的リーダーシップを待望することや誕生することには、十分な注意を払い、組織にとっての危険性を理解しておく必要があります。

ただし、組織が危機に直面しているときや組織内の秩序が混乱しているような緊急事態には、カリスマ的リーダーシップがある程度に求められます。なぜならば、組織を存続させるために圧倒的な支配力を通じて、集団を統制し、目標達成に向けた強固に結束された組織活動を構築できるからです。歴史的偉人が活躍した時代背景を考慮すれば、平時の安定した組織では、カリスマ的リーダーシップは、重大な弊害をもたらしかねませんが、混迷した時代の不安定な組織では、有効なリーダーシップスタイルだったといえます。

知識創造経営(ナレッジ・マネジメント)

　野中郁次郎教授・竹内弘高教授は、国際社会で成功してきた日本企業に着目し、日本発の経営理論として、知識創造の理論を提唱した。彼らの1996年の著『知識創造企業』において、日本企業が強みとする組織的知識創造の活動が理論化されたのである。

　組織的知識創造とは、新しい知識を作り出し、それを組織全体に共有し、製品やサービス、あるいは業務システムに資するものとして具体化する組織的な能力のことである。知識は、「暗黙知」と「形式知」に分類される。暗黙知とは、文字や言葉で表現できないような主観的なノウハウや信念といった他人に伝達し難い知識である。一般的には、熟練工やベテランが長年の職務経験を通じて個々に修得された技能(いわゆる"コツ")などが類する。他方、形式知とは、言語化可能で文書や言葉で表現できる客観的な知識である。職務マニュアルや作業手順など、組織内で共有されやすいように体系化・精緻化されたものなどが類する。

　組織能力を高め、組織変革を実践していくためには、暗黙知を移転し、活用していくことが重要である。特に、あらゆる組織が置かれている今日の技術やノウハウをめぐる激しい競争環境においては、組織が独自に蓄積した模倣されにくい知識、暗黙知を競争優位の源泉としていくことが不可欠となっている。同時に、組織能力を安定的に維持していくためには、暗黙知を形式知に移転し、組織内で共有していくことも必要とされる。なぜならば、暗黙知を形式知に移転する過程において、組織学習が誘発され、組織能力の底上げだけでなく、組織構成員の個々の能力向上も期待することができるからである。

　日本企業では、終身雇用制のもと長期的な視点での人材開発が行われ、強固な組織文化による組織への一体感が高められてきた。それらに鑑みれば、従来から組織学習に長けており、持続的に暗黙知を創造し蓄積してきたとも考えられる。また、あらゆる組織において、各組織構成員あるいは職場単位の小集団などによる不断の職務効率の向上や品質改善の努力が行われてきた。それら経緯を踏まえれば、福祉サービス組織においても、組織的知識創造に通じる組織学習が十分に実施可能であろう。暗黙知の創造・蓄積・移転、そして形式知の共有のサイクル的過程を通じて、サービスの質を高め、組織能力を高められる知識優位性の確立を実現することができるのではないだろうか。

第5章 人事・労務管理

1 人事労務管理の管理領域および採用管理について理解する。

2 人事考課の目的や考課項目の種類、総合評価の算出方法について理解する。また、人事考課の代表的なエラーと防止策について理解する。

3 労務管理の目的、基本的考え方、そして展開について理解する。

4 人材の確保・育成の意義、支援施策、そして方法について理解する。

1. 人事労務管理の管理領域、採用管理、人事評価管理

A. 人事労務管理の管理領域

福祉・介護サービスは、人が人に対してサービスを提供する対人援助サービスであり、提供されるサービスの品質やサービス提供時の事故リスクは、サービスを提供する職員の能力水準やモチベーションによって大きく変動する。そのため、ヒト・モノ・カネ、情報といった経営資源の中でも「ヒト（人材）」は特に重要な経営資源であり、人的資源にかかわる管理は経営管理の中でも中心的・中核的な管理機能であるといえる。

人事労務管理を具体的な管理領域で分類すると、**表5-1**のように3つに分けることができる[1]。

雇用管理は、必要とする労働サービスの確保にかかわるものであり、雇用計画の立案や人材の採用・選抜、職員個人の能力や適性などに考慮した職員配置・異動、労働サービス量と提供時期を規定する労働時間の管理、業務量の変動に対応した雇用量の調整、退職管理などからなる。

報酬管理は、能力や情意、業績などを評価し、賃金や昇格、役職の任命などの処遇に反映させる人事考課、人件費の支払能力などに応じて総人件費をコントロールする総人件費管理、賃金総額を一定の基準に基づき職員へ配分する個別賃金管理、職員の勤労意欲の向上や家族の福利を向上させるために行う福利厚生などの付加給付の管理などが挙げられる。

労使関係管理は、勤務環境や業務に関する労働者の不満や要望を吸い上げ、使用者と労働者の間に存在する利害対立の調整や健全な労使関係を構築するために行われる。職員個々人と使用者との労働契約をめぐる関係を個別的労使関係といい、職員が結成する労働組合と使用者との間をめぐる団体交渉などの関係を集団的労使関係という。

表5-1 人事労務管理の管理領域

雇用管理	採用管理、能力開発、配置・異動、労働時間管理、雇用調整、退職管理など
報酬管理	人事考課（人的資源と労働サービスの評価）、昇進管理（権限の配分）、賃金管理（総人件費管理と個別賃金の決定）、付加給付の管理など
労使関係管理	個別的労使関係と集団的労使関係の管理

出典）佐藤博樹・八代充史・藤村博之『新しい人事労務管理』有斐閣アルマ specialized, 有斐閣, 2007, p.9.

B. 採用管理

[1] 採用計画

　採用とは、労働サービス需要を充足するために、組織の外から人的資源を保有する労働者を調達することで、採用の前には、通常、業務量に基づいて必要とされる労働サービス量を測定し、それと現有の労働者によって提供可能な労働サービス量を比較検討する作業が必要となる[2]。

　採用数の算定は、何人採用するかといった量的な検討だけでなく、どのようなスキルをもった人材をどの部署に採用するのかといった質的な面についても検討する必要がある。また、雇用形態や採用時期などについても検討し、採用計画を作成することが重要である。

　こうした採用計画を綿密に作成することにより、場当たり的な人材補充を回避し、中長期的な事業計画や経営戦略などに基づいた計画的な職員採用が可能となる。一般企業と違って社会福祉施設や事業所には、サービスの種別ごとに法令で定められた人員配置基準を満たす必要があり、コンプライアンスを重視した採用計画の作成も重要となる。

採用計画

コンプライアンス
コーポレートガバナンスの基本原理の1つで、法令や規則を遵守して事業活動を行うこと。

[2] 採用方法

　採用計画が決定すると、具体的な募集・選考の段階に入る。職員の募集方法は、都道府県社会福祉協議会に設置されている福祉人材センターに求人登録する方法や、公共職業安定所（ハローワーク）、民間の紹介機関に求人を出す方法など多様な方法がある。現在は労働市場における労働力の争奪競争が激化しており、従来の採用方法では、福祉・マンパワーを十分に確保するのが難しくなっている。そのため、携帯世代である20代に対しては、携帯サイトによる採用活動を強化したり、非正規職員を募集する場合には、採用する施設事業所の周辺地域を対象に新聞広告や折り込み広告を入れるなど、多様な募集ルートの活用が重要となる。また、求職者への訴求力を高め、職場選択の候補の1つとして入れてもらうためには、仕事と家庭の両立を支援したり、キャリアアップのための支援体制を整備するなど、働きやすい環境づくり、魅力ある職場づくりを推進していくことも重要である。

福祉人材センター
社会福祉法に基づき、社会福祉事業従事者および社会福祉事業に従事しようとする者の就業の援助、研修の企画・実施、社会福祉事業経営者に対する相談などを行うために設置されており、各都道府県福祉人材センターと、中央福祉人材センターがある。

公共職業安定所
職業紹介、職業指導、失業給付などを無料で行う国の行政機関であり、近年では、「ハローワーク」という呼び方が定着しつつある。

キャリアアップ

C. 人事評価管理

[1] 年功序列から能力主義へ

　かつて社会福祉施設の運営経費は措置費や補助金によって賄われていた

ため、職員の賃金体系は経験年数などにより賃金が上昇する年功序列型を基本に組み立てられていた。しかし、介護報酬や支援費などを財源とした自律的経営が求められている現在においては、支出の大部分を占める人件費の上昇をいかにコントロールするかが経営上重要な課題となっている。

そのため、これまで一般的であった終身雇用制、年功賃金制を内容とする年功的人事制度を大幅に見直し、職務遂行能力（職能）に応じて賃金などを決定する能力主義人事制度へ移行する施設も増加している。

能力主義人事制度は、職能資格制度を中心とする人事制度で、日本経営者団体連盟が1969（昭和44）年に提唱したものである。現在では、職能資格制度を中核として、人事考課、賃金・処遇、配置・異動・昇格、能力開発といった多様な人事諸制度を連動させるトータル人事システムを構築し、導入する事業体が増加している。

トータル人事システムは、図5-1のように、職能資格制度と個々のサブシステムから構成されるが、中核となる職能資格制度とはどのような制度であるのか。

職能資格制度は、職能資格毎に必要とされる、あるいは期待される職務遂行能力の内容やレベルを明確にした基準（職能資格要件）を明確にし、その基準に基づき従業員一人ひとりの職能等級を決定し、その基準に基づいて昇進、昇格、賃金決定などの人事上の処遇を行うものである。

職能資格要件を明示することで、職種別、等級別の職務責任が明確になるとともに、職員自らが当該資格の職能要件をどのくらい満たしているのかを確認することができる。また、業務を遂行する上で不足する能力や期待される能力・水準が明確になることで、具体的な目標を設定することができ、能力開発に結びつけることも可能となる。

終身雇用制
入社から定年までの長期間について雇用され続ける制度。近年では雇用流動化の進展により、終身雇用制は徐々に崩壊しつつある。

年功賃金制
年功賃金制とは、年齢や勤続年数など、属人的要素を基準に賃金の上昇を行う賃金制度である。

年功的人事制度

能力主義人事制度

職能資格制度

職能資格要件

能力開発

図5-1 職能資格制度を軸としたトータル人事システム

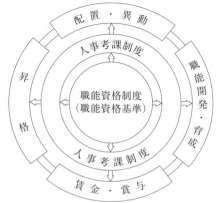

出典）日経連職務分析センター編『職能資格制度と職務調査』日経連広報部, 1989, p.14.

[2] 人事考課制度

(1) 人事考課の目的

人事考課とは、従業員の日常の業務や実績を通じて、その能力や仕事ぶりを評価し、賃金、昇進、適正配置、能力開発などの諸決定に役立てる手続きである[3]。つまり、人事考課は、従業員の職務遂行能力や仕事に対する意欲・姿勢・態度、業務成績結果を評価・確認するための手段であり、トータル人事システムに組み込まれるサブシステムの1つであるといえる。そのため、人事考課は、単に職員の能力や実績を評価し、賃金や昇進などの処遇に反映させるだけでなく、考課結果を被考課者へフィードバックし、職員の能力開発や人材育成に結びつけていくことも重要であるといえる。

(2) 考課項目の種類

表5-2が示すように、考課項目は、「能力評価」「情意評価」「業績評価」の3つに大別することができる。

「能力評価」とは、「知識・技能」「理解力」「説明力」など、職務を遂行する上で身につけておくべき知識や技術をどの程度保有しているかを評価するものである。評価にあたっては、業務に必要な能力を洗い出し、職種別、等級別に評価の基準となる職務遂行能力の要件を設定し、それに基づいて職務能力の評価を行う。「情意評価」は、「積極性」「責任感」「協調

能力評価
介護職における具体的評価内容の例は次の通りである。「麻痺や硬直など利用者の状況を考慮しながら、無理のない着脱ができる」「利用者の排泄パターンを把握し、状況にあわせた排泄介助ができる」「専門用語を使わず、利用者や家族にわかる言葉で説明することができる」「顔色や表情など介助中の観察を通じて、体調を把握することができる」

情意評価

表5-2 評価基準の体系

分野	評価基準		社員区分（例）			評価手順	
	名称	評価基準の細項目（例）	一般社員	主任係長	課長部長	評価点	ウエート
能力	能力評価	(1) 知識・技能 (2) 理解力 (3) 説明力 (4) 判断力 (5) 計画力 (6) 指導力 (7) 折衝力	○ ○ ○	○ ○ ○ ○ ○	○ ○ ○ ○ ○	α点	a%
取り組み姿勢	情意評価	(1) 積極性 (2) 責任感 (3) 協調性 (4) 規律性 (5) 革新性 (6) 部下指導 (7) 部下育成 (8) 全社的視点	○ ○ ○ ○	○ ○ ○ ○	 ○ ○ ○ ○	β点	b%
業績	業績評価	（目標管理による業務評価）				γ点	c%
総合評価（$\alpha \times a + \beta \times b + \gamma \times c$）						T点	

注）最終評価はT点のランク分けで行う（例：5ランク制）．
出典）今野浩一郎・佐藤博樹『人事管理入門』マネジメント・テキスト，日本経済新聞社，2002，p.123．

性」「規律性」といった仕事に対する意欲や姿勢・態度を評価するものである。

「業績評価」とは、成果主義の人事ポリシーに基づくもので、一定期間における職務の成果や目標の達成度を評価するものである。業績評価の方法として、一般的には目標管理制度（MBO）が広く用いられている。目標管理制度とは、法人や施設の事業計画や戦略目標、組織課題をベースに、上司と部下が面接を通じて目標を設定し、一定期間後に、目標の達成度や取組み状況などを評価するものである。目標管理は、上司が職員に対して一方的に目標を与えるようなノルマ管理ではなく、職員自らが目標設定に参画し、上司と職員が目標について話し合い、双方が納得した上で目標が設定される。

（3）総合評価の方法

総合評価の算出の方法は、まず、「能力評価」「情意評価」「業績評価」それぞれについて評価点を算出する。次に、その評価点に対して、各領域で設定するウェートを乗じ合計し、総合評価が算出される。ウェートの置き方は、組織によって異なり、「能力評価」に高いウェートを置く組織もあれば、「業績評価」に高いウェートを置く組織もある。また、管理職などの上位資格等級者は「業績評価」の比重を高くし「情意評価」の比重を低くするなど、役職別、また職種別にウェートを設定することも可能である。

（4）コンピテンシー概念の導入

成果主義を徹底し、成果と処遇の連動性を強めていくと、個々人は短期的な業績や結果ばかりを重視するようになり、職場内のチームワークや部下の育成をおろそかにする等の問題が生じてくる[4]。これらを防止するためには、業績や成果だけに着目するのではなく、業績や成果が生み出されるプロセスも評価する必要があり、わが国においては1990年代後半からコンピテンシーの概念が注目されるようになり、人事評価や能力開発に適用しようとする動きが広まっている。

コンピテンシーとは「人の顕在化した能力や行動」に焦点を合わせたもので、「職務や役割で優秀な成果・高業績を発揮する行動特性」と定義される[5]。コンピテンシー評価では、ハイパフォーマー（高業績者）の行動特性や思考の特徴を抽出・分析し、コンピテンシーモデルとしてまとめ、それをベースに職員の評価が行われる。

（5）人事考課の代表的なエラーと防止策

人事考課は、客観的な評価基準に基づき、適正な運営が行われれば、労働者のモチベーションの向上や組織の活性化につながっていくが、公正性、

業績評価

目標管理制度
1954年にドラッカー（Drucker, P. F.）が自身の著書『現代の経営』の中で提唱した組織マネジメントの概念であり、一般的にMBOと呼ばれる。

モチベーション
一般的には「動機づけ」と訳され、一定の方向や目標へ向けて行動を起こさせる心理的エネルギー、内的要因をいう。

客観性が確保できず、恣意的な評価が行われた場合、人事考課制度への信頼が低下し、評価システムそのものが機能不全に陥る可能性がある。また、人事考課は昇格や昇進、賃金などとも連動しているため、適正に行われない場合、不満や不公平感が増大し、モチベーションの低下をもたらす可能性がある。

よく指摘される人事考課の誤りには、①被評定者の全体的印象や、特に強い部分的印象をもって個々の評価要素を判定するという、いわゆるハロー効果による幻惑、②被評定者に対する個人的感情や評定者自身の自信の欠如からくる寛大化傾向、③優劣の両極端の判定を回避し、標準点に判定結果が集中する集中化傾向、④評定者が事実を知らず推測で評定する傾向、⑤被評定者の過去の実績から得た印象で現実の評定をゆがめること、などがある(6)。

こうしたエラーを可能な限り阻止するためには、まず、客観的な評価項目、評価基準の明示が重要となる。また、評価者を上司に限定せずに、同僚・部下など複数の評価者によって多面的に評価を行い、公平性を担保することが重要である。さらに、人事考課の運用主体者である考課者に対して、考課における考課要素の概念や評価上の着眼点、判断の恣意性を排除するための訓練を実施し、考課者の主観的な誤差をなるべくなくし、人事考課に対する納得性、透明性を向上させることが重要である。

> ハロー効果
> （halo effect）は後光効果、威光効果とも訳され、認知バイアスの1つである。「ポジティブ・ハロー効果」と「ネガティブ・ハロー効果」がある。
>
> 寛大化傾向
> leniency
>
> 集中化傾向

2. 労務管理と人材育成

A. 労務管理の目的と展開

[1] 労務管理の目的と意義

(1) 労務管理の目的

福祉サービス業におけるサービスの品質レベルは、職員の職務能力とモチベーションに大きく左右される。福祉サービス業としての労務管理の目的は、各事業所・職場における職員の安全・安心と健康を確保しつつ、さらに職務へのモチベーションや職務満足度を高めることを通じて、その能力を最大限に発揮するための処遇・環境等の整備にある。各種ハラスメント防止への取組みやワーク・ライフ・バランスの視点による職場環境の整備、職員の組織的・計画的な能力開発や人材育成も広義の労務管理である。

> 福祉サービス業
> 地方公共団体、社会福祉法人、営利法人などの多様な経営主体が提供する、福祉・介護等の「対人援助サービス」の総称として用いている。

福祉サービス事業者の経営目的の達成や経営戦略の実現には、サービス提供の役割を担う職員の採用と定着、育成や処遇、そして適正な配置と評価が不可欠である。これらの人事・労務管理は、昨今では人的資源管理といわれている。

人事・労務管理に関連する労働関係法規の遵守は、経営行動と事業運営の正当性と適法性を証明する。また、職員の処遇・労働条件の面での妥当性や適切性を裏づける。福祉サービス事業者には、法令遵守（コンプライアンス）の姿勢が問われている。

(2) 労務管理の意義

社会福祉基礎構造改革を契機に、福祉サービス業の経営環境は大きく変貌し、人事・労務管理の考え方も変革を求められた。その要因は、サービス提供者とサービス利用者との「法的関係」の変更にある。すなわち、措置制度から利用契約制度への変更である。措置制度の下では、社会福祉法人等の福祉サービス事業者は行政の下請け的な位置にあった。たとえば、特別養護老人ホームに入所するサービス利用者（要介護高齢者）は行政機関が決定し、事業運営は法令が求める施設・設備の基準等を遵守すれば、措置委託費が事業運営費として支出された。顧客確保のための営業活動の必要がなく、事業収入は自動的に確保されていたのである。

社会福祉基礎構造改革により導入された利用契約制度は、福祉サービスの利用者と提供者の対等な関係を基礎に置いている。サービス利用者は自らの責任と選択によりサービス提供者と契約してサービスを利用する制度へと、抜本的な転換を意味していた。福祉サービスの品質が不十分あるいは満足いくものではない場合、顧客の減少につながりかねない。サービスの担い手である職員が、当該事業者の命運を左右する。生産年齢人口が減少過程に入り、若年層確保の困難さが確実視される状況下、職員の採用・定着、育成と処遇そして能力開発等の人事・労務管理は経営管理の中心に位置する。

[2] 労務管理の基本原理

(1) 労働関係法令の遵守

労務管理の基本は労働関係法令の遵守にある。法令に基づく就業規則等によって職員管理とそのための環境整備が要請されている。労働関係法令の遵守は、労務管理の正当性、そして処遇条件等の適切性や妥当性の根拠となる。

主要な労働関係法令として、労働基準法、労働関係調整法、労働組合法の、いわゆる労働三法がある。この他に、労働関係法令としては、労働安

人的資源管理
Human Resources Management
人的資源管理という用語には、一人ひとりの労働力を合理的に活用し、意欲と能力を開発するという観点がある。「人的資源」には、潜在的能力を引き出すという積極的な意味が含まれている。

法令遵守（コンプライアンス）
compliance
法律や社会通念を守ること。事業体を規制する各種法令の遵守、社会通念に照らし問題のない経営・管理を行うこと。

措置制度
福祉事務所等の行政機関がサービスの受給者、サービスの水準や内容等を決定すること。

施設・設備等の基準
社会福祉の各種法令により、社会福祉施設等には、施設・設備の基準、サービスの基準、人員の配置基準等が定められている。

社会福祉基礎構造改革
2000（平成12）年5月の「社会福祉の増進のための社会福祉事業法等の一部改正法」（社会福祉法）が社会福祉基礎構造改革の根拠法であるが、実質的には、1997（平成9）年12月の介護保険法の成立に始まる。介護保険制度は、利用者である要介護高齢者等と福祉・介護サービス事業者との契約によりサービスが提供される仕組みを採用した。「認定こども園」に移行した保育所は、保護者との直接契約である。障害者福祉の支援費制度施行に伴い、障害者施設における利用契約制度がスタートしている。

全衛生法、最低賃金法、職業安定法、労働者派遣法、パートタイム労働法、育児・介護休業法、男女雇用機会均等法等がある。雇用保険や労災保険等の労働保険関係、健康保険や年金保険等の社会保障関連も事業者には遵守義務がある。

(2) 労務管理の基本事項

労働基準法による労務管理の基本事項は次の通りである。

① 就業規則：常時10人以上が働く事業所は就業規則を作成し、労働者代表の意見書を添え、労働基準監督署に届け出る必要がある。就業規則は、賃金や労働時間等の労働条件、職場内規律等、労使双方が守る職場の「ルールブック」である。

② 賃金支払いの原則：賃金は通貨により、直接労働者に、全額を、毎月1回以上、一定期日に支払う必要がある。最低賃金法により、地域別最低賃金等が定められている。なお、時間外労働、休日労働、深夜労働（午後10時から午前5時）に従事した場合、割増賃金を支払わねばならない。

③ 労働時間：労働時間の上限は1日8時間以内、1週40時間以内が原則である。これを超える場合、事前に労使協定（三六協定）を結び、労働基準監督署に届け出る必要がある。また、時間外労働の制限は1週間、1ヵ月、年間等の単位により上限がある。ちなみに、1週間の期間における時間外労働の限度時間は15時間である。入所型の施設等では交替勤務等変則勤務制度が採用され、宿直や日直の制度もある。

④ 休憩と休日：1日の労働時間が6時間を超える場合は45分以上、8時間を超える場合は1時間以上の休憩が必要である。休日は少なくとも1週間に1日、4週間を通じて4日以上の休日を設けなければならない。休日に働く場合は、三六協定により事前に届け出が必要である。

⑤ 年次有給休暇：6ヵ月継続勤務し、全所定労働日の8割以上出勤した場合、年次有給休暇が与えられる。週の所定労働時間が短く、年間の所定労働日数が少なくても、年次有給休暇が与えられる。福祉サービス業では日々の仕事は常時利用者と対面し、かつ職場の仲間との濃密な関わりの中で過ごす。休暇取得、休日や休憩の確実な確保は、心身をリフレッシュさせるうえでも重要な労務管理上のテーマである。

⑥ 解雇・退職：労働者を解雇する場合、30日前までに予告するか、もしくは解雇予告手当（平均賃金の30日分以上）を支払う必要がある。

⑦ 社会保障制度関連：安心して働くには、雇用保険、労災保険、健康保険、厚生年金保険への加入が求められる。たとえば、労災保険はそれが適用されれば治療費は原則無料となり、休業する場合も休業補償がある。

労働基準法
労働契約、労働時間・休日・賃金等の労働条件の基準を定めた法律である。

就業規則
就業規則に記載すべき事項には始業と終業時刻、休憩と休日、賃金の決定方法と支払時期、退職に関する事項、就業規則の作成等に関する事項等である。就業規則に法令や労働協約に反する事項は盛り込めない。

就業規則の絶対的明示事項
就業規則で書面交付の義務は、契約期間、期間に定めがある場合は契約更新基準、就業場所と業務内容、始業と終業時刻、休憩・休日、賃金の決定方法と支払時期、退職等の事項である。昇給も、文書ではないが、明示が必要である。他に、明示が必要なのは退職手当、賞与、安全衛生、職業訓練、災害補償、休職等である。

三六協定
時間外労働に関する労使協定の締結は、労働基準法第36条に規定されている。変形労働時間制を採用する場合はこの限りではない。

変形労働時間制
一定の要件の下、一定の期間を平均して1週間の労働時間が40時間を超えない範囲で、1日当たりの労働時間が8時間を超えたり、1週間当たりの労働時間が40時間を超えて労働させることができる制度。

フレックスタイム制度
労働者の申し出により、自分の始業時刻と終業時刻を決定できる仕組み。

年次有給休暇
年次有給休暇の付与日数は、たとえば、6ヵ月勤務で10日、6年6ヵ月以上勤務した者には20日の休暇取得が可能となる。

無期転換ルール
労働契約法の改正により2018（平成30）年4月から、同一事業者との間で有期契約が更新され、通算で5年を超える場合、申し出により「定めのない労働契約（無期労働契約）」に転換できる制度である。

雇用期限の定めのある働き方
〈派遣社員（派遣労働者）〉：派遣元の人材派遣会社と労働契約を結び、派遣先でその指揮の下で働く。賃金支払者と業務命令者が異なる雇用形態である。
〈契約社員（有期労働契約の労働者）〉：労働契約にその期間が定められている。契約期間満了により労働契約は終了するが、更新は可能である。
〈パートタイム労働者（短時間労働者）〉：所定労働時間が同一事業所の通常の労働者に比べ短い働き方。雇用保険、健康保険、厚生年金保険等の適用、年次有給休暇の取得も可能。
〈業務委託（請負契約）〉：注文主から受けた仕事の完成に対して報酬が支払われる。注文主の指揮命令を受けない個人事業主として扱われる。基本的には労働者としての保護の対象外となる。

ともあれ、福祉サービス事業者には、労働関係法規に関する十分な知識の取得と、適切な運用が求められる。職員の勤務状況の把握、勤務表、超過勤務命令簿等の資料の整備、労働者名簿、賃金台帳の作成と保存が必要である。

(3) 多様な雇用形態と労務管理

福祉サービス事業所には多様な雇用形態の職員が働いている。労務管理は、それらに対応するような制度設計が求められる。雇用形態は2つに大別できる。

1つは常勤の正職員として「雇用の期限の定めのない」働き方である。他方は、非常勤である正職員以外の「雇用の期限の定めがある」働き方である。常勤の正職員の方が、定年退職年齢まで安定して雇用が継続されるため、人生設計の面でも望ましい。対して、後者の場合は、契約更新の問題があり、雇用継続の面では不安定さを否定できない。

ともあれ、多様な雇用形態に応じた、職員区分別労務管理の組み立てが求められる。

[3] 労使関係からの労務管理

(1) 労使関係管理の視点

福祉サービス業の労務管理について、事業所の使用者側の視点から職員全体を対象とした「集団的な労務管理」と捉えた場合、それは労使関係管理という性格を有する。労使関係管理の考え方は、労働組合等の従業員組織との協議や交渉に基づく、当該事業所に適合的な労務管理活動を目指すことになる。

社会福祉法人立の福祉サービス事業所における労使の構成員は、使用者である理事会（評議員会を含む）や施設長そして事務長等と、雇用されて福祉サービスを提供する現場の処遇・サービス担当職員となる。

労使関係管理で留意すべきは、団結権、団体交渉権、争議権の労働3権である。労働者が労働組合を結成する権利である「団結権」、労働者が使用者（会社等の事業主）と団体交渉する権利として「団体交渉権」、そして労働者が要求実現のために団体で行動する権利として「団体行動権（争議権）」は、いずれも法令上、認められている。

(2) 労使関係の調整

労使関係を調整するシステムとして、①労働組合等の従業員組織と使用者との労使協議制、②労使間協議による労働協約の締結、そして③公的な労使関係の調整機関の3つがある。

労働組合法によると、労働組合とは、「労働者が主体となって自主的に

労働条件の維持改善その他の経済的地位の向上を図ることを主たる目的として組織する団体またはその連合体」のことである。労働組合は、働く職員の労働者代表として、その利益を代弁する機能を期待される。ただ、実際には、民間企業においては労働組合に代わる従業員組織を結成し労使協議制を設ける場合が多い。なお、使用者と労働組合等の従業員組織とが、団体交渉あるいは労使協議のシステムにより締結された合意事項は「労働協約」として、就業規則に優先する。

労働関係調整法は、労使関係の公正な調整を図り、労働争議を予防し、または解決するための手続きを定めている。不当労働行為やストライキなどの労働争議等の労使間の紛争は、社会全体にも大きな影響を与える。そのため、紛争の発生を少なくし、早期に円満解決することが望ましい。この法律には「労働委員会」による裁定が規定されている。裁定には、「斡旋」「調停」「仲裁」がある。労働委員会は、国の機関として中央労働委員会があり、都道府県ごとにも労働委員会が設置されている。

[4] 心身の健康管理とメンタルヘルス

(1) 心身の健康管理

職業生活をつつがなく過ごすには精神的にも、身体的な面でも、健康な状態であることが求められる。職員自らが健康状態に留意するとともに、事業者にも職員の心身の健康管理に積極的に取り組むことが期待される。

労働安全衛生法は、職場における労働者の安全と健康の確保とともに、快適な職場環境の形成の促進を目的としている。法令上の要請は、労働災害を防止するための最低基準の遵守であり、さらに「快適な職場環境の実現と労働条件の改善を通じて職場における労働者の安全と健康を確保すること」を目指している。

さて、福祉サービス職に従事する人たちの共通特性として、「人間的な関わりの中で、人のために仕事をしていきたい」という意識構造を指摘できよう。人間関係のあり方に強いこだわりを持っている。入所型施設での働き方は、利用者に対し複数の職員のチームによりサービスが提供され、濃密な人間関係のなかで職務が進められている。利用者や職場の仲間との濃密な人間関係は、それが恒常的な状態故に、時には精神的なストレスを増幅させることになろう。「バーンアウト」はそのような状態を温床に引き起こされる。

職員の心身の健康管理は労務管理上の主要な位置を占めている。

(2) メンタルヘルスケア対策

メンタルヘルスの不調は、職場の多様なストレスによって引き起こされ

労使協議制
使用者と労働者のそれぞれの代表者が、経営上の問題、労働者の雇用や労働条件等について情報共有や意見交換する場を定期的に設ける方法である。「職場懇談会」「職員会」等の名称である。

斡旋・調停・仲裁
「斡旋」とは、労働委員会の会長が指名する斡旋員が労使双方の主張の要点を確認し、事件解決に努める手続き。
「調停」は、労働委員会に設けられた調停委員会（公労使3者構成）が関係当事者から意見を聴取し調停案を作成して、受諾を勧告する手続き。
「仲裁」は、労働委員会に設けられた仲裁委員会（公益委員のみ）が、両当事者に対して拘束力のある仲裁裁定を下す手続き。

労働安全衛生法
定期的な健康診断の実施、職場における安全衛生管理体制の確立、危険や健康障害から守る措置、機械や危険物・有害物に関する規制、安全衛生教育、健康保持増進の措置等を定めている。

燃え尽き症候群（バーンアウトシンドローム）
burnout syndrome
保健、医療、福祉従事者等の場合、ともすれば、利用者のニーズに対し熱意を持って応えようとして、どうしても無理が生じる。無定量無制限の働き方が続くと、ある日、突然にもうとても続けることはできないとして、仕事への意欲が急速に消え失せていく心理状態。

るものであり、心身の安寧な状態はサービスの品質の向上につながることから、メンタルヘルスケアは広義の労務管理となる。

労働安全衛生法をベースに、第12次労働災害防止計画の重点施策の1つとしてメンタルヘルスケア対策は位置づけられている。厚生労働省は「労働者の心の健康の保持増進のための指針（メンタルヘルス指針）」を2006（平成18）年に策定（2015〔平成27〕年に改正）している。職場レベルでは、定期的なストレスチェックの実施が要請されている。

ストレスチェック制度については、2014（平成26）年の労働安全衛生法改正において、「受動喫煙防止対策の推進」とともに、「ストレスチェック制度の創設」が事業主に義務づけられている（従業員50人未満は努力義務）。ストレスチェックでは、定期的に労働者のストレスの状況について検査を行い、本人にその結果を通知して自らのストレスの状況に気づきを促し、個人のメンタルヘルスの不調のリスクを低減させるとともに、検査結果を集団的に分析し、職場環境の改善につなげることを目的にしている。

[5] ハラスメントの予防

「セクシュアルハラスメント」とは、職場で労働者の意に反する性的な言動等に対する労働者の対応について、労働条件面等で不利益な扱いをすること、また性的言動により就業環境が害されることである。男女雇用機会均等法は、「事業主は職場において男女双方に対してセクハラ行為が発生することを防止するための措置を講じる義務を有する」としている。

「パワーハラスメント」は、同じ職場で働く者に対して、職務上の地位や人間関係などの優位性を背景に、業務の適正な範囲を超えた精神的・身体的苦痛を与える、または職場環境を悪化させる行為とされている。例としては、暴行・傷害（身体的攻撃）、脅迫・名誉毀損・侮辱、ひどい暴言（精神的な攻撃）、無視・隔離・仲間外し（人間関係からの切り離し）、業務上明らかに不要なことや遂行不可能なことの強制、仕事の妨害などである。能力や経験とかけ離れた程度の低い仕事を命じること、仕事を与えないこと、私的なことに過度に立ち入ること（机の中を見ること等）も含まれる。

「マタニティハラスメント」とは、婚姻、妊娠、出産等を理由として、女性に、処遇・労働条件の面で不利益な扱いを与えることである。男女雇用機会均等法は、これらを含め、雇用管理全般にわたり、性別を理由にした差別を禁止している。同法では、事業主に対して、男女労働者を募集・採用、配置・昇進、教育訓練、福利厚生、職種・雇用形態の変更、退職の

メンタルヘルス指針
第1に労使、産業医、衛生管理者等で構成する衛生委員会等の活用とストレスチェック体制の整備。第2が心の健康づくり計画の作成。第3が4つのメンタルヘルスケアの推進。

ストレスチェック体制
定期的なストレスチェックの体制整備と産業医による受診体制の整備。

セクハラの「性的な言動の例」
性的な事実関係を尋ねる、性的な情報の流布、性的な冗談やからかい、食事やデートへの執拗な誘い、性的関係の強要、身体接触、わいせつ図画の配布などである。

「不利益な扱い」の例
性的言動への拒否や抵抗に対する解雇、降格、減給などである。

セクハラ防止の指針
男女雇用機会均等法により、厚生労働大臣告示として2006（平成18）年に「事業主が職場における性的な言動に起因する問題に関して雇用管理上講ずべき措置についての指針」が発出。

パワハラの「精神的な攻撃の例」
精神的な攻撃には、同僚や上司の前で、無能扱いすること、必要以上に叱り続けること、理由もなく他の社員との接触や協力依頼を禁じることなども含まれる。

勧奨・定年・解雇・労働契約の更新において、性別を理由に差別することを禁止している。性別により差別されることなく、働く女性が母性を尊重されつつ、その能力を十分発揮できる雇用環境の整備を求めている。

[6] ワーク・ライフ・バランス

(1) 仕事と生活の調和（ワーク・ライフ・バランス）

日本人の働き方の問題としては、サービス残業、長時間労働などが指摘されている。職業生活に偏った人生の過ごし方は、家庭生活や地域生活との間でバランスを欠いた状態にある。

2007（平成19）年12月の官民トップ会談にて、「仕事と生活の調和（ワーク・ライフ・バランス）憲章」が宣言された。それに基づき、「仕事と生活の調和のための行動指針」が策定された。国民すべてがやりがいと充実感をもって、仕事上の責任を果たすとともに、家庭生活や地域生活の面でも、子育て等の人生の各ステージにおいて多様な働き方を選択・実現に結びつく社会を目指している。

(2) 育児休業制度

1991（平成3）年に育児休業法が制定され、1995（平成7）年には介護休業制度を盛り込んだ「育児休業、介護休業等育児または家族介護等を行う労働者の福祉に関する法律」へと大幅改正された。

育児休業制度は、原則としてその1歳に満たない子の養育する労働者を支援するための休業制度である。対象には、一定の要件を満たした有期契約労働者も含まれる。2017（平成29）年の改正法では、保育所等に入所できない等の理由がある場合、最長で2歳まで取得が可能となった。育児休業給付金も2歳まで取得可能になった。この育児休業給付金は、休業開始時の月額賃金の67％が支給され、6ヵ月経過後は50％となる。

この他にさまざまな育児休業に関する支援策が講じられている。

(3) 介護休業制度

介護休業制度とは、要介護状態（負傷、疾病又は身体上若しくは精神上の障害により、2週間以上にわたり常時介護が必要な状態）にある対象家族を介護するための労働者を支援する休業制度である。配偶者、父母、子、配偶者の父母、祖父母、兄弟姉妹および孫が対象である。一定の要件を満たす、有期契約労働者も取得ができる。休業日数は、対象家族1人当たり通算して93日であり、3回まで分割できる。介護休業中の経済支援としては、介護休業給付金があり、休業開始時の月額賃金の67％が支給される。6ヵ月経過後は50％となる。

介護休暇制度については半日単位でも取得可能である。また、介護のた

雇用環境の整備
2016（平成28）年に厚生労働大臣告示として、「事業主が職場における妊娠、出産等に関する言動に起因する問題に関して雇用管理上講ずべき措置についての指針」が発出。育児休業介護休業法により「子の養育又は家族の介護を行い、又は行うこととなる労働者の職業生活と家庭生活との両立が図られるようにするための事業主が講ずべき措置に関する指針」が2009（平成21）年に厚生労働省告示として発出。

仕事と生活の調和（ワーク・ライフ・バランス）憲章
就労による経済的自立が可能な社会、健康で豊かな生活のための時間が確保できる社会、多様な働き方・生き方が選択できる社会を目指している。「労働時間等見直しガイドライン（労働時間設定改善指針）」を策定。

育児休業制度の支援策
①労働者やその配偶者が妊娠・出産したことを認知した事業主は個別的に育児休業等の制度を周知、②子の看護休暇の取得単位が半日単位となり、小学校就学前の子を養育する労働者は、1年に5日まで、病気、けがをした子の看護又は子に予防接種、健康診断を受けさせるために休暇の取得が可能、③育児のための深夜業制限、所定労働時間の短縮措置がある。健康保険料、厚生年金保険料は産前産後休業中、育児休業中は支払いが免除。雇用保険料も、給与の支給がない場合、保険料負担もない。

介護休暇
要介護状態にある家族の介護その他の世話を行うために、1年に5日まで取得できる。

めの所定外労働、時間外労働は、労働者本人の申し出により、制限を加えることができる。

B. 人材の確保と育成

[1] 人材の確保・育成の必要性と意義

(1) 人材の確保・育成の必要性

福祉サービスの品質は、専門的サービスを提供する職員の能力や意欲に大きく依存している。個々の職員が、どのようなレベルのサービスを提供できているか、それぞれの福祉サービス事業所の評価に直結することになろう。加えて、福祉サービスは公共性が高いから、たとえそれが措置制度から利用契約制度に移行したとしても、公費が投入されていることに変わりはなく、サービスの品質面で事業所間そして職員間で大きな差異があることは容認されがたい。

福祉サービス事業者は、サービスを適切に提供できる人材を確保するとともに、採用した職員の能力開発そして人材育成に努めなければならない。

(2) 事業者からみた人材育成の意義

福祉サービス事業者には、入所施設であれ、通所型の施設であれ、設立の理念やミッションを達成するために、サービスの担い手である職員を確保するとともに、職員の適正な評価と能力開発に努めなければならない。つまり、職員個々の能力開発そして人材育成は、広義の労務管理の主要な構成要素の1つである。

人材育成は主要な経営行動の1つである。職員の自発性や創造性を開発するための労務管理行動は「一人ひとりの職員の能力を引き出す、活性化する」という視点を閑却してはならない。サービスの提供に必要な職員の能力開発とその力量の向上は、結果として、事業所それ自体の利用者に対するサービスの品質向上につながる。さらに、職員の専門性の向上そして、組織の一員として成長の実感は、職務への意欲が湧くとともに仕事の改善に力を発揮し、ひいては職場への定着を高めるであろう。「ヒトを使い捨てる」事業所・職場にヒトは集まらない。

(3) 職員の視点からの人材育成の意義

職員サイドの視点によると、そもそも専門的な福祉サービスの業務に従事しているのであるから、専門職としての自覚の上で、自己啓発と能力開発に主体的に取り組むことは当然のことといえよう。その成果を事業者は見極め、適正に評価することが人材育成につながってこよう。また、事業者には、能力開発の機会を提供する責務がある。

能力開発と人材育成
能力開発とは、特定の業務を遂行するために要求される「職務能力の開発」。人材育成は、パーソナリティの安定や状況の把握・判断、リーダーシップの発揮等の全人的な人間性や社会性を含めた成長の意味。

職員一人ひとりに対する事業者の適正な評価そして処遇は、能力開発の意義と効用を職員に自覚させる。積極的な職務への取組み、そして専門職として、事業所の構成員として、必要とされる知識・技術の習得、立場や役割に応じた職責・職務上の能力を身につけることの意義を自覚せしめるであろう。

たとえ、施設・設備が充実し、備品等が完備されていても、それを使いこなす人的資源が整わないのでは適切なサービスは提供できない。個々の事業所は当然のこととして、福祉サービスの業界全体として人的資源開発の姿勢と具体的な取組みを示していく必要があろう。

[2] 人材の確保・定着の支援施策

(1) 人材の確保・定着政策

福祉サービスの提供は公的な性格を有しており、サービス事業者には提供するサービスの種別ごとに法的な規制が設けられている。人員の配置に関する基準、施設・設備に関する基準、そして運営・サービスに関する基準が社会福祉関係法令により定められている。必要な能力を有する職員の確保・育成は、福祉サービス事業所の経営行動の基本要件である。

人口高齢化が進むなか、特に介護に従事する職員数の需要の増大と不足問題が大きな政策テーマとなっている。また、離職率の高さも指摘され定着政策の充実も求められている。

法・制度面での整備としては、1992（平成4）年に社会福祉事業法及び社会福祉施設職員退職手当共済法の一部改正法（現行の社会福祉法）が成立した。いわゆる福祉人材確保法である。これを受けて、翌年に、「社会福祉事業に従事する者の確保を図るための措置に関する基本的な指針」、いわゆる福祉人材確保指針が告示された。その後、福祉・介護サービスを取り巻く状況は大きく変化した。高い離職率と深刻な人材不足の状況を踏まえ、経営者、関係団体等および国や地方公共団体が講ずべき措置について改めて整理し、2007（平成19）年に新福祉人材確保指針が告示された。

(2) 人材の確保・定着政策の動向

福祉サービスにおける人材需要が高まるなか、2014（平成26）年10月に社会保障審議会福祉部会に福祉人材確保専門委員会が設置され、2015（平成27）年2月に報告書がまとめられた。今後の介護サービスの人材確保に向けた考え方が「介護人材確保に向けた4つの基本的な考え方」として示されている。

実際の政策的な取組みでは「地域医療介護総合確保基金」を都道府県に造成することによる、計画的な介護人材の確保が進められている。介護保

新福祉人材確保指針
1：労働環境の整備としてキャリアと能力に見合う給与体系の構築、適切な給与水準の確保、労働時間の短縮等。2：キャリアパスの構築と研修体系の整備。3：福祉・介護サービスの周知・理解。4：潜在的有資格者等の参入の促進。5：多様な人材の参入・参画の促進である。

今後の介護人材の確保に対する考え方
①「すそ野を拡げる」：人材のすそ野の拡大と多様な人材の参入、②「道を作る」：本人の能力や役割分担に応じたキャリアパスの構築、③「長く歩み続ける」：いったん介護の仕事についた者の定着促進、④「山を高くする」：専門性の明確化・高度化で、継続的な質の向上、⑤「標高を定める」：限られた人材を有効活用するため機能分化を進める。

険事業支援計画等に介護サービスに従事する職員の確保・定着政策の取組みが個別的な事業として行われている。賃金等の労働条件面では、2014（平成26）年度の介護報酬の改定において、1人当たり月額3万円相当の賃金改善が行われた。2017（平成29）年4月から、介護職員処遇改善加算制度の拡充が行われ、加算は5区分となる。もっとも加算額が大きいのは「加算Ⅰ」であり、キャリアパス要件すべてに加え職場環境等要件を満たしている場合である。

福祉現場のマンパワー不足への対処として、外国人の介護労働者の活用について、在留資格「介護」が新設される。

(3) 人材確保等支援助成金とキャリア形成促進助成金

福祉サービスの人材確保のための助成金制度には「職場定着支援助成金」があったが、他の助成金とともに統合され「人材確保等支援助成金」となった。厚生労働省の「人材確保等支援助成金」は、雇用管理制度助成コース、介護福祉機器助成コース、介護・保育労働者雇用管理制度助成コースの3つが用意されている。

「キャリア形成促進助成金」制度は、キャリア形成を効果的に促進するため、職務に関連した専門的な知識および技能を習得させるための職業訓練などを計画に沿って実施した場合や人材育成制度を導入した際の経費や賃金の一部を助成する制度である。介護サービス事業者が対象分野に含まれている「成長分野等・グローバル人材育成訓練」、育児休業取得者による育児休業中の訓練を対象としている「育休中・復職後等人材育成訓練」などがある。

(4) 保育士確保プラン

子ども・子育て支援制度で必要な保育士確保の数値目標と期限を明示し、人材育成や再就職支援等を強力に進めるための「保育士確保プラン」が2015（平成27）年1月に策定・公表された。具体的な取組みでは、保育士試験を年2回実施、保育士の処遇改善、離職保育士に対する再就職支援等がある。

[3] 人材育成の方法

(1) 育成する人材像と研修ニーズの把握

福祉サービス事業所の人材育成は、必要とする「能力開発ニーズ」の確認からはじまる。事業所・職場ごとに、「業務遂行上求める能力」は異なる。また、職種は当然のこととして職務階層別のニーズも異なるであろう。人材育成のための能力開発では、事業所や職場あるいは担当業務ごとの「育成する人材像」を明確化し、開発・向上すべき能力等の研修ニーズを

介護職員処遇改善加算制度
キャリアパス要件や職場環境等要件を充足の場合、1人当たり3万7千円が加算される。
キャリアパス要件Ⅰ：勤続年数や経験年数等に応じ昇給。要件Ⅱ：介護福祉士等の取得に応じて昇給。要件Ⅲ：実技試験や人事評価などの結果に基づいて昇級。職場環境等要件とは賃金改善以外の処遇改善の取組み。

在留資格「介護」
介護福祉士養成施設にて2年以上の留学の後、介護福祉士資格を取得して介護業務に従事することができる。
外国人介護者には、これまでインドネシア、フィリピン、ベトナムとのEPA（経済連携協定）に基づいた「技能実習制度」による受入れがある。

人材確保等支援助成金
雇用管理制度助成コースは雇用管理制度（評価・処遇、研修制度、健康づくり制度等）の導入を通じて従業員の離職率を引き下げることを目的に、介護福祉機器助成コースは介護福祉機器の導入を通じて従業員の離職率の低下を目的に、介護・保育労働者雇用管理制度助成コースは介護労働者または保育労働者の賃金制度の整備を通じて従業員の離職率の低下を目的に用意されている。

定めることからはじまる。やみくもに職員を研修会に派遣しても、よい結果が生まれるものではない。

福祉サービスは他の職種等との連携による「チームケア」によって提供されるから、能力開発では「専門職間の連携」の観点も必要である。

能力開発や人材育成で看過してはならないのは、それが職員一人ひとりの研修の積み重ねが豊かな実践経験につながり、職業人生を豊かにしていけるかどうかである。職員の「成長実感」こそ肝要である。

(2) 研修の形態と方法：OJT・OFF-JT・SDS

OJTとは、日常的な職務を通じての研修である。職場の上司や先輩が、実際の職務を通じて、または職務と関連させながら、部下や後輩を指導・育成する方法である。日常業務に直結するものであり、実践的能力の向上に役立つ方法である。

OFF-JTとは、職務を離れての研修である。職務上の命令により、一定期間、日常的な職務を離れて行われる研修スタイルである。職場内研修と職場外研修がある。基礎的な研修テーマや専門的知識・技術・技能等を集中的、系統的に習得する方法として適している。研修後のフォローが大事になる。

SDSとは、自己啓発援助制度のことである。職員の職場内外での自主的な自己啓発活動を使用者が認知し、経済的・時間的・物的支援等を行うスタイルである。自主的な学習活動や資格取得への経済的支援もあるが、自己啓発情報の提供、啓発的な職場風土の醸成といった間接的な支援もある。

(3) スーパービジョン

スーパービジョンとは、スーパーバイザーが、スーパーバイジーに対して行う指導・助言などの専門職養成の方法である。個別職員の成長を直接的な目的として、それを通じてサービス利用者に対するサービスの向上を目指している。スーパーバイザーは、当該職員の上長に当たる者が担当する場合と、職場外の他の専門組織に依頼する方法とがある。

スーパービジョンに期待される機能は、①支持的機能として信頼関係に裏づけられたスーパービジョン関係により職員を精神的に支え、ストレスにより生じるバーンアウトを予防すること、②教育的機能として職員が抽象的な理論を実践で応用できるように理論と実践の橋渡しを行うことであり、③管理的機能は職員の能力を発揮できる組織環境を整備することである。

(4) キャリアパスによる人材育成

キャリアパスの意味するところは、職業人生において仕事の経験歴を通じての、職務配置や職種経験、昇進・昇格の履歴、さらに研修や能力開発機会、そして評価や処遇の実績などの道筋であり、同じ事業所・職場での

OJT
on the job training
日常的機会の指導と特定の職員やテーマを定めての取組みである。日常的OJTは仕事の打ち合わせ、報告・連絡・相談の際のアドバイスなどの方法である。個別指導の方法では業務上の指導や助言、同行訓練である。

OFF-JT
off the job training
職場内での取組みとして、外部研修等の報告会、課題別勉強会、事例研究会などがある。職場外の取組みは、研修会への派遣、他の施設・職場の見学等がある。

SDS
self development system
職場内の取組みは個人の研究活動の奨励や助成、学習サークルへの活動費支援がある。職場外の方法は、公的な資格取得のための受講奨励、外部研修への参加費支援がある。

キャリアパス
career path

異動のみならず、他の事業所や勤務先での経験歴も含まれる。

　能力開発や人材育成に焦点化した「キャリアパス」は、一人ひとりの職員が自ら歩んできた職業人生の履歴全般の道筋を振り返りながら、これから必要とされる新たな知識や技術あるいは資格等を確認し、自覚的かつ計画的に学習し獲得するための手段である。各人の職務能力の現状と課題の自己認識は、その後の当人の職業人生の将来像を描くことにつながろう。

　キャリアパスの視点による人材育成は、「人材中心主義」の能力開発であり、「育てられている」「能力が確実に身についている」という実感は、職員の職場定着につながる。一人ひとりの人材の能力開発に基点をおいた取組みは、「組織は自分を育てようとしている」という実感を獲得することにつながる。

[4] 日々の実践からの学び―経験の共有による知識の獲得

　「知」には、容易に文書化できるものとそうでないものとがある。経験から培われた「暗黙知」を、言語化して「形式知」に転換し、それを共有できれば、サービスの品質向上につながる。暗黙知から形式知への転換では、日常的な業務のなかで主観的な知識や技術そしてノウハウの蓄積があるが、それは言語化しにくい。これを形式知に変換する作業を事業所内・職場において変換には次のようなプロセスがある。①「共同化」の作業。つまり、入所者や利用者とともに過ごすことにより、そこから漠然とした課題を感じ取り、職場の中で議論し共有する。身体や五感を駆使し、直接経験を通じた暗黙知の獲得、共有の作業である。次に、②「表出化」では見出した課題について議論した結果を言語化していくことになる。対話・思索・象徴的言語による概念化への取組みである。そして、③「連結化」においては、課題に対して、他の部署や他の専門職等を巻き込みながら対応策を検討し、その結果を実践の現場に戻していくことである。そこには、たとえば、文書化され、あるいはマニュアル化された「形式知」という、新たな実践の取組み方法が生み出されてくる。

　福祉サービス事業所に限らず、いわゆる職場には「熟達者」「熟練者」「ベテラン」という人がいる。この方たちは、多くの仕事の経験を学ぶことにより、仕事上のノウハウを蓄積している。これまでに、さまざまな予測困難な事態に遭遇しながらも、知識や技術、経験則を動員し解決に取り組んできている。これらの「先達に学ぶ」姿勢は、特に初任者には肝要である。

暗黙知と形式知
暗黙知とは言語や文章で表現するのが難しい主観的・身体的な「知」。経験の反覆により形成される思考スキルや行動スキル（熟練、ノウハウ）。形式知は、言語・文章で表現できる客観的・理性的な「知」。経験や特定の文脈に依存しない一般的な概念や論理（理論、問題解決の手法）のことである。

先達
山岳宗教において、修験者が入山し修行を積もうとするときに、その人々の先導を務める熟練の修験者のこと。

注)
(1) 佐藤博樹・八代充史・藤村博之『新しい人事労務管理』有斐閣アルマ specialized，有斐閣，2007，p.9．
(2) 前掲書（1），p.32．
(3) 白井泰四郎『現代日本の労務管理』東洋経済新報社，1992，p.222．
(4) 相原孝夫『コンピテンシー活用の実際』日本経済新聞出版社，2002，p.31．
(5) 佐護誉『人的資源管理概論』文眞堂，2003，p56．
(6) 白井泰四郎前掲書（3），p.227．

ジェネリックポイント

福祉サービスの経営において、人事や財務の管理の必要性はなんとなくわかりますが、具体的にどのようなことを行うことなのかがイメージできません。

財務管理も人事管理も、事業を継続するために必要となる「ヒト、モノ、カネ」を最適化するための取組みです。実際には、単体で取り組まれるよりも、①経営組織、②事業管理、③財務管理、④人事管理を複合して検討されることになります。たとえば、多くの施設や事業所では、事故につながる恐れがある「ヒヤリ」としたり、「ハッ」としたりする経験を「ヒヤリハット報告書」として職員に提出させています。より多くの報告書を出した職員が評価され、昇給や賞与に反映させる仕組みとして人事考課の評価項目に入れることで、職員が利用者の生活状況や危険予測にセンシティブになることが明らかとなっています。このことは、ヒヤリハット報告書が職員の資質向上につながるツールとなり得ることを示しています。また、実際に提出されたヒヤリハット報告書を分析するリスクマネジメント委員会を立ち上げて定期的な事例検討を重ね、その内容を利用者個々の支援につなげる仕組みを作り上げることでサービス水準の向上につながることが期待されます。

あくまでも一例ですが、このように、人事考課・リスクマネジメントシステム・人件費の最適化を同時になしえるような仕組みを考えることが大切なのです。

理解を深めるための参考文献

- 小室豊允『変革期の老人ホーム経営―競争の時代を勝ち抜くためには』中央法規出版, 2005.

  経営管理、労務管理、マーケティング、リスクマネジメント等の実践的な視座から介護保険制度下における老人ホーム経営のあり方について論じている。

- 深瀬勝範『社会福祉法人の事業シミュレーション・モデル―競争時代を勝ち抜く経営改革のすすめ方』中央経済社, 2007.

  転換期にある社会福祉法人の運営について丁寧な解説がなされているとともに、事業収支シミュレーションや人事制度を含む経営改革の具体的な事例がわかりやすく解説されている。

- 宇山勝儀編『社会福祉施設経営論』光生館, 2005.

  社会福祉施設の経営のあり方について、歴史的、理論的、実践的に説明しているとともに、多角的な視点からこれからの社会福祉施設経営に求められる経営のあり方を論じている。

- 佐藤博樹・藤村博之・八代充史『新しい人事労務管理』有斐閣アルマ specialized, 有斐閣, 2007.

  本書は、人事労務管理をはじめて学ぼうとする学生や企業の人事労務担当者を対象とした人事労務管理の入門書である。人事労務管理に求められる基本的役割を踏まえた上で、人事労務管理の各領域における制度と運用をわかりやすく解説している。

- 佐藤博樹・大木栄一・堀田聰子『ヘルパーの能力開発と雇用管理―職場定着と能力発揮に向けて』勁草書房, 2006.

  本書は、ホームヘルパーをめぐる制度の変遷を整理するとともに、実証的な調査研究に基づいて、介護職(ヘルパー)として働く人びとの能力開発の仕組みと、介護職に固有なストレスの解消に有効な雇用管理のあり方を検討している。

- 浦野正男編『社会福祉施設経営管理論2018』全国社会福祉協議会, 2018.

  社会福祉法人が設置する社会福祉施設の経営と管理のうち、主にサービス管理、人事・労務管理、会計・財務管理そして情報管理等について、社会福祉法人経営者等によって論じられている。

- 田尾雅夫『ヒューマン・サービスの組織―医療・保健・福祉における経営管理』法律文化社, 1995.

  組織論研究者による、医療・保健・福祉サービス業(ヒューマンサービス業)に対する組織分析書である。社会福祉分野以外の「外側からの視点」による分析・考察は興味深い。

- 八代充史『人的資源管理論―理論と制度(第2版)』中央経済社, 2014.

  人的資源管理の領域・目的、組織と制度に加え、人的資源管理の諸領域について、初期キャリア管理、異動・昇進管理、定年制と雇用調整、賃金・労働時間、人事考課等について論じている。

職員の満足度を高める人事労務管理とは

　「ESなくしてCSなし」といわれるように、サービスの質を高めるためには、その前提として従業員の仕事に対する満足度が高くなければならない。職員の仕事に対する満足度が高ければ、必然的に提供されるサービスの質は高くなり、その結果として顧客の満足度は向上することとなる。こうした、顧客満足と従業員満足との関係を示したモデルは一般に「サービス・プロフィット・チェーン」と呼ばれている。

　職員の不平や不満を取り除き、仕事に対する満足度を高めるためには、どのようなことを行えばよいのであろうか。まず、職員満足度調査を実施し、職員のモチベーション低下の要因や組織運営の課題を探ることが必要となる。調査では、報酬に対する満足度や仕事のやりがい度、業務量の適切性、職場の人間関係、私生活への配慮状況など、業務や組織に対する意識を調査し、職員の不平や不満を明確にする。そして、そうした調査結果を基に職員の不満を改善するための人事管理施策を構築・運用し、職員満足度やロイヤリティの向上を図る。

　こうした取組みは、サービスの質や顧客満足度の向上に寄与するだけでなく、労務トラブルや労働紛争を未然に防止するためにも重要であるといえる。職員の満足度を高める具体的な人事管理施策としては、賃金・諸手当・賞与などの引き上げや労働時間の短縮、休日休暇の増加など賃金や労働環境に関する施策の充実が挙げられる。また、利用者との関係や援助スキルなどで問題や悩みを抱えている職員に対しては、援助能力向上に向けた研修の実施や職員同士で課題を共有できる機会の設定などが有効である。キャリア志向、成長意欲の高い職員に対しては、能力開発や資格取得の機会の充実を図っていくことが重要となろう。

第6章 財務管理と財務諸表の理解

1 福祉サービスの経営特性とともに、財務管理がなぜ必要なのかを理解する。

2 社会福祉法人会計基準の導入と新会計基準へと改正された背景および改正内容について事業区分・拠点区分・サービス区分の違いを理解する。

3 社会福祉法人会計基準で示されている計算書類（資金収支計算書、事業活動計算書、貸借対照表）の役割と見方を理解する。

4 社会福祉法人に求められる財務会計・管理会計の双方について、近年の社会福祉制度改革や制度動向とともに理解する。

1. 財務管理と会計

A. 財務管理

　業態を問わずすべての事業に共通することは、事業を継続していくためには、支出をカバーし得る収入が必要となることである。それは、福祉サービスを提供する事業者についても同様であり、事業活動のために必要となる事業費や雇用する労働者の人件費といった固定的なコストのみならず、施設の建て替えや将来の事業拡大のための積立金、経営環境の変化や災害等のリスクに備えるための資金等も含まれる。

　その一方で、福祉サービスに特徴的なことは、介護保険収入、運営費収入等の福祉サービスの事業収入は当該サービスを利用する利用者１人当たりの単価を積み上げたものとなるため、収入を大幅に増やすことには限界がある。

　そして、介護報酬の引き下げや運営費の引き下げ等、政策的な誘導によって、収入が減額になることは、珍しくない。

図 6-1　損益分岐点の考え方

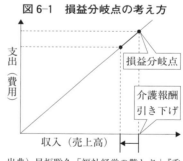

出典）早坂聡久「福祉経営の難しさ」『季刊　相談援助&運営管理　第 3 巻（第 1 号）』日総研, 2012, p74, 図 4.

損益分岐点
事業活動を行ううえでは、赤字を生み出さない状態を維持することが求められる（収入＞支出）。収入よりも支出が大きくなれば、当然、赤字運営となる（収入＜支出）。この分岐点（収入＝支出）を損益分岐点と呼ぶ。

　図 6-1 は、損益分岐点の例示である。

　介護保険制度の介護報酬改定を例にみてみるならば、2003（平成 15）年は▲2.3％、2006（平成 18）年は▲0.5％（実質▲2.4％）、2009（平成 21）年は＋3.0％、2012（平成 24）年は＋1.20％（実質▲0.8％）、2015（平成 27）年は▲2.27％（実質▲4.48％）、2018（平成 30）年は＋0.54％と、乱高下しながら全体として大きく減額されて今日に至っている。

介護保険事業者の収益は、介護報酬改定によって大きく異なる状況となっている。仮に、収入が大幅に下がれば損益分岐点も下がることになり、赤字を防ぐためには、コスト（固定費・変動費）を下げるか、他の事業で生み出される利益によってカバーしなければいけないことになる。

　保育所運営費や障害者福祉サービス等報酬のように、ここ数年にわたり増額の改定がなされ比較的経営状況が良好な分野はもとより、稼働率や収益率の改善に伴う収入増加が導かれた際には、そこで生み出された利益をどのようにして運用するかを検討することになる。

　このように、事業体の経営状態を金銭的に把握し、短期的のみならず中長期的に適切に管理していくことが求められており、そういった役割を担うものが財務管理となる。

　財務管理とは、狭義には事業活動を行う際に必要となる資金の調達と、その資金をどのようにして運用するかを管理することであり、事業活動を継続するために必要となる資金の調達と、固定費・変動費等のコストを最適化するための方策を検討し、計画的に実行するための仕組みである。

　財務管理の特徴は、事業活動を金銭的に把握することであり、金銭というわかりやすい尺度を用いて事業活動の目標を定め、その目標に対応した活動を評価する。そこで用いられる有効的な手法が、事業活動の目標を金銭といった尺度で示し管理を行う「会計」なのである。

　会計は、事業活動や事業体の経営状態を金銭的に把握するルールである。そのルールの基本は、実施する事業を一定の期間（原則として1年）で区切り、その期間に行われた取引や資産の増減を定められた手順で計算し、科目ごとに分類して集計する点にある。一般的には、財務会計と管理会計に区分される（企業会計では税務会計等もある）。

B. 社会福祉法人会計基準が求める財務会計

[1] 社会福祉法人会計基準の導入

　財務会計は、関係する各法に基づいて規範化され、一般企業では、商法・証券取引法・法人税法等の関係法規に基づき、投資家、債権者、取引先等の外部の取引先や株主等に企業の経営実態を示し、今後の取引に関する判断材料を供することを目的とする。

　他方、社会福祉法人については、公的責任の及ぶ社会福祉事業を経営するという極めて高い公益性を有していることから、行政のみならず広くステークホルダーに対して適切な経営を実施しているか否かを判断できるよう財務情報を開示する経営の透明性の確保（見える化）も目的となる。措

固定費と変動費
固定費とは、人件費はもとより、建物の賃貸料、各種のリース料、交通費、火災保険料等売上や収入に関係なくかかる費用である。これに対して変動費とは、売上額や収入額の増減に対応して変動する。たとえば、商品の製造に対応した原材料費等がこれにあたる。通常、「利益＝売上高－変動費－固定費」となる。

財務管理

財務会計
外部のステークホルダーに企業の経営実態を示し今後の取引に関する判断材料を供することを目的とする。

管理会計
事業の経営状態を把握し経営者の意思決定や業績の評価といった内部で用いることを目的とする。

公益性

ステークホルダー
直接的、間接的に利害関係を有する者を指す。福祉サービスにおいては、サービス利用者のみならず、その家族や地域住民、取引業者等、極めて広い。

経営の透明性の確保
社会福祉法24条（経営の原則等）1項では「社会福祉法人は、社会福祉事業の主たる担い手としてふさわしい事業を確実、効果的かつ適正に行うため、自主的にその経営基盤の強化を図るとともに、その提供する福祉サービスの質の向上及び事業経営の透明性の確保を図らなければならない。」と規定する。

社会福祉法人会計基準

置制度下はもとより、社会福祉基礎構造改革以降においても、措置費（運営費）、障害者福祉サービス等報酬、介護報酬、各種の補助金等の税や社会保険料といった国民の負担によって支えられている福祉サービスの性格上、それらの収支を明らかにし、その受託責任や社会的責任を果たすことが求められる。

そうした目的にも対応すべく導入されたのが、2000（平成12）年度から導入された社会福祉法人会計基準である。同基準では、事業活動による収入と支出のみならず、固定資産の維持・拡充を含む各事業及び法人の経営実態を明らかにした。単に行政に見せるための会計から、より経営実態が明らかにし、事業者が自らの経営判断の材料となることも目的とされた。

［2］会計規範の混在

しかしながら、社会福祉法人の経営の透明化を導くことが期待された社会福祉法人会計基準は、運用開始直後から多くの指摘を受けるようになった。

たとえば、法人で一括した決算書を作成することよりも各々の事業ごとに決算書を作成することが優先されるために、法人全体の経営状態の把握が形骸化しているとの指摘もその1つである。

そもそも、社会福祉法人の経営といっても、各法で規定されている多様な社会福祉施設・事業を単体で経営する場合もあれば、複数経営する場合もあり、経営実態は極めて多様である。また、各々の事業について届け出を行い認可や認証によって事業許可を得て実施しているため、事業区分としての収支を他の事業とは区分して報告することが求められるものの、その仕組みが直接的に経営状況を明らかにするものではない。

たとえば、特別養護老人ホームに併設してデイサービスセンターや居宅介護支援事業所がある場合、実態としては、特養、デイサービス、居宅介護支援事業所の所長・施設長は兼務する場合が多い。同様に、栄養士や調理員も全事業の給食業務に従事し、事務員も事業所をまたいで兼務しているといった状況は当たり前であるものの、行政への報告の観点から経理区分としては介護老人福祉施設、短期入所生活介護、通所介護、居宅介護支援事業所の4事業に分けて、それらの人件費や事務費・事業費を按分して会計処理を行う必要がある。しかし、経営実態としては、同一拠点で実施する事業の経理区分を細分化する必要性はそれほど重要ではない。

また、一法人一施設から脱却し、事業拡大による法人経営の安定化が推奨されていることもあり、実態として多くの社会福祉法人で複数の拠点を設けた事業を展開している。時には市町村のみならず都道府県をまたいで

事業展開する場合もあるにもかかわらず、どの経理区分が同じ拠点で実施しているかも外部からは判りづらく、実質的に第三者が経営実態を把握することが困難であるとの指摘もされた。

さらに、同じ法人内で、介護保険サービス・保育所・児童養護施設等の複数の形態のサービスを実施している場合には、各々の事業を所管する行政部局の要請に応じるため、社会福祉法人会計基準のみならず、指定介護老人福祉施設等会計処理等取扱指導指針、介護老人保健施設会計・経理準則、病院会計準則、授産施設会計基準、就労支援の事業の会計処理基準等の多様な会計規範が混在することで、煩雑な会計処理がなされることも指摘されていた。

[3] 社会福祉法人会計基準の改正（新会計基準）

このような状況を改善するため、公益法人会計基準や企業会計原則等を参考に検討が重ねられ、2011（平成23）年7月に「社会福祉法人会計基準の制定について」（老発0727第1号）が出され、新たな社会福祉法人会計基準（いわゆる、新会計基準）が2012（平成24）年4月より導入された。これにより、各々の施設（事業）によってバラバラに整備されていた会計規範が一元化されることになった（2015〔平成27〕年度より完全移行）。

その特徴は、第1に、法人全体の経営状態を示すことを目的として、事業区分として「社会福祉事業」「公益事業」「収益事業」を網羅し、各々の事業区分を実際に運営がなされている拠点ごとに分けた拠点区分を設けた点にある。同一の拠点において実施する事業を事業別にサービス区分として集計する。第2に、財務諸表（計算書類）である資金収支計算書、事業活動計算書及び貸借対照表については、事業区分、拠点区分単位でも作成し、重要な資産及び負債等の状況を明確にするために、借入金、寄附金、積立金等についてその内容を明らかにする附属明細書を作成することとなった。

これにより、法人全体の財務状況の経営分析を可能とするとともに、これまでと同様に社会福祉事業にかかる公的資金の収支の妥当性を行政が判断できつつも、外部から経営実態を把握でき、より経営の可視化が図られたといえる。

財務諸表作成の流れとしては、拠点区分別に資金収支計算書、事業活動計算書、貸借対照表を作成し、拠点区分会計をサービス別に区分表示する附属明細書（サービス別には資金収支計算内訳表もしくは事業活動収支計算内訳表のいずれか1つ）を求めるものとしている。

さらに、拠点区分別会計を集計して事業区分別（社会福祉事業、収益事業、公益事業）に集計した資金収支計算書、事業活動計算書、貸借対照表を作成し、事業区分の集計をもって法人全体の財務諸表を組み上げる形となる（図6-2）。

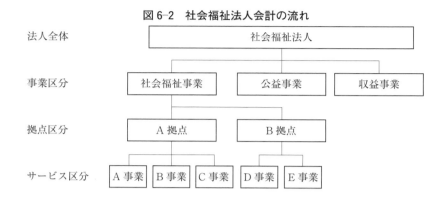

図6-2　社会福祉法人会計の流れ

表6-1　社会福祉法人会計基準に基づく計算書類等の種別

①法人単位資金収支計算書 ②事業収支内訳表 ③事業区分資金収支内訳表 ④拠点区分資金収支計算書 ⑤法人単位事業活動計算書 ⑥事業活動内訳表 ⑦事業区分事業活動内訳表 ⑧拠点区分事業活動計算書 ⑨法人単位貸借対照表 ⑩貸借対照表内訳表 ⑪事業区分貸借対照表内訳表 ⑫拠点区分貸借対照表 ⑬附属明細書 ⑭財産目録	※次の場合は、計算書類等のうち一部を省略することができる。 ・事業区分の社会福祉事業のみの法人の場合、②⑥⑩の作成を省略できる。 ・拠点区分が1つの法人の場合、②③⑥⑦⑩⑪の作成を省略できる。 ・拠点区分が1つの事業区分の場合③⑦⑪の作成を省略できる。

出典）日本公認会計士協会「社会福祉法人会計基準に基づく計算書類等の様式等に関するチェックリスト」2018年3月.

これにより、経理区分のみ機械的に列挙されていたものが是正され、拠点ごとの経営実態を把握しやすくなり、財務会計と管理会計の双方で有用なものとなっている。なお、計算書類の種別は表6-1の通りとなる。

[4] 社会福祉法人制度改革による財政規律の強化

社会福祉法人の経営実態の透明性確保については、2017（平成29）年度に行われた社会福祉法人制度改革において、ガバナンスの確保と財務規律の強化とともに踏み込んだ改革がなされた。

もともと社会福祉法では、社会福祉事業の経営者に、情報提供義務や事業報告書・財務諸表の供覧義務等を定めていたが、今般の社会福祉法人制度改革では、公益法人制度改革等において他の非営利法人の情報公開が進んだことも追い風となり、①定款、事業計画書、役員報酬基準を新たに閲覧対象とするとともに、②閲覧請求者を利害関係者から国民一般へ広げ、③定款、現況報告書、貸借対照表、収支計算書、役員報酬基準を公表対象とすることを法令上明記するとともに、④その公表は国民が情報を入手しやすいウェブサイトを活用して公表されることとなった（図6-3）。

ガバナンスの確保
2017（平成29）年度からの社会福祉法人制度改革では、経営組織のガバナンスの強化として、①議決機関としての評議員会の必置、②役員・理事会・評議員会の権限・責任に係る規定の整備、③親族等特殊関係者の理事等への選任の制限に係る規定の整備、④一定規模以上の法人への会監査人の導入、等の制度改正がなされた。

財務規律の強化
2017（平成29）年度からの社会福祉法人制度改革では、財務規律の強化として、①役員報酬基準の作成と公表、役員等関係者への特別の利益供与を禁止、②福祉サービスに再投下可能な財産額（社会福祉充実残額）の明確化、③再投下可能な財産がある法人へ社会福祉充実計画の策定義務化、等の制度改正がなされた。

図6-3 社会福祉法人制度改革に伴う公表項目

	改正前 備置き・閲覧	改正前 公表	改正後 備置き・閲覧	改正後 公表
事業報告書	○	—	○	—
財産目録	○	—	○	—
貸借対照表	○	○（通知）	○	○
収支計算書（事業活動計算書・資金収支計算書）	○	○（通知）	○	○
監事の意見を記載した書類	○	—	○	—
現況報告書（役員名簿、補助金、社会貢献活動に係る支出額、役員の親族等との取引状況を含む。）	○	○（通知）	○	○
役員区分ごとの報酬総額	—	—	○（※）	○（※）
定款	—	—	○	○
役員報酬基準	—	—	○	○
事業計画書	—	—	○	—

（※）現況報告書に記載
出典）厚生労働省「社会福祉法人制度改革の施行に向けた全国担当者説明会資料」2016年11月．

重要な利害関係者であるサービス利用者のみならず、広く地域住民が当該事業の財務状態を把握できる仕組みが構築されたことは、社会福祉法人の情報開示（ディスクロージャー）において望ましい改革となったといえよう。

情報開示（ディスクロージャー）

以下、計算書類の資金収支計算書、事業活動計算書、貸借対照表についての基本的な見方を示す。

2. 財務諸表（計算書類等）の役割と管理会計

A. 財務諸表（計算書類等）の種別

[1] 資金収支計算書

資金収支計算書は、企業会計におけるキャッシュフロー計算書に相当するものである。会計年度（4月1日から翌年の3月31日まで）の「現金及び現金同等物」（流動資産及び流動負債）の取引の状況を「事業活動による収支」「施設整備等による収支」「その他の活動による収支」の3区分から支払資金の増減を通して把握するとともに、当該年度の予算と決算の差異を示すことで、予算どおりに事業を運営したか否かを把握するものである。適正な経営状態の確保を重視する福祉サービスの経営においては、予算管理は極めて重要である（表6-2）。

事業活動による収支
福祉サービスの運営等の経常的な事業活動による収支を記載し、事業活動収支差額を計算する。

施設整備等による収支
施設整備及び施設整備の固定資産の取得及び売却に係る収支を記載し、施設整備等資金収支差額を計算する。

その他の活動による収支
主に財務活動関して、資金の調達及び返済、資金の貸付及び回収、積立預金の積立及び取り崩し等や他の会計単位等からの繰入金を記載し、財務活動収支差額を計算する。

支払資金
「支払資金」とは、経常的な支払い準備のために保有する現金及び預貯金、未集金（短期間に回収し現金化される）、立替金、有価証券、前払金（短期間で事業活動支出とされる）等であり、現金そのものを指すものではなく、「流動資金及び流動負債」として捉える。

表6-2 資金収支計算書の例

勘定科目			予算	決算	差異
事業活動による収支	収入	①			
	支出	②			
	収支差額	③＝①－②			
施設整備等による収支	収入	④			
	支出	⑤			
	収支差額	⑥＝④－⑤			
その他の活動による収支	収入	⑦			
	支出	⑧			
	収支差額	⑨＝⑦－⑧			
予備費支出		⑩			
当期資金収支差額合計		⑪＝③＋⑥＋⑨－⑩			
前期末支払資金残高		⑫			
当期末支払資金残高		⑬＝⑪＋⑫			

「事業活動による収支」では、福祉サービス等における定常的な収入と支出を記載し、その法人なり各事業所が実際の事業活動を行う際に必要となる資金を得られているかを判断するものとなる。

　そして、このブロックの収支差額がプラスになっているときは、必要な資金を当該事業による収入で賄えていることを示しており、逆にマイナスになっている場合は、その原因を早急に明らかにし、適切な対応がなされる必要がある。

　「施設整備等による収支」では、車両の購入・売却といった比較的小さなものも計上されるが、多額の増減があった場合には、新たな施設の建設等や大規模改修を行ったことを意味している。収支差額は通常はマイナスになるものの、仮に固定資産売却収入に多額のプラスがあるときは、法人や事業所が有する施設や土地といった基本財産の売却がなされた可能性もあり、法人の経営に大幅な見直しが行われた場合や、重要な経営方針の転換がなされたことを意味している。

　「その他の活動による収支」は、事業活動や施設整備に関連しない収入支出が記載されるものであり、収入の部に、長期運営資金借入金や積立資産の取崩しによって資金を調達する場合に記載される。長期運営資金借入金の支払いは支出の部に記載されるが、注意すべきは、事業活動による収支で生まれたプラスを、積立金として貯蓄する場合（積立資産支出）や有価証券を購入（投資有価証券取得支出）した場合にも支出として計上される。そのため、ここでの収支は、通常0かマイナスとなり、このブロックがプラスとなった場合は、大きな資金を外部から借入したか積立預金を取り崩した場合等となるので注意が必要である。

　最後に、これら3つのブロックの収支の結果として集計したものが、資金収支差額となり、前期末支払資金残高を加えたものが当期末支払資金残高として最下に記載される。

[2] 事業活動計算書

　事業活動計算書は、複式簿記を用いて貸借対照表とともに作成される財務諸表であり、企業会計における損益計算書（Profit and Loss Statement）に相当する。会計年度における事業活動の成果を把握し、利益・損失の変動である事業活動による収支の増減を明かにすることを目的として、「サービス活動増減の部」「サービス活動外増減の部」「特別増減の部」「繰越活動増減差額の部」に区分して記載される（**表6-3**）。

　資金収支計算書との違いは、減価償却、国庫補助金等特別積立金、引当金等といった支払資金の増減には直接的に関係しない非資金項目の有無に

複式簿記
取引結果を、資産、負債、資本（純資産）、費用、収益（売上等）の勘定科目に分類し、借方（左側）と貸方（右側）に分けて記入する方法。財産と利益の動きを連動して把握することができ、決算時には、貸借対照表と損益計算書を作る。

サービス活動増減の部
経常的な事業活動収益から事業活動費用（固定費、変動費等）を差し引いて利益に相当するサービス活動増減差額を表示する。

サービス活動外増減の部
本来の事業活動以外の原因から生ずる収支を記載し、サービス活動外増減差額を表示する。

特別増減の部
特別収益、特別損失に相当する損益項目と基本金及び国庫補助特別積立金等の増減取引を表すとともに、他会計単位や経理区分間の繰入による収支等を記載し、特別増減差額を表示する。

繰越活動収支差額の部
当期活動増減差額（当該年度の最終的な損益）に前期繰越活動増減差額、積立金の取崩額を加え、基本金の組入れ、積立金繰入額を差し引いて次期繰越活動増減差額を計算表示する。

減価償却
長期間にわたって使用される固定資産（建物や設備等）の取得に要した支出を、その固定資産が使用できる期間にわたって費用配分する手続き。事業活動計算書では、減価償却は取得費用の各期への配分という位置づけであるが、固定資産は経年によって資産価値が失われていくことになるため、貸借対照表上では基本財産や固定資産の資産価値の減少として記載される。

国庫補助金等特別積立金
固定資産の購入費用は減価償却として使用期間に按分して計上されるが、その固定資産の取得に充てることを目的として支払われた補助金を国庫補助金等特別積立金として計上し、減価償却に対応させて毎年取崩していく会計処理である。

引当金
減価償却とは逆の形で、将来的に発生する費用や損失の支出に備えて準備する見積金額を各期に按分して費用として繰り入れるものであり、「徴収不能引当金」「賞与引当金」「退職給付引当金」の3つが社会福祉法人会計基準に定められている。

表6-3　事業活動計算書の例

勘定科目		当年度決算	前年度決算	増減
サービス活動増減の部	収益	①		
	費用	②		
	増減差額	③＝①－②		
サービス活動外増減の部	収益	④		
	費用	⑤		
	増減差額	⑥＝④－⑤		
経常増減差額		⑦＝③＋⑥		
特別増減の部	収益	⑧		
	費用	⑨		
	増減差額	⑩＝⑧－⑨		
当期活動増減差額		⑪＝⑦＋⑩		
繰越活動増減差額の部	前期繰越活動増減差額	⑫		
	当期末繰越活動増減差額	⑬＝⑪＋⑫		
	基本金取崩額	⑭		
	その他の積立金取崩額	⑮		
	その他の積立金積立額	⑯		
	次期繰越活動増減差額	⑰＝⑬＋⑭＋⑮＋⑯		

あり、当該サービス活動によってもたらされた収益とともに、各期をまたいで資金処理を行うことで、中長期的な事業計画を検討する際にも有効なものとなっている。そのため、当年度と前年度の増減で経営状態を比較する形式で記載される。

　まず、「サービス活動増減の部」では、本来の事業活動から得られる収入と、当該事業実施にかかる人件費、事業費及び事務費などの直接的な費用を差し引いたものである。社会福祉法人会計では「利益」という項目はないが、ブロック末に記載される「サービス活動増減差額」がいわゆる「利益」に相当するものになるため、基本的にはプラスでなければならない。マイナスの場合は、その原因を突き止めて改善を検討する必要がある。

　次に、「サービス活動外増減の部」では、文字通り事業活動には直接関係するものではないが、事業を継続していくうえで必要となる収支（受取利息配当金収益や支払利息などの財務活動に関する収益等）が記載され、これらの収支に前記のサービス活動増減の部とあわせて、経常増減差額（経常利益）を計算することになる。ここでマイナスとなった場合は事業

採算がとれてないことを意味するため、早急な原因究明と事業存続の可否を含めた検討が求められる。

そして「特別増減の部」では、臨時的な利益や損失として、主に固定資産の取得や廃棄に関するものが記載され、前述のサービス活動増減、サービス活動外増減、特別増減の各ブロックの計として「当期活動増減差額」が当該年度の最終的な損益として計算される。

最後に「繰越活動増減差額の部」では、当該年度の最終的な損益として計算される「当期活動増減差額」と「前期繰越活動増減差額」とが合算され「当期末繰越活動増減差額」が算出され、基本金に組み入れるか何らかの積立金として積み立てるか、そのまま次期に繰り越すかが明記され、最終的に、最下段に記載される「次期繰越活動増減差額」が算出される。

なお、社会福祉法人会計基準では、生み出された利益を株主等の投資家へ還元することや役員の報酬として分配することはない。すなわち、事業活動等によって生み出された利益は、次年度以降も安定的に事業の継続を図るための原資として位置づけるため、「次期繰越活動増減差額」と明記され、貸借対照表の純資産の部に記載される。

[3] 貸借対照表

貸借対照表は、会計年度末における財産状態を明らかにするために作成されるもので、法人の有する資産、負債、純資産のすべてを当該会計年度末の額と前会計年度末の額に対比して記載する（**表6-4**）。そして、その明細として財産目録がつくられる。

貸借対照表は、大きく「資産の部」（流動資産、固定資産）、「負債の部」（流動負債、固定負債）、「純資産の部」（基本金、国庫補助金等特別積立金、その他の積立金及び次期繰越活動増減差額）の3つのブロックに分けられて作成される。一般的にバランス・シートとも呼ばれるように、左側の「資産の部」と右側の「負債の部」「純資産の部」が、左右対比して記載され、右側と左側の最下段に記載される「資産の部合計」と「負債及び純資産の部合計」は基本的に同じ額が記載される。

つまり、右側の「負債の部」と「純資産の部」が調達された原資であり、その原資をどのような事業に投下し、またはどのような資本へ変えて運用しているかを左側の「資産の部」で明らかにしている。

法人の経営基盤を判断する際は、右側の資金調達の状況をみることでわかる。すなわち、経常的な事業を行う際に必要となる原資を、「負債の部」に記載される借入金等によって調達しているのか、「純資産の部」によって調達しているのでは、意味が異なるのである。

貸借対照表

財産目録
社会福祉法人に作成が義務づけられている財産目録は、貸借対照表に記載されるすべての資産・負債の明細書である。そのため、資産の部、負債の部に分けてそれぞれの金額は貸借対照表と整合する。

表6-4 貸借対照表の例

資産の部	当年度末	前年度末	増減	負債の部	当年度末	前年度末	増減
流動資産				流動負債			
固定資産							
基本財産				固定負債			
				負債の部合計			
その他の固定資産				純資産の部			
				基本金			
				国庫補助金等特別積立金			
				次期繰越活動増減差額			
				純資産の部合計			
資産の部合計				負債及び純資産の部合計			

　当然、純資産が多ければ返済を伴わない運用資金が多くあることを意味している。純資産を増やすためには、次期繰越活動増減差額を増やす努力が求められる。

B. 求められる管理会計

　前項の財務諸表（計算書類）は、少々難解なものかもしれない。しかしながら、資金の流れを知らずして経営は成り立たない。良質な福祉サービスの継続的な供給は、高い理想と慈善博愛の精神により事業家が私財を投げ打って運営することでも、優れたソーシャルワーカーの自己犠牲によって支えられることでも、豊富な公的資金を湯水のように使える時代でもないのである。

　大切なことは、財務諸表（計算書類）を活用した経営分析を行い、良質なサービスを支えるための財源の調達方法を検討するとともに、限られた財源を最大限に活用する仕組みを検討することにある。つまり、事業の経営状態を把握し、経営者の意思決定や業績の評価といった内部で用いる管理会計の重要度が増しているのである。

　多様なサービス供給主体の参入に伴う競争の中で、「利用者から選ばれるサービス」となることが求められるようになったことは、福祉サービス

管理会計

経営におけるコンプライアンスや説明責任、代弁、リスクマネジメント、顧客満足等の概念をソーシャルワーク実践に導入する契機となった。

また、社会福祉法78条1項で「社会福祉事業の経営者は、自らその提供するサービスの質の評価その他の措置を講ずることにより、利用者の立場に立って良質かつ適切な福祉サービスを提供するよう努めなければならない」としており、QCの重要性が法的にも位置づけられるようになった。

他方、「制度の持続可能性」を目的とした制度改革が進むなかで、福祉サービスの経営状況は極めて厳しい局面を迎えている。とりわけ、たび重なる介護報酬のマイナス改定がなされてきた介護サービス分野では、未曽有の人材難とも言われる状況のもと人件費率が急速に伸びている。細かな支出を抑えた倹約経営の余地は残されているものの、単独の事業収支を好転させる経営手法は出尽くしているとも言われている。

今後においては、法人全体の事業収支を黒字に導くことを前提として、高齢者福祉、児童福祉、障害者福祉といった分野での多角的な事業展開とともに、収益事業、公益事業を含めた事業拡大による経営基盤の強化に向けた取組みが増えてくるであろう。また、政策的に調整される介護報酬に頼らない収入、たとえば居住系サービスにみられる入居一時金等の付加価値を持たせた私的利用料によって収支を安定させるビジネスモデルや混合介護のあり方などの検討が活発化してくことも予測される。

それゆえ、これまで以上に中長期計画を踏まえた経営戦略と財務管理が重要となっているのである。常に事業の経営状態を把握するとともに、収益性を高め経営の安定化を図るための方策を意識しなければならない。

そのためには、財務諸表を活用した経営分析と内部統制を行い、常にコストを意識する必要がある。それは、コストの削減ばかりではなく、必要なときには投資を的確に行い、収益を高め「利用者」「労働者」「事業者」がともに満足するよう導くことが求められるのである。

コンプライアンス
compliance
企業や事業体の「法令遵守」を意味する言葉。近年、法規違反の厳罰化のみならず、社会的信用の失墜が事業体の存続に大きな影響を与えることから、法令に反して社会的な信頼の失墜を防ぐことを目的とする。また、事業体の社会的責任や公共性を守るとされる。

説明責任
accountability

代弁
advocacy

リスクマネジメント
risk management

顧客満足
customer satisfaction

QC
quality control
品質を適正に管理することを意味する。近年では、職場の小集団による品質改善のQC活動として、PDCAサイクル（Plan：計画、Do：実行、Check：効果確認、Action：処置）を通しての品質管理が求められている。

経営分析

内部統制

ジェネリックポイント

2017（平成29）年度から実施された社会福祉法人制度改革の目的とポイントはなんでしょうか。

今般の社会福祉法人制度改革のポイントについて、厚生労働省は「公益性・非営利性を確保する観点から制度を見直し、国民に対する説明責任を果たし、地域社会に貢献する法人の在り方を徹底する」と記しています。

社会福祉充実残額の算定と社会福祉充実計画の策定・実施、計算諸表や役員名簿・現況報告書等のインターネットでの公開等、上場企業並みの企業統治と組織的経営の確立を求めています。さらに、「地域における公益的な取組」の責務を課し、地域における様々な福祉課題に対する社会福祉法人の役割を法的に求めています。

これは、イコールフッティングが問われている社会福祉法人に対し「自らの存立基盤を確立せよ」という問いかけでもあります。

理解を深めるための参考文献

- 馬場充『はじめにこれだけは知っておきたい！！　社会福祉法人会計の「基本」』公益法人協会，2017.
  社会福祉法人の経理担当者向けの解説本であるが、社会福祉法人会計の解説と、仕分けから決算に至る流れがわかりやすく説明されている。
- 古田清和・津田和義・中西倭夫・走出広章・村田智之『社会福祉法人の運営と財務（第2版）』同文舘出版，2017.
  社会福祉法人制度改革の動向を踏まえ、会計・税務、内部統制と監査、経営指標と分析について、細かく解説されている。
- 田中正明『新しい社会福祉法人制度の運営実務―平成29年施行社会福祉法対応版（改訂新版）』TKC出版，2017.
  社会福祉法人の経営者や経理部門担当者、行政関係者向けの実務解説書であり、法律や政令なども詳しく解説されている。

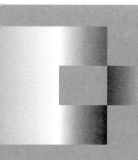

Ⅲ. 福祉サービス組織の管理運営とその方法

第7章 福祉サービス提供組織の設置基準と管理体制

第8章 福祉サービス組織の管理運営の方法と実際

第9章 利用者のニーズとサービスマネジメント

第10章 福祉サービス組織の危機管理

第7章 福祉サービス提供組織の設置基準と管理体制

1 社会福祉事業と社会福祉を目的とする事業の違いとともに多様な社会福祉施設の概要を理解する。

2 社会福祉施設および事業の設置管理基準（人員・設備・運営に関する基準）の概要とその基準の遵法性を担保する指導監査の仕組みを理解する。

3 社会福祉法人制度改革の改正内容である会計監査人設置や内部管理体制等について理解する。

4 地方主権一括化法の施行に伴う社会福祉分野の地域主権化の方向性を理解する。

1. 社会福祉事業と社会福祉施設

A. 社会福祉事業

社会福祉を目的とする事業

社会福祉事業

　社会福祉法1条（目的）で記されているとおり、社会福祉法は社会福祉を目的とする事業の全分野における共通事項を定め、社会福祉事業の公明かつ適切な実施の確保および社会福祉を目的とする事業の健全な発達を図ることを目的として制定されている。そして、同法では「社会福祉を目的とする事業」と「社会福祉事業」を明確に区分している。

　同法で規定する「社会福祉を目的とする事業」とは、「地域社会の一員として自立した日常生活を営むことを支援する事業」であり、経営主体等の規制や行政の関与は最小限にとどめられている。それに対して「社会福祉事業」とは、「社会福祉を目的とする事業のうち、規制と助成を通じて公明かつ適正な実施の確保が図られなければならないものとして」位置づけられており、それゆえに社会福祉法に第一種社会福祉事業と第二種社会福祉事業に分けて規定し、経営主体の規制や都道府県知事等による指導監督がなされる形がとられている。

第一種社会福祉事業
国、地方公共団体又は社会福祉法人が経営することを原則とする（社会福祉法60条）。ただし、社会福祉法人に類する機関として日本赤十字社や社会医療法人も第一種社会福祉事業を経営できる。

　なお、社会福祉法では、この他に「社会福祉に関する活動」についても明記しているが、「国民の社会福祉に関する活動への参加促進」や「社会福祉に関する活動への住民の参加」として、国民および地域住民が個々人の活動としての社会福祉への関与を促進する文脈で用いられている。つまり、フォーマル、インフォーマルを含む市民の自発的な参加・参画である社会福祉に関する活動があり、その中に社会福祉を目的とする広範な事業が内在され、さらに公的な責任の範疇に置くことで公明かつ適正な実施の

図7-1　社会福祉を目的とする事業と社会福祉事業

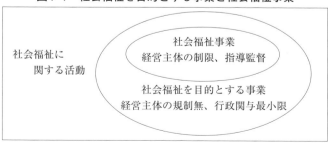

出典）筆者作成.

確保を図る必要がある事業を社会福祉事業として位置づけているのである（図7-1）。

B. 社会福祉事業の経営

　厚生労働省が実施する社会福祉施設等調査が対象とする施設は、生活保護法による保護施設、老人福祉法による老人福祉施設、障害者総合支援法による障害者支援施設、身体障害者福祉法による身体障害者社会参加施設、売春防止法による婦人保護施設、児童福祉法による児童福祉施設、母子及び父子並びに寡婦福祉法による母子・父子福祉施設等の60種類と、障害者総合支援法による障害福祉サービス事業所（18種類）、障害児通所支援事業所（3種類）および障害児相談支援事業所（1種類）の計82種類（平成30年度）である。

　これらの社会福祉施設は、平成27年度現在で、総数13万ヵ所超・利用者定員500万人超と、わが国の社会福祉サービスの根幹を支える社会資本として運用されている（表7-1）。

　このように、関係法令によって細分化された膨大な数の事業所・施設群によって形作られるわが国の社会福祉施設・事業所は、各々の事業や施設を規定する個別法と介護保険制度、自立支援給付費、支援費制度、行政との契約制度、事業費補助制度、措置制度等の利用契約制度の組み合わせによって複雑な形で運用がされている。

　たとえば、老人福祉法に規定される老人福祉施設のうち、特別養護老人ホーム、老人デイサービスセンター、老人短期入所施設等は「やむを得な

社会福祉施設等調査
全国の社会福祉施設等の数、在所者、従事者の状況等を把握し、社会福祉行政推進のための基礎資料を得ることを目的とする。

障害者総合支援法
2013（平成25）年4月より障害者自立支援法から改称。

やむを得ない事由による措置
契約者不在や虐待等のやむを得ない事由によって介護保険サービスを受けられない高齢者に対して市町村が職権をもって利用に結びつける制度。

表7-1　社会福祉施設分類別施設数、定員数

分類	施設数（か所）	利用者定員（人）
総数	134,106	5,130,970
①経営主体分類		
公営	18,195	953,053
私営	107,464	4,141,776
②年齢別分類		
成人施設	96,967	2,531,490
児童施設	37,139	2,599,480

資料：厚生労働省政策統括官付社会統計室「社会福祉施設等調査」（平成27年10月1日現在）及び「介護サービス施設・事業所調査」（平成27年10月1日現在）
（注）　施設数、利用者定員の総数については都道府県・指定都市・中核市で把握している施設のうち、活動中の施設について集計した数である。
　　　「介護サービス施設・事業所調査」の経営主体については調査票を回収できた施設のうち、活動中の施設について集計した数であり、施設数、利用定員数の総数と一致しない。
出典）厚生労働省「平成29年版厚生労働白書　資料編」p.198.

表7-2 社会福祉施設の措置費負担割合

施設種別	措置権者（※1）	入所先施設の区分	措置費支弁者（※1）	費用負担 国	費用負担 都道府県 指定都市 中核市	費用負担 市	費用負担 町村
保護施設	知事・指定都市長・中核市長	都道府県立施設 市町村立施設 私設施設	都道府県・指定都市・中核市	3/4	1/4	—	—
	市長（※2）		市	3/4	—	1/4	—
老人福祉施設	市町村長	都道府県立施設 市町村立施設 私設施設	市町村	—	—	10/10（※4）	
婦人保護施設	知事	都道府県立施設 市町村立施設 私設施設	都道府県	5/10	5/10	—	—
児童福祉施設（※3）	知事・指定都市長・児童相談所設置市市長	都道府県立施設 市町村立施設 私設施設	都道府県・指定都市・児童相談所設置市	1/2	1/2		
母子生活支援施設 助産施設	市長（※2）	都道府県立施設	都道府県	1/2	1/2		
		市町村立施設 私設施設	市	1/2	1/4	1/4	
	知事・指定都市・中核市市長	都道府県立施設 市町村立施設 私設施設	都道府県・指定都市・中核市	1/2	1/2		
保育所 幼保連携型認定こども園 小規模保育事業（所）（※6）	市町村長	私設施設	市町村	1/2	1/4（※7）	1/4	
身体障害者社会参加支援施設（※5）	知事・指定都市市長・中核市市長	都道府県立施設 市町村立施設	都道府県・指定都市・中核市	5/10	5/10	—	—
	市町村長	私設施設	市町村	5/10	—	5/10	

（注） ※1. 母子生活支援施設、助産施設及び保育所は、児童福祉法が一部改正されたことに伴い、従来の措置（行政処分）がそれぞれ母子保護の実施、助産の実施及び保育の実施（公法上の利用契約関係）に改められた。
※2. 福祉事務所を設置している町村の長を含む。福祉事務所を設置している町村の長の場合、措置費支弁者及び費用負担は町村となり、負担割合は市の場合と同じ。
※3. 小規模住居型児童養育事業所、児童自立生活援助事業所を含み、保育所、母子生活支援施設、助産施設を除いた児童福祉施設。
※4. 老人福祉施設については、平成17年度より養護老人ホーム等保護費負担金が廃止・税源移譲されたことに伴い、措置費の費用負担は全て市町村（指定都市、中核市含む）において行っている。
※5. 改正前の身体障害者福祉法に基づく「身体障害者更正援護施設」は、障害者自立支援法の施行に伴い、平成18年10月より「身体障害者社会参加支援施設」となった。
※6. 子ども子育て関連三法により、平成27年4月1日より、幼保連携型認定こども園及び小規模保育事業も対象とされた。また、私立保育所を除く施設・事業に対しては利用者への施設型給付及び地域型保育給付（個人給付）を法定代理受領する形に改められた。
※7. 指定都市・中核市は除く。

出典）厚生労働省「平成29年版厚生労働白書 資料編」p.201.

い事由による措置」規定を老人福祉法に残しつつも実質的に介護保険制度によって運用されている。その一方で、同じ老人福祉法に規定される養護老人ホームは従前の措置制度による利用契約方式で運用されているものの、入居者の高齢化や要介護高齢者の増加に対応すべく外部サービス利用型特定施設入居者生活介護の指定を受けることで介護保険制度のサービスを受けることができるなど、複雑な仕組みとなっている。

　施設・事業所の経営では、介護保険法に基づく介護保険施設や居宅介護サービス事業所等は、介護保険制度に定める私的な利用契約制度を用いており、事業者は介護報酬による収入と利用者の自己負担金によって経営されているが、その他の分野の施設・事業所については利用契約制度が異なるものの、事業所・施設の経営については租税を財源とする公費が投入されている。障害者総合支援法の対象事業・施設の場合でも、義務的経費としての自立支援給付と、国や都道府県の財政援助のもとで市町村が地域の実情に応じて実施する地域支援事業という2つの異なる仕組みを内在するものの、基本的には、国、都道府県・市町村がそれぞれに財源を拠出する仕組みとなっている。

　それら多くの社会福祉施設・事業所の運営方式として、最も歴史がある措置制度は、地方公共団体が行政権限を行使することにより福祉サービスの提供を行う仕組みであり、措置制度によって運営される施設については措置費支弁施設ともよばれる。

　措置費負担割合については、生活保護法に規定される保護施設では、国が4分の3で都道府県および市町村が4分の1となっており、老人福祉法に規定される養護老人ホーム等が全額市町村の負担の負担となっている他は、国が2分の1を負担する形で公費が支出されている（表7-2）。

　それら措置費支弁施設の実際の運営については、国・都道府県・市町村が施設を建設し、公務員として職員を雇用・配置し、社会福祉施設（事業）を運営することには限界があることから、「公の支配に属する」事業者として創設された社会福祉法人が「公」の仕事を行政から受託できる仕組みとして実施され、その受託に要する費用を措置費として受領することで事業の運営を行う形がとられている。

措置制度
社会福祉各法に規定される「福祉の措置」に対応する公的な社会福祉サービスを提供する仕組みである。生活困窮者本人からの申し出がなくとも行政権限で救済を行える仕組みとして第二次世界大戦の戦後混乱期に形作られ、以降、わが国の公的社会福祉制度の中核を占めてきた。

2. 社会福祉施設（事業）の設置管理基準

A. 設置管理基準（人員・設備・運営に関する基準）

　社会福祉事業は国民の日々の生活に深く関わるものであるため、設置認可から設置後の運営に至るまで、社会福祉法および関係法令によってその経営が適正に実施される仕組みが設けられている。たとえば、当該事業の経営を行おうとする際には、事業の開始前に都道府県知事に事業開始にかかる届出をしなければならず、社会福祉法や当該施設および事業を規定する個別法と政令等で定められる手順において、所轄庁の認可・認証を受ける必要がある。

　また、都道府県知事は、社会福祉法の目的を達成するため、社会福祉事業を経営する者に対して、必要と認める事項の報告を求めること、施設、帳簿、関係書類の検査や経営状況の調査をすることができる（社会福祉法70条）。そして、必要に応じて改善命令（法71条）や許可の取消し等（法72条）を行える権限と責任が与えられている。

> 社会福祉法70条（調査）
> 社会福祉法71条（改善命令）
> 社会福祉法72条（許可の取消し等）

　もともと、戦後わが国の福祉サービスの根幹を成してきた措置制度は、国および地方公共団体が行政権限を行使する形で生活困窮者や要援護者を救済する仕組みとして創設されたものであり、その行政権限の受託先として社会福祉法人等が位置づけられてきた。そして、行政権限を受託する社会福祉法人等には、運営する施設種別により国が定める施設や人員を含む設置管理基準（人員・設備・運営に関する基準）が示され、そこに明記される要件を遵守することが絶対条件とされてきた（**表7-3**）。

> 社会福祉基礎構造改革

　他方、社会福祉基礎構造改革を経て「措置から契約へ」という福祉サービス利用システムの変革が導かれたことで、介護保険制度、行政との契約方式、事業費補助方式等の仕組みが並存する形となっている。

　民営化へと舵が切られた介護保険制度においては、介護保険施設や医療系サービスを除き、ほとんどの居宅サービスについては株式会社等の営利法人が設置主体別で1位か2位となっている。また、障害者福祉分野でも、居宅介護事業や重度訪問介護事業では営利法人が設置主体別で1位となっており、他の多くの事業で社会福祉法人に次いで2位となっている。措置費（運営費）支弁施設である保育所でも2001（平成13）年より株式会社等の営利法人も設置者として認められるなど、従来の地方公共団体と社会

表7-3 人員・設備・運営に関する基準の例

施設	人員基準	施設・設備基準
介護老人福祉施設（特別養護老人ホーム） • 特別養護老人ホームの設備および運営に関する基準 • 指定介護老人福祉施設の人員、設備および運営に関する基準	医師、生活相談員（入所者100人まで1人、その端数を増す毎に1人以上）、介護職員または看護職員（常勤換算法で入所者3人につき1人以上）、看護職員（入所者30人未満1人以上、30-49人で2人以上、50-129人で3人以上、130以上の場合50またはその端数を増す毎に1人以上加配）、栄養士（1人以上）、機能訓練指導員（1人以上）、介護支援専門員（1人以上、入所者の数が100またはその端数を増す毎に1人加配）	［ユニット型］ 居室（居室定員1人、必要と認められる場合は2人可、1人当たり10.65 m²以上、2人定員は21.3 m²以上、共同生活室に近接）、ユニットの定員（概ね10人以下）、共同生活室（2 m²×ユニット入居定員以上）、浴室、洗面設備、便所、医務室（医療法上の診療所）、廊下幅（1.8 m以上、中廊下幅は2.7 m以上、往来に支障なければ1.5 m以上、中廊下幅は1.8 m以上で可）、消火設備、調理室、洗濯室または洗濯場、汚物処理室、介護材料室、事務室等
通所介護（老人デイサービスセンター）	常勤管理者、生活相談員（サービス提供時間帯1名以上）、看護職員（専従1人以上）、介護職員（利用者15人まで1人以上、5人または端数を増す毎に1人加配）、機能訓練指導員（1人以上）	食堂および機能訓練室（3 m²×利用定員数以上）、静養室、相談室および事務室、消火設備等
保育所 • 児童福祉施設の設備および運営に関する基準	保育士（乳児3人につき1人以上、満1歳～3歳未満児6人につき1人以上、満3歳～4歳未満児20人につき1人以上、満4歳以上児30人につき1人以上）、嘱託医師、調理員	乳児室（1人1.65 m²以上）またはほふく室（1人3.3 m²以上）、保育室または遊戯室（1人1.98 m²以上）、屋外遊技場（2歳以上1人3.3 m²以上）、医務室、調理室、便所、保育に必要な備品、転落防止設備、非常警報器具または非常警報装置等
児童養護施設 • 児童福祉施設の設備および運営に関する基準	児童指導員および保育士（三歳未満児2人につき1人、三歳以上児4人につき1人、少年6人につき1人（児童45人以下の施設は1人加配）、個別対応職員、家庭支援専門相談員、栄養士（定員40人以上）、調理員、看護師（乳児1.7人につき1人以上）、嘱託医、心理療法担当職員（10人以上に心理療法を行う場合）、職業指導員（職業指導を行う場合）	居室定員（4人以下（乳幼児のみの居室は定員6人以下））、居室面積（1人4.95 m²以上、年齢に応じて性別居室）、便所（男女別）、調理室、浴室、医務室、静養室（児童定員30人以上）、職業指導に必要な設備
指定障害者支援施設 • 障害者自立支援法に基づく指定障害者支援施設等の人員、設備および運営に関する基準	［生活介護］ サービス管理責任者（1人以上常勤、利用者60人以下1人以上、利用者61以上の場合40またはその端数を増す毎に1人以上加配）、看護職員、PTまたはOTまたは生活支援員（平均障害程度区分4未満：利用者の数を6で除した数、平均障害程度区分4位上5未満：利用者の数を5で除した数、平均障害程度区分5以上：利用者の数を3で除した数）、生活支援員および看護職員（生活介護単位毎1人以上）、医師	居室定員（4人以下）、居室面積（1人9.9 m²以上）、訓練・作業室、食堂、浴室、洗面所、便所、相談室および多目的室、廊下幅（1.5 m以上、中廊下1.8 m以上、廊下の一部拡幅等）、必要な設備、収納庫、ブザー等

出典）筆者作成．

福祉法人が半ば独占的に福祉サービスを提供してきた時代とは異なり、福祉多元化は急速に進みつつある。

このような福祉多元化が進む中で、設置管理基準に求められる役割についても、公的責任の範疇にあって措置権者から受託した責務を果たすための役割のみならず、契約によってサービスを利用する利用者へサービスの質を約束する役割も加えられてきている。

とりわけ、生活の場となる社会福祉施設にあっては、建物の構造および設備は利用者の生活の質に大きな影響を与え、対人援助サービスがマンパワーに影響を受けることから、設置管理基準が示している施設・設備基準や人員基準をミニマムスタンダードとして、事業者の経営努力を測ることも可能となりつつある。

B. 監査（社会福祉法人・社会福祉施設）

[1] 内部監査

(1) 監事による監査

関係法令および設置管理基準の遵法性を担保するため、社会福祉法人は内部監査の仕組みとして監事を選任することが求められている。そして、監事には、理事および当該法人の財務状況を監査する責務が与えられている。

社会福祉法人の監事は、当該法人の職員、理事および評議員を兼務することは認められておらず、また当該法人の職員や役員に親族やその他の特殊の関係がある者がいてはならない。

2017（平成29）年度からの社会福祉法人制度改革により、すべての社会福祉法人に設置が義務づけられた評議員会において、理事および監事が選任がなされることとなった。

監事の「権限」としては、①当該法人の理事の業務執行状況および法人の計算書類等の監査、②毎年監査報告書の作成、③理事や職員に対して事業の報告要求と業務・財産の状況調査、④理事会の招集請求、⑤理事の行為の差止め請求（法人に著しい損害が生じるおそれがあるとき）、⑥会計監査人の解任、などがある。

監事の「義務」としては、善管注意義務はもとより、①理事会への出席義務、②理事会への報告義務（理事の不正行為またはそのおそれ、法令・定款違反、著しく不当な事実があるとき）、③評議員会の議案等の調査・報告義務（報告義務については、法令・定款違反または著しく不当な事項がある場合）、④評議員会における説明、などとなっており、法人運営に

監事
監事は二名以上で、①「社会福祉事業について見識を有する者」と②「財務管理について見識を有する者」が含まれなければならない（法44条）。任期は選任後2年以内に終了する会計年度の最終の評議員会までとされ、再任は可能である。

社会福祉法人制度改革
2017（平成29）年度から改正となった社会福祉法人制度改革では、①経営組織のガバナンスの強化、②事業運営の透明性の確保、③財務規律の強化、④地域における公益的な取組を実施する責務、⑤行政の関与の在り方、の大きく5つの改正がなされた。

おいて重要な役割を担う。

(2) 法令遵守体制の整備

2008（平成20）年の介護保険法改正により、すべての事業者は法令遵守責任者を選任し、法人（企業）が運営する介護サービス事業所の数に応じて、法令遵守規定の整備（事業所数20以上100未満）、業務執行上の定期監査（事業所数100以上）等の管理体制整備と届け出が求められている。同様に、障害福祉サービス事業者についても2012（平成24）年4月より業務管理体制の整備および届け出が義務づけられている。

(3) 会計監査人及び内部管理体制

外部の第三者機関等に委託して、事業所や施設の監査を行うものであり、公認会計士による公認会計士監査や監査法人による監査等がある。外部へ委託することから外部監査としての位置づけがなされるものである。

会社法等において必須とされる公認会計士監査等については、これまで、社会福祉法人に法的には求められていなかったが、2017（平成29）年度からの社会福祉法人制度改革において、一定規模の法人については会計監査人の設置が義務づけられている。会計監査人の業務範囲は図7-2のとおりである。なお、会計監査人を置く法人では、計算書類等は、理事会の承認を得る前に会計監査人による監査が適正に行われているときには、監事による計算書類等の監査を省略できる。

会計監査人の設置の他、2017（平成29）年度より一定の事業規模を超

会計監査人の設置
会計監査人の設置が義務付けられているのは、前年度決算において収益30億円または負債60億円を超える法人である。今後、段階的に収益20億円または負債40億円以上、収益10億円または負債20億円以上へと対象が拡げられることとなっている。

図7-2　会計監査人の業務範囲

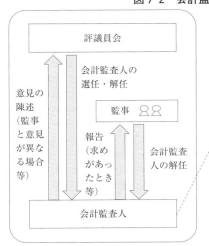

出典）厚生労働省「社会福祉法人制度改革の施行に向けた全国担当者説明会資料」平成28年11月28日.

える法人は、法人のガバナンスを確保するために、理事の業務執行が法令および定款に適合することを確保するための体制として内部管理体制の整備を行うこととなっている（表7-4）。

表7-4　内部管理体制の内容

①　理事の職務の執行に係る情報の保存及び管理に関する体制
②　損失の危険の管理に関する規程その他の体制
③　理事の職務の執行が効率的に行われることを確保するための体制
④　職員の職務の執行が法令及び定款に適合することを確保するための体制
⑤　監事がその職務を補助すべき職員を置くことを求めた場合における当該職員に関する事項
⑥　⑤の職員の理事からの独立性に関する事項
⑦　監事の⑤の職員に対する指示の実効性の確保に関する事項
⑧　理事及び職員が監事に報告をするための体制その他の監事への報告に関する体制
⑨　⑧の報告をした者が当該報告をしたことを理由として不利な取扱いを受けないことを確保するための体制
⑩　監事の職務の執行について生ずる費用の前払又は償還の手続その他の当該職務の執行について生ずる費用又は債務の処理に係る方針に関する事項
⑪　その他監事の監査が実効的に行われることを確保するための体制

出典）厚生労働省「社会福祉法人制度改革の施行に向けた全国担当者説明会資料」平成28年11月28日.

［2］行政による指導監査（社会福祉法人）

このような、内部監査を含む法令遵守の仕組みのみならず、社会福祉法人および社会福祉施設に対しては、社会福祉法56条（一般的監督）、同法58条（助成および監督）、同法70条（調査）の規定および個別法の「報告の徴収等」に基づいて、地方公共団体の責任のもとで指導監査体制が構築されている。

その目的は法令等に基づく適正な事業実施と利用者の立場に立った質の高いサービスの提供であり、地方公共団体が指導監査の方針、実施時期および具体的方法等について実施計画を策定した上で指導監査が実施される。その種類は、一般指導監査、特別指導監査、の2種類である。

通常の場合の一般指導監査は、毎年度法人から提出される報告書類により運営状況を確認しつつ前回の指導監査の状況を勘案し、①法人の運営について、法令および通知等に照らし、特に大きな問題が認められなく、②法人が経営する施設および法人の行う事業について、施設基準、運営費並びに報酬の請求等に関する大きな問題が特に認められない場合は、3年に1回となっている。

会計監査人による監査等の支援を受け、会計監査人の作成する会計監査報告等が次の各号に該当する場合には、所轄庁が毎年度法人から提出され

一般指導監査
社会福祉法その他関係法令、関係通知等における遵守状況および最低基準等の実施状況について定期的に行い、運営全般について必要な助言指導を行う。

特別指導監査
社会福祉法人・施設の運営に特に問題を有する場合または不祥事等が発生した場合等に重点的かつ継続的に指導監査を実施する。

る報告書類を勘案の上、当該法人の財務の状況の透明性および適正性並びに当該法人の経営組織の整備およびその適切な運用が確保されていると判断するときは、一般監査の実施の周期を5年に1回とすることができる。

なお、会計監査人を設置していない法人であっても、公認会計士、監査法人、税理士又は税理士法人による財務会計に関する内部統制の向上に対する支援又は財務会計に関する事務処理体制の向上に対する支援を受けた法人の場合や、「良質かつ適切な福祉サービスを提供するよう努めている」と所轄庁が判断する場合は、一般指導監査を4年に1回とすることができる。

実際の指導監査では、施設の理念・運営方針、設備基準の適合状態、職員配置と勤務体制、各種の規程の整備、非常災害対策、サービス利用の手続き、個々のサービスに関連する事項、衛生管理、協力機関との連携、苦情解決体制、地域との連携、事故防止および発生時の対応等、極めて多岐に及ぶ内容について監査する仕組みとなっている。

指導監査の結果、改善を要する事項については、改善措置の文書による指導が行われ、具体的改善措置について期限を付して報告させ、必要がある場合は改善状況の確認のための再調査が実施される。また、指導に係る事項の改善が図られない場合は、個々の事例に応じて改善を命ずる等の所要の措置がなされる。その1つに特別監査が位置づけられている。

特別監査は、運営等に重大な問題を有する法人を対象として実地にて随時実施される監査であり、運営等に重大な問題や不祥事が発生した法人には、改善が図られるまで重点的・継続的に指導監査がなされる。

図7-3 指導監査の流れ

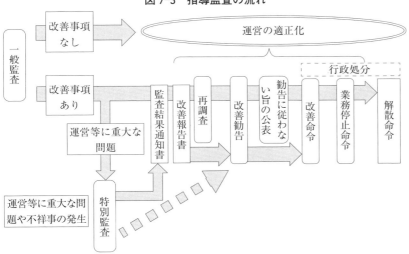

出典）厚生労働省ウェブサイト「社会福祉法人に対する指導の流れ」.

そして、指導監査の結果として重大な法令違反などが明らかになった場合は、業務の全部または一部の停止、理事の解職勧告、法人の解散命令等も検討の上、適切な改善措置がなされる（図7-3）。

C. 指導監督（介護保険法、障害者自立支援法）

[1] 集団指導・実地指導

介護保険制度に関する指導監督は、厚生労働省が定める「介護保険施設等指導指針」および「介護保険施設等実施指導マニュアル」によってなされる「指導」と、「介護保険施設等監査指針」による「監査」の二重構造となっている点に特徴がある。

「指導」については集団指導と実地指導の2つの方法がある。

集団指導では、指定基準遵守の周知徹底と介護報酬請求に係る過誤や不正を防止することを目的として、制度概要や法改正の内容、介護報酬請求事務の取扱い等を講習方式で実施される。

これに対して、実地指導では、基準の遵守状況、身体拘束や虐待防止を含む処遇やサービスの質的向上とともに、各種加算の取扱いを含む具体的な介護報酬請求について実地にて指導するものであり、都道府県においては介護保険法24条（帳簿書類の提示等）、市町村においては法23条（文書の提示等）の規定による報告徴収を行うことができる点で集団指導とは趣旨が異なる。

実地指導の主な内容は、運営指導と報酬請求指導であり、運営指導では高齢者虐待防止、身体拘束の廃止、地域との連携、ケアプランの作成からケアプランに基づくサービス提供などの具体的なサービス提供について指導される。そして、報酬請求指導では、報酬基準に基づいた実施体制の確保、多職種協同によるサービス提供等の基本的な考え方や基準に定められた算定条件に基づいた運営および請求が適切に実施されているかを、ヒアリングにより確認し、不適切な請求の防止とより良いケアの質の向上を目的とする指導がなされる。とりわけ、介護保険法における法令や基準違反の多くが介護報酬の加算の算定に係るものや虚偽の請求に関するものであるため、介護報酬と請求等に関する事項について周知徹底させ適正な運営を指導する仕組みとして位置づけられている。

[2] 監査

介護保険施設等指導監督指針に定められる「監査」は、勧告・命令・指定取消し等の行政上の措置が、該当する指定基準違反、著しい運営基準違

集団指導
都道府県または市町村が指定・許可の権限を持つサービス事業者を一定の場所に集めて必要な指導を講習の方法によって行う。

実地指導
指導の対象となるサービス事業者等の事業所において実地に行う指導であり、都道府県または市町村が単独で行う「一般指導」と厚生労働省および都道府県または市町村が合同で行う「合同指導」に分けられる。

反、介護報酬の不正請求が認められる場合や、その疑いのある事業者に対して行われる。たとえば、実地指導により確認された内容によって監査に切り替えられる場合の他、保険者、国民健康保険団体連合会、地域包括支援センター等への苦情や通報がなされた場合、介護給付費適正化システムの分析から特異傾向を示す事業者等も「要確認情報」があると認められ実地検査の対象とされる。監査方法としては、市町村および都道府県は、帳簿書類を提出させ、職員等へ聴取を命じるか事業所へ立ち入って事実確認を行う（実地検査）。そして、事実確認がなされた場合は、改善勧告、改善命令、指定の取消（指定効力の全部又は一部取消）が行政処分としてなされる。なお、指定の取消がなされた場合には、行政手続法13条に基づいて聴取や弁明の機会が与えられる（**表7-5**）。

表7-5　介護保険制度における指導監督について

〔指導〕

【集団指導】
○制度管理の適正化を図るため、制度理解に関する指導のほか、実地指導で把握された注意喚起が必要な事項や好事例等の紹介等を実施（年1回以上）

　（指導内容例）・介護保険法の趣旨・目的の周知及び理解の促進
　　　　　　　・指定・更新事務などの制度説明
　　　　　　　・実地指導における指導結果の説明や介護サービスの質の向上に取り組んでいる好事例等の紹介
　　　　　　　・非常災害対策、労働基準法令遵守、衛生管理等、事故防止対策などの周知
　　　　　　　・介護報酬請求に係る過誤・不正防止の観点から適正な請求事務指導

【実地指導】
○政策上の課題である「高齢者虐待防止」、「身体拘束廃止」等に基づく運営上の指導を実施
○一連のケアマネジメントプロセスの重要性について理解を求めるためのヒアリングを行い、個別ケアの推進について運営上の指導を実施
○不適切な報酬請求防止のため、特に加算・減算について重点的に指導を実施

【監査】
○入手した各種情報（※）により人員、設備及び運営基準等の指定基準違反や不正請求が認められる場合、又はその疑いがあると認められる場合に実施

　（※）・通報・苦情・相談等に基づく情報
　　　・国保連・保険者からの通報情報
　　　・介護サービス情報の公表制度に係る報告の拒否等に関する情報
　　　・国保連、地域包括支援センター等へ寄せられる苦情
　　　・介護給付費適正化システムの分析から特異傾向を示す事業者

出典）厚生労働省「介護保険制度における指導監督について」社会保障審議会介護保険部会資料（第33回），平成22年9月24日，p.2.

[3] 障害者サービス事業者への指導監査

障害者自立支援法に基づく指定障害福祉サービス事業者等に対する指導監査についても、介護保険制度と同様に、指導と監査に分けた仕組みとされている。

指導については、自立支援給付対象サービス等の取扱いや自立支援給付に係る費用の請求等に関する事項について周知徹底させることを方針とする「指定障害福祉サービス事業者等指導指針」によって定められており、都道府県および市町村が事業者を一定の場所に集めて講習等の方法で行う「集団指導」と、「主眼事項および着眼点」に基づき、関係書類を閲覧しながら実地において面談方式で行う「実地指導」が行われている。

定基準違反等に対して事実関係を的確に把握し、公正かつ適切な措置を採ることを主眼とする監査については、介護保険制度と同様に勧告・命令・指定取消し等の措置を前提とし、事業者に対して報告や帳簿書類等の提示や、出頭での質問、当該事業所への立ち入りによる検査（実地検査）を行う。監査対象事業者の選定については、市町村・相談し事業所等に寄せられる通報・苦情・相談に基づく情報や、実地指導において確認された情報等をもとに選定される。

集団指導
①新たに開始した事業者等については、おおむね1年以内にすべてを対象として実施する。②実地指導の対象外とされた障害福祉サービス事業者等のうち、サービス等の取扱い、費用の請求の内容、制度改正内容および過去の指導事例等に基づく指導内容に応じて集団を選定して実施する。

3. 地域主権化と市町村の役割

A. 設置管理基準の地域主権化

これまで、バブル経済崩壊とそれに続く失われた20年とも呼ばれる長期不況が続いてきた。この間、金融緩和を含む景気浮揚対策が取られる一方で、肥大化した国家財政と硬直化した行財政を改革しようとする行政改革が進められてきた。その方向を示す言葉としては、「三位一体の改革」（①国庫補助負担金の廃止・縮小、②国から地方への税源移譲、③地方交付税の一体的見直し）や時の総理大臣が連呼して流行語大賞となった「聖域なき構造改革」という言葉を覚えている方も多いのではないだろうか。

これらの言葉が示すとおり、長引く不況と国家財政の窮迫に対応するわが国の行財政改革は、「地方にできる事は地方に、民間にできることは民間に（地方分権・地域主権や民間活用）」という中央集権体制を改善し、より小さな政府を導こうとする方針で進められている。そして、この地方

分権・地域主権という言葉と社会福祉政策は極めて密接な関係にある。

1990年代以降の流れとしては、1990（平成2）年の社会福祉関係八法一括改正で、老人福祉、障害者福祉の入所措置権限の市町村委譲、在宅福祉サービスの社会事業化とその実施主体としての市町村の位置づけ、老人保健福祉計画策定の市町村義務化等が行われた。

1993（平成5）年には「地方分権の推進に関する決議」が採択され、地方分権推進法（1995年）、地方分権一括法（1999年）が成立した。これにより、従来、国の事務であった機関委任事務は廃止され、地方公共団体の事務である自治事務（約55％）と法定受託事務（約45％）に再編された。

引き続き地方分権推進会議等により検討が続けられ、以降、2006（平成18）年の地方分権改革推進法、地方推進改革推進委員会勧告を経て、2009（平成21）年の地方分権改革推進計画及び地域主権戦略大綱、2011（平成23）年の地域主権改革一括法制定という流れとなっている。

そして、これら一連の地域主権改革により、前述の社会福祉法人の指導監督については、同一の市内で施設・事業所の経営を行う社会福祉法人は都道府県から市へ移ることとなっている。なお、町や複数の市町で事業所・施設を経営する社会福祉法人に関しては従来通り都道府県などが所轄庁となる。

また、社会福祉施設の設置管理基準については、社会福祉法65条が改正され、国に代わり各地方公共団体が社会福祉施設の設置管理基準（従業者、設備、運営等の基準）を定めることとなった。

地方公共団体が定める条例については、「従うべき基準」「標準基準」「参酌すべき基準」の3類型に区分される（表7-6）。

社会福祉関係八法改正
1990（平成2）年の法改正。老人福祉法、身体障害者福祉法、精神薄弱者福祉法（現　知的障害者福祉法）、児童福祉法、母子および寡婦福祉法、社会福祉事業法、老人保健法、社会福祉・医療事業団法、の8つの福祉関係法が一括して改正された。

地方分権推進法

地方分権一括法

地方分権改革推進法

地域主権改革一括法
正式名称は「地域の自主性及び自立性を高めるための改革の推進を図るための関係法律の整備に関する法律」。

社会福祉法65条（施設の基準）
都道府県は、社会福祉施設の設備の規模及び構造並びに福祉サービスの提供の方法、利用者等からの苦情への対応その他の社会福祉施設の運営について、条例で基準を定めなければならない。

表7-6　条例で定めるべき基準の類型

厚生労働省令で定める基準に従い定める	社会福祉施設に配置する職員およびその員数
	社会福祉施設に係る居室の床面積
	社会福祉施設の運営に関する事項で厚生労働省令で定めるもの
厚生労働省令で定める基準を標準として定める	社会福祉施設の利用定員
厚生労働省令で定める基準を参酌する	その他の事項

出典）筆者作成.

「従うべき基準」とは、条例の内容を直接的に拘束するもので、必ず適合しなければならない基準である。当該基準に従う範囲内で地域の実情に応じた内容を定める条例は許容されるものの、異なる内容を定めることは許されない（人員配置・居室等の床面積・適切な利用、適切な処遇および

安全の確保・秘密の保持等）とされている。

次に、「標準基準」とは、法令の「標準」を通常よるべき基準としつつ、合理的な理由がある範囲内で、地域の実情に応じた「標準」と異なる内容を定めることが許容される基準（利用定員等）である。そして、「参酌すべき基準」とは、地方自治体が十分参酌した結果として導かれるものであれば、地域の実情に応じて内容を定めることが許容される基準（従うべき基準および標準基準以外の基準）とされている。

B. 地域主権化と地方公共団体の役割

社会福祉行政における地域主権化は、福祉ニーズの多様化・高度化へ即応できる仕組みを必要とする地方自治体からの要求であることも見逃すことはできない。

高齢化の進展や要援護高齢者の増加のみならず、同居率等によって導かれる家族介護力の状況は、介護サービス需要の市町村の差となって顕在化している。そして、現況から将来に至る介護問題に対して、計画的に基盤整備を推進し介護保険制度の安定的運営を図る役割と保険料の決定・徴収と保険給付の管理は、保険者である市町村に委ねられているのである。

たとえば、特別養護老人ホーム入所待機者が大きな問題となる中で、特別養護老人ホームの居室定員をプライバシーに配慮しながら、2人以上4人以下を可能としたり、ユニット型特別養護老人ホームの1ユニットの定員をおおむね10人以下から12人以下とする等の基準を定めている自治体もある。

さらに、施設建設にかかる補助金を必要としない有料老人ホーム等を民間によって建設させ、それを地域密着型サービス（地域密着型特定施設入居者生活介護）として市町村が指定する方法や、サービス付き高齢者向け住宅と定期巡回・随時対応型訪問介護看護サービスの組み合わせや、高齢者生活支援施設としてデイサービスや訪問介護事業所、診療所等のサービスを付加しうるビジネスモデルが模索されている。

その一方で、サービス付き高齢者向け住宅や有料老人ホームが未だ設置されていないばかりか、今後の市町村介護保険事業計画でも見込んでいない市町村も多くあるなど、地域のニーズや基盤整備の状況は極めて多様な様相を示しており、今後にむけた地域包括ケアの構築とそのためのシステム作りについては地域に対応して緻密な制度設計が求められている。

介護問題や保育問題のみならず社会福祉に関連する諸問題は、地域の課題として顕在化するローカル・ニーズである。もともとは「分権化」とい

サービス付き高齢者向け住宅
高齢者の居住の安定確保に関する法律の2011年改正で従来の高齢者専用賃貸住宅等3類型が一本化された高齢者向け住宅。床面積（原則25㎡以上）、便所・洗面設備等の設置、バリアフリー等の構造上の要件に、安否確認・生活相談サービスを提供等のサービスを備えるとともに、前払家賃等の返還ルール及び保全措置が講じられ高齢者の居住の安定が図られた契約であること等の基準を満たし、都道府県に登録された住宅。

地域包括ケア
高齢者の生活を地域で支えるために、まず高齢者のニーズに応じ、①住宅が提供されることを基本とした上で、高齢者の生活上の安全・安心・健康を確保するために、②独居や夫婦二人暮らしの高齢者世帯、或いは認知症の方がいる世帯に対する緊急通報システム、見回り、配食等の介護保険の給付対象でないサービス、③介護保険サービス、④予防サービス、⑤在宅の生活の質を確保する上で必要不可欠な医療保険サービスの5つを一体化して提供していくという考え方。

う言葉が用いられてきたが、昨今では「地域主権」という言葉にかわっているとおり、地域のことはその地域に住む住民が責任を持って決める「自治」が求められているのである。それは、社会福祉施策の整備および推進、サービス提供システムの管理、当該サービスの品質保持に係る監督等の責任とともに、その裏づけとなる財源確保とその理解を含むものである。

　福祉サービスが地域住民生活に直結する準公共財として位置づけられるがゆえ、地域主権化が進む市町村の福祉行政においては、コンセンサスを含む地域住民の主体形成と住民参加は必須のものとなろう。

　その場合、当事者（被保険者）を含む住民参加には、①市町村における福祉条例制定過程における住民参加、②社会福祉サービスに係る計画策定段階における住民参加、③制度運用における住民参加の3つのステージにおいてそれぞれ推進されなければならない。それは、行政計画策定に係る各種委員会への当事者としての住民の参加・参画にとどまらず、条例制定や計画策定時に住民懇談会を開き、広く民意を取り入れる仕組み作りを含むものである。

ジェネリックポイント

地方主権改革で社会福祉施設の運営管理基準を地方公共団体が定めることとなりましたがなぜですか。

これまでの全国一律に定められてきた社会福祉サービスに係る基準については、基準の遵守をもってサービスの質を担保する役割が与えられてきました。その一方で、全国一律の基準を柔軟に捉えたいと望む市町村も多くありました。たとえば、保育所建設用地の確保に苦慮する都市部において顕在化している待機児童問題については、定員を超過して入所させる際の児童一人当たりの面積が大きなネックとなっていることから、基準面積を引き下げたいと望む自治体がある一方で、0歳児1人当たりの面積を3.3㎡ではなく5㎡として優良な保育環境の整備を目指したり、保育所運営費のみならず独自の補助金（看護師雇用、増員保育士等）を用意する自治体もありました。こういったことから、地域のローカルニーズとして顕在化する福祉ニーズに対応する権限と責任を地方に委ねる改革がなされたのです。

理解を深めるための参考文献

- 『社会福祉法人法令ハンドブック指導監査編―指導監査のためのガイドライン・通知・Q&A（第2版）』中央法規出版，2018.
  社会福祉法人の運営・経理担当者や市町村の監査担当者向けの実務解説本。社会福祉法人指導監査実施要綱等の法令・政令を網羅し、指導監査ポイントの「着眼点、指摘基準、確認書類」を示して解説していることから理解しやすい。

- 二木立『地域包括ケアと福祉改革』勁草書房，2017.
  最新の医療・社会保障制度改革の動向を、包括的・複眼的・実証的に論じており、新福祉ビジョンや「我が事・丸ごと」地域共生社会へつながる福祉制度改革の具体的な方向性と考え方が論じられている。

- 辻哲夫監修／田城孝雄・内田要編『まちづくりとしての地域包括ケアシステム―持続可能な地域共生社会をめざして』東京大学出版会，2017.
  地域包括ケアシステム構築や地域共生社会実現に向けた市町村の取組みについて、先駆的に取り組んでいる柏、富山、横浜、高知、山形、五島での事例を通して、多角的な視点から地域共生社会の捉え方とまちづくりとしての可能性が提示されている。

第8章 福祉サービス組織の管理運営の方法と実際

1 介護保険制度施行以降、社会福祉法人に対しても、一般企業などと同様の社会的責任が問われるようになり、事業者としての法令遵守体制の構築が求められている。

2 不正請求等を防止し、介護保険給付の適正化を推進するために、事業者に対する「事後規制」が強化されてきている。不正な事業者は、介護サービス事業からの退出が強く求められる。

3 質の高い介護サービスの提供にあたって、人材の育成が不可欠となっている。OJTをはじめとする職場内外での、専門性を高める教育訓練体制の充実が急務となっている。

4 人材を育成する上で、労働環境の整備が求められている。適正な賃金とともに、働きがいのある適切な評価や柔軟な職場選択が可能なシステムの構築といった取組みが求められている。

1. 福祉サービス提供組織におけるコンプライアンスとガバナンス

A. コンプライアンスとガバナンスの定義

[1] コンプライアンスとは何か

<small>コンプライアンス
compliance</small>

コンプライアンスとは「自らの組織に関わる法令などを点検確認し、この法令などを守り活動を行うために具体的なルールを自分たちで考えて作り、これを周知徹底し、そのルールを常日頃から守っているかどうかを検証しながら活動を展開していくこと」[1]と定義できる。単に法令を守るということだけではなく、積極的に守るための体制づくりとそれを運営することを含めた意味がある。

[2] ガバナンスとは何か

<small>ガバナンス
governance</small>

ガバナンスとは、「内部統制」「内部統治」を意味し、団体や企業体における自律的な内部牽制の仕組みやその他の方法での監視によって、コンプライアンスを確立・維持して事業を遂行することであり、そのための体制をいう[2]。

わが国では、1990年代以降、コンプライアンスが強く求められるようになった。年金制度、株取引、公金の使途、コスト削減のために衛生管理をおろそかにするなど、多くの「法令違反」が発覚したからである。しかも民間企業や団体だけではなく、国や地方自治体でも起きた。

いずれの場合も、コンプライアンスが適正に機能するためのガバナンスが働いていないといえる。企業や団体の活動が社会に大きな影響を与える現代においては、企業や団体は自己の利益追求だけでなく、社会の一員として持続可能な社会の実現に貢献することが求められるのである。そこで企業の社会的責任が注目され、コンプライアンスが重視されるようになった。

<small>企業の社会的責任
CSR: corporate social responsibility</small>

[3] 公益通報者保護法

(1) 目的

前述の事件の多くは、会社や団体内部からの通報（いわゆる内部告発）を契機として明らかになった。このため、こうした法令違反行為を同じ会社や団体で働く労働者が通報した場合、解雇等の不利益な取扱いから保護し、事業者のコンプライアンス（法令遵守）経営を強化することを目的に、

公益通報者保護法が2006（平成18）年4月に施行された。

（2）対象

公益通報者保護法では、通報の主体を「労働者」とし、通報の内容は「労務提供先」に「通報対象事実（通報の対象となる法令違反）」が生じ、又はまさに生じようとしている場合としている。

同法での「労働者」とは労働基準法9条に規定する労働者としている。正社員、非正規労働者、派遣、アルバイトやパートタイマーの他、公務員も含まれる。

通報対象事実の対象となる法律（およびこれに基づく命令）は、すべての法律が対象となるのではなく、「国民の生命、身体、財産その他の利益の保護に関わる法律」として別表に定められている。2017（平成29）年9月現在、462本の法律が対象となっている（内、厚生労働省が管轄する法律は、社会福祉法、介護保険法、労働基準法など132本）。

（3）罰則規定

通報対象となる法律に違反する犯罪行為又は最終的に刑罰につながる行為が対象となり、対象となる法律の罰則規定や各法に基づく基準違反等に基づき、事業者等に刑罰が科されることになる。

福祉サービス領域に関係する法律では、社会福祉法130条の2以降、介護保険法205条以降、特定非営利活動促進法77条以降、社会福祉士及び介護福祉法50条以降、等の罰則規定に基づいて刑罰が科せられる。

B. 社会福祉サービスにおけるコンプライアンスとガバナンス

［1］福祉に求められるコンプライアンス

社会福祉サービスが、社会福祉基礎構造改革の推進がなされる中で、介護保険制度の施行に伴って、措置から契約に基づいたサービス提供が行われることとなった。これにより介護保険事業には株式会社などの多様な法人、事業体が参入した。

もともと社会福祉事業においては、法令遵守に加えて、基本的人権等の利用に関する「倫理遵守」が求められてきた。先述のような介護保険によるサービスが消費者契約の一種であるとする考え方(3)に基づくことで、社会福祉法人も営利事業者と同様の「コンプライアンス」が求められるようになった。

公益通報者保護法ガイドラインの改正
「公益通報者保護法を踏まえた内部通報制度の整備・運用に関する民間事業者向けガイドライン」（以下、公益通報者保護法ガイドライン）が2016（平成28）年12月に改正された。
主な改正点は以下の通り。
①通報者の視点から、通報者の匿名性確保、不利益な取扱い禁止の徹底。自主的な通報者への懲戒処分等の減免措置の明記
②形成者の視点から、経営幹部の果たすべき役割、経営幹部からも独立性を有する通報ルートの整備、制度の継続的な評価と改善を明記
③中小事業者の視点から、事業者の規模、業種等の実情に応じた適切な取組みの促進する旨の明記
④国民・消費者の視点から、法令違反に対する社内調査、是正措置の実効性向上の明記
主に4点を踏まえた「社内規定」等の見直しが求められた。

労務提供先
労働者が労務を提供する事業者のこと。

通報対象事実
対象となる法律等に違反する犯罪行為又は最終的に刑罰につながる行為のこと。

労働基準法9条
この法律で「労働者」とは職業の種類を問わず、事業又は事業所に使用される者で、賃金を支払われる者をいう。

[2] 社会福祉法改正による社会福祉法人のコンプライアンスとガバナンスの強化

2015（平成27）年前後から、介護保険制度等が推進され多様な事業主体が参入する中で、社会福祉法人のいわゆる「内部留保」や事業への非課税等について主に営利企業の観点から、社会福祉法人の在り方への批判が高まってきた。そのような状況に対して、国は社会福祉法人制度改革と位置づけて、改革の主旨として、「公益性・非営利性を確保する観点から制度を見直し、国民に対する説明責任を果たし、地域社会に貢献する法人の在り方を徹底する」として、2017（平成29）年3月に社会福祉法を改正した。

主な改正内容は以下の5点とされ、特に社会福祉法人のガバナンス、コンプライアンスの強化と介護保険等の公的制度外の社会福祉ニーズに対応した公益性の高い事業活動の実施が責務とされた（表8-1）。

> **いわゆる「内部留保」**
> 社会福祉法人の場合、いわゆる内部留保とは、営利企業等と異なり「剰余金」の運用には、福祉事業等に限定されている。しかし、2006（平成18）年「施設整備補助金」制度の廃止により、社会福祉法人は、施設設備の改修や施設整備等の費用を捻出するための自己資金を確保するようになり、これをもって「内部留保」と批判された。

表8-1 社会福祉法改正の主な柱（2017年4月1日施行）

①経営組織のガバナンスの強化
　理事・理事長に対する牽制機能の発揮、財務会計にかかるチェック体制の整備。
②事業運営の透明性の向上
　財務諸表の公表等について法律上明記。
③財務規律の強化
　適正・公正な支出管理の確保、いわゆる内部留保の明確化、社会福祉事業等への計画的な再投資（社会福祉充実残額を明確化）。
④地域における公益的な取組を実施する責務
　他の主体（株式会社等）では困難な福祉ニーズに「地域公益的活動」として社会福祉法人が責務として必ず実施することが求められた。
⑤行政の関与の在り方
　所轄庁による指導監督の機能強化、国・都道府県・市の連携推進。

出典）厚生労働省老健局「社会福祉法等の一部を改正する法律の概要及び審議経過について」第16回社会保障審議会（資料1），2016年4月19日．

C. 介護保険制度とコンプライアンス

[1] 介護保険制度の課題

介護保険制度の導入により、多様な事業者が参入しサービスの提供が行われるようになった。その中で、保険制度による給付の要件としての、人員配置基準をはじめとする諸基準に違反した不適正、不正な請求がみられるようになり、大きな問題となった。

> **コムスン事件**
> 2006（平成18）年12月に当時訪問介護事業大手「コムスン」の全国の事業所による不正請求等が発覚。指定取消に留まらず、コムスン本体の他社への譲渡に及んだ事件。この事件を契機に事後規制等の不正に対する制度強化が実施された。

[2] 介護保険給付の適正化

　厚生労働省は、介護保険給付の適正化を推進している。

　適正化には、給付の削減を目指した制度運用を「適正化」として推進している側面と、基準に違反した不正な請求を防止するための「適正化」がある。不正を知りながら、介護報酬の請求（不正請求）をすることに対して事業所指定の取消処分などの厳しい対応が実施されている。

　事業を開始した後に、不正が発覚し処分することを「事後規制」という。社会福祉法人の設立や事業開始時に求められるような「事前規制」ではなく、不正な行為があった事業者には介護サービスの市場から退場してもらうという形での規制を行っているのが介護保険制度の特徴である。

[3] 事後規制

　介護保険制度が一定の定着をみる中で、不正請求等による取消処分が増加している。また全国展開をする大規模な事業者が出現し、一事業者のサービス供給量が非常に大きくなったことで、利用者や地域への影響は非常に大きなものになってきている。

　このことから厚生労働省は、2006（平成18）年度の介護保険制度改正の中で、①事業者指定の更新制の導入、②「連座制」等の事業者指定等の要件の見直しという「事後規制の強化」が実施された。

D. 介護保険サービスにおけるガバナンス、コンプライアンスの動向

[1] 事後規制の見直しとガバナンスの強化

　2008（平成20）年5月に「介護サービス事業者の不正事案の再発を防止し、介護事業運営の適正化を図る」として、「介護保険法等の一部を改正する法律」が国会で成立し、2009（平成21）年5月に施行された。

　主な改正点は以下の5点である。

①業務管理の体制整備（事業規模に応じた法令遵守体制整備）
②本部への立ち入り検査等（大規模事業者への検査権創設）
③処分逃れ対策（事業所の廃止届等の事後から事前届に変更等）
④指定・更新の欠格事由の見直し（連座制適用の弾力化等）
⑤サービス確保対策の充実（事業廃止時の事業者のサービス確保の義務化）

　特に①業務管理の体制整備（介護保険法第9節115条32～34）については、すべての介護保険サービス事業者を対象として、事業規模に応じた所定の体制を整備し届出を求めることで、事業所のコンプライアンスにつ

指定取消処分等の状況
平成24年度は120件、平成25年度は128件、平成26年度は212件であった。法人種別毎の状況は、平成26年度が212件中、営利法人153件と最も多い。サービス種別毎の状況は、平成26年度が212件中、訪問介護76件、通所介護62件、居宅介護支援18件である[4]。

連座制
取消処分を受けた法人が複数の介護サービス事業を経営する場合、傘下の事業所も「連座」して指定更新を受けることができないとした制度。

介護保険法等の一部を改正する法律

障害者領域での業務管理体制の整備
2012（平成24）年4月から、障害者自立支援法等の改正により、基本的に介護保険法と同様の仕組みによる業務管理体制の整備及び事業者からの報告徴収や事業者本部等への立ち入り権限の付与等の事業者に対する義務付けが強化された（「業務管理体制の整備等の施行について」厚生労働省社会・援護局障害保健福祉部企画部長障企発0330第5号、障障発0330第12号 2012〔平成24〕年3月30日）。

いての責任の所在を明確にし、適正にガバナンスを機能させ、不正防止や給付等の適正化を推進しようという狙いがあるといえる（表8-2、表8-3）。

また国は、業務管理体制の整備状況、運用実態の報告を定期的に求め、事業者の規模や組織形態に応じて有効に機能する仕組みとなっているか確認し、必要に応じて改善に向け事業者が自主的に取り組めるよう助言を行うために一般指導検査を実施するとしている。各自治体では書面検査や実地検査により実施されている。

一般指導検査
通常、定期的に介護保険法等に基づき、利用者本位のサービス提供、適正な保険給付の確保、サービスにかかる指定基準等の遵守、虐待防止法や個人情報保護に関しての適切な措置、適正な会計処理等を主眼に事業者を書面検査又は実地検査により実施する。

監査、または特別指導検査
重大な法令や指定基準等違反、報酬の不正請求、不適切なサービス提供の疑いがある場合に、制度の信頼維持、利用者保護を主眼に実施する。

書面検査
事業者が管轄自治体等に提出した書面により実施すること。

実地検査
管轄自治体等の担当者が事業所に赴き、検査を行うこと。

業務執行状況の監査
業務執行の状況の監査を定期的に実施する体制。各種法人に対応する各法の規定に基づき、監事又は監査役が法及び法に基づく命令の遵守の状況を確保する内容を盛り込んでいる監査規定、規定を作成していない場合は、監査担当者または担当部署による具体的な監査の実施体制と方法の整備。

法令遵守規定
業務が法令に適合することを確保するための規定。規定の内容は、事業者の従業員がたとえば日常の業務運営に当たり、法及び法に基づく命令の遵守を確保するための注意事項や標準的な業務プロセス等を記載したもの等を想定している。

表8-2　業務管理体制整備の内容

整備すべき体制			業務執行状況の監査
		法令遵守規定の整備	法令遵守規定の整備
	法令遵守責任者の選任	法令遵守責任者の選任	法令遵守責任者の選任
事業所数※	20未満	20以上100未満	100以上

※一法人（事業者）が指定を受けている介護保険サービス事業所数

表8-3　各事業者が運営する事業所等の所在地状況による届出先

区分		届出先
1	事業所等が2以上の都道府県に所在する事業者	
	事業所等が3以上の地方厚生局管轄区域に所在する事業者	厚生労働大臣
	上記以外の事業者（※）	地方厚生局長
2	地域密着型（介護予防）サービス事業のみを行う事業者であって、すべての事業所等が同一市町村内に所在する事業者	市町村長
3	1及び2以外の事業者	都道府県知事

※2つの地方厚生局管轄区域に事業所等が所在する事業者及び1つの地方厚生局管轄区域に事業所等が所在する事業者をいう。

出典）「介護保険法及び老人福祉法の一部を改正する法律等の施行について」厚生労働省老健局長老発第0330076　2009（平成21）年3月30日より作成．

[2] 福祉サービスにおけるコンプライアンスの今後

事後規制の見直しは、現実に起きた大手の事業者による事件が、単に事業者を罰して指定取消を行うことだけでは解決せず、かえって利用者の利益が守れないような事態が発生したことによるところが大きい。

国は経営能力の高い事業者が勝ち残っていく、正に市場型の事業展開を

推進している。この考え方に賛否はあるが、いずれにしても先の指定取消を受けた大手事業者の事件をみるまでもなく、福祉サービスにおける経営能力とは収益力や効率性だけではないことは明らかである。

介護保険制度において求められるコンプライアンスは、社会保障構造改革による変革の中で必然的に生じたものである。しかし福祉や介護などのサービスを利用する人たちは、心身の障害、高齢などにより、当たり前の一人前の生活を実現するために支援を必要としている。事業者が株式会社、社会福祉法人、NPOなどのいずれの場合でも、事業者の理念、サービスへの姿勢は、利用者の生活全般に大きく影響することになるだけに、コンプライアンスの要は「倫理遵守」にあるといえよう。

安心して利用できる信頼に足る制度の下に、理念と実践が一致したサービスを提供することが、行政と事業者の双方に強く求められている。

注)
(1) 高野範城・荒中・小湊純一『高齢者・障害者の権利擁護とコンプライアンス』高齢者・障害者の権利擁護実務シリーズ2, あけび書房, 2005, p.10.
(2) 本田親彦他「福祉事業者のコンプライアンス管理の実際と留意点」『月刊福祉』2007年12月号, 全国社会福祉協議会, 2007, p.22.
(3) 梶村慎吾編『社会福祉におけるコンプライアンス』太陽出版, 2007, p.16.
(4) 厚生労働省老健局「介護サービス事業所に対する監査結果の状況及び介護サービス事業者の業務管理体制の整備に監査する届出・確認検査の状況」2015.

社会福祉法人としての改革と自立した組織運営　　事例

介護保険制度以前の社会福祉法人

1990年代に入ると、ゴールドプラン、新ゴールドプラン、ノーマライゼーションプランなどと、各自治体による整備目標が設定され、在宅福祉サービスや福祉施設の数を確保するために、新しい社会福祉法人が増え、特別養護老人ホームやデイサービスセンターなどが地域に現れてきた。バブル景気崩壊後、一般企業は人員過剰による採用削減を進め、1987（昭和62）年の「社会福祉士及び介護福祉士法」制定による国家資格制度の導入で、福祉養成校や大学の福祉系コースが増え、福祉分野もようやく人材が整うようになっていった。

私が現在勤務する法人は1992（平成4）年に自治体が主導する形で発足し、通所型の障害者総合施設に続いて特別養護老人ホーム、デイサービス

センター、グループホームなどを開設していった。法人本部は自治体のOBや現役職員によって構成され、組織や規定などは自治体の例規をそのまま当てはめた。自治体が計画した保健福祉サービス基盤整備の目標を達成するために、事業実践が優先され、社会福祉法人として独立はしていたが、経営面やリスク管理体制、コンプライアンスの仕組みづくりなどは自治体に依存し、実質的な責任の所在が曖昧な体質をもっていた。措置時代は行政に守られてきていたから通用していたといえる。しかしその後、介護保険制度の導入、措置から契約への移行といった社会福祉基礎構造改革や、2003（平成15）年9月の地方自治法一部改正による「公の施設」について指定管理者制度の導入などと、社会福祉法人をとりまく制度環境や社会情勢が大きく変わったが、それでも法人の理念、方針などは見直されず、組織は旧態依然としていた。

「施設運営」から「法人経営」、「地域の拠点施設」の時代へ

2005（平成17）年には介護保険法が大幅に見直され、「サービスの質の確保・向上」を大きな柱とし、事業所情報の開示、事業所の指定更新制導入と欠格要件の厳格化に伴う指導・監督権限の強化、介護支援専門員の資格更新制などが導入された。翌年には、コムスン事件に代表される虚偽の指定申請（虚偽の報告）及び人員基準違反に対して「不正及び著しく不当」として、事業所の指定取消が行われていった。

2006（平成18）年8月には、厚労省の私的研究機関が「社会福祉法人経営の現状と課題」を報告し、社会福祉法人に対して効率的で健全な法人経営を可能とするシステム（ガバナンス）と経営能力の向上が求められた。特に、理事会の組織的で迅速性のある運営強化、法人本部の機能強化、中間管理職層の育成、監事監査の強化、外部監査の活用、情報開示などの必要性が示され、「施設運営」から「法人経営」への転換と、経営者の明確な意思表明、組織風土づくりが必要とされた。

2011（平成23）年の介護保険法の改正では、国の「地域包括ケアシステム」の考え方が色濃く示され、「介護」は「社会による介護」から「地域による介護」へと、住民の身近な地域（生活圏域）での高齢者を支援する仕組みづくりの再構築が求められるようになった。2015（平成27）年の法改正では、2012（平成24）年の社会保障制度改革推進法の成立を受けて介護サービスの効率化・重点化、保険料負担の増大の抑制を図るとされ、地域支援事業の充実、予防給付見直し、特養機能重点化、給付抑制・利用者負担増となっていった。

高齢者福祉施設や社会福祉法人は、それぞれの地域（生活圏域）ごとにその特徴を踏まえ、地元自治体と「地域包括ケアシステム」構築のための

新たな協働が期待されている。また、地域社会では既存のフォーマルサービスやネットワークでは支援できない人たちも顕在化し、生活困窮者自立支援制度・子ども子育て支援制度などによる新たな支援にも社会福祉法人が求められてきている。

社会福祉法人は本来、公益性の高い社会福祉事業を行う法人として位置づけられ、公共の利益（自由で、健康で、安全で、文化的で、便利な暮らしを維持向上すること）を不特定多数の人に提供する存在である。当法人は、2007（平成19）年に、法人発足以来、初めて基本理念と基本方針を社会福祉法人の公益性という視点で見直し、その後の役員改正では、理事長に法人生え抜きの施設長が初めて就任した。法人の中期基本計画では、質の高いサービスを提供、高い専門性をもった人材の育成、地域の多様なニーズへ対応するために他事業者、他職種との連携、地域の住民である担い手同士、参加者同士で地域のさまざまな関係性づくりを支援、地域における支援力（インフォーマルサポート）との連動などと、地域（生活圏域）を意識した高齢者支援の仕組みづくりと地域共生社会の推進役になることを掲げている。

さらに2016（平成28）年の3月に成立した社会福祉法等の一部改正では、社会福祉法人の経営実態の公開、経営組織のガバナンスと財務規律の確立が示され、当法人も経営組織の強化、組織・事業の透明性を向上した上で、地域における公益的な取組み、質の高い人材育成にも取り組んでいる。

2. 人材の育成と確保

A. 人材の確保

[1] 社会福祉・介護分野の従事者の実態

介護福祉士、社会福祉士、精神保健福祉士の社会福祉振興・試験センター登録者数は、2017（平成29）年度において、介護福祉士1,558,897人、社会福祉士221,251人、精神保健福祉士80,891人となっている。

2015（平成27）年度に実施された社会福祉士・介護福祉士就労状況調査[1]によると、社会福祉士の80.3％、介護福祉士の78.7％が、福祉・介護分野に就労しているとしている。就労している事業分野別では、社会福祉

士の43.7％が高齢者福祉関係、障害者福祉関係が17.3％、医療関係が14.7％、児童・母子福祉関係、地域福祉関係等のその他が24％となっている。介護福祉士では、高齢者福祉関係が84.0％、障害者福祉関係7.7％、医療関係1.5％となっていて、社会福祉士の就労先については、高齢者福祉関係が多いものの、障害領域や医療領域等にも専門職として就労し、分野が広がっている。対して介護福祉士の場合は、8割が高齢者福祉関係に集中している。

雇用形態状況では、社会福祉士では82.8％、介護福祉士では63.9％が正規職員としている。非正規職員については社会福祉士16.7％、介護福祉士35.1％と、介護福祉士の場合、いわゆるパートタイムなどの非正規職員の割合が高い傾向にある。

賃金の状況[2]について、全産業平均と介護職員の平均額を比較すると、賞与込み給与では、全産業平均36.6万円に対して、27.4万円と9万円あまり低い。勤続年数について全産業平均10.7年に対して介護職員平均は6.4年と短い傾向にある。

[2] 人材確保をめぐる情勢

全産業において、人材確保が難しくなっているといわれている。背景には少子高齢社会の到来による若年層の減少が大きいといわれている。

有効求人倍率[3]では、全産業全体で1.37倍に対して介護関係職種では3.72倍と飛び抜けて高い状況が続いている。特に東京都は6.36倍となっている。実に6ヵ所の事業所が1人の求職者を取り合っている状況である。

人材不足について、従来離職率が高いことが主たる理由とされていた。全産業平均の離職率が15％前後で推移しているのに比べて、介護職員は高い水準である[4]。しかし介護職員の離職率は2007（平成19）年の21.6％から2017（平成29）年では16.2％と低下傾向にある。

介護サービス事業所における介護職員確保について、「離職率が高い」は18.4％に対して「採用が困難である」が88.5％に達している。施設等での介護職員の不足状況は、2009（平成21）年度は9.7％であったのに対して、2017（平成29）年度は35.5％と3倍に増加していて、そもそも介護を担う人材の不足状況が強まり、確保が困難になっている状況である[5]。

[3] 人材確保の政策的取組み

社会福祉従事者不足の問題は、急に始まったものではなく長年にわたる課題といえる。

バブル景気の影響を受けていた1991（平成3）年には厚生省（当時）に

全産業平均の離職率
全産業離職率については、2007（平成19）年から2015（平成27）年まで9年間の平均をとると15.13％。おおむね15％前後で推移している。

「保健医療・福祉マンパワー対策本部」が設置された。その中間報告は「福祉マンパワー」の「確保方策を積極的に講ずることが喫緊の課題」とした。また、同年に厚生省の補助事業として全国15ヵ所に「福祉人材センター」の設置が開始され、翌1992（平成4）年に「福祉人材確保法（社会福祉事業法及び社会福祉施設職員退職手当共済法の一部改正）」により、福祉人材センターが社会福祉事業法（現、社会福祉法）に規定された。

その後1993（平成5）年の「社会福祉事業に従事する者の確保を図るための措置に関する基本的な指針」（以下、指針）は、従事者の確保が重点課題として策定され、全都道府県に福祉人材センターの設置がされ、新たに「中央福祉人材センター」が設置された（表8-4）。

2000（平成12）年に介護保険法が施行されると、介護保険に基づくサービスや事業への関心が高まりをみせるが、従事者不足の状況が抜本的に改善することはなく、2007（平成19）年に指針が改定され（以下、新指針）、その前文で「質の高い人材を安定的に確保していくことが、今や国民生活に関わる喫緊の課題」と位置づけた。

2008（平成20）年5月に「介護従事者等の人材確保のための介護従事者等の処遇改善に関する法律」が国会において全会一致で可決した。総務省においても2008（平成20）年9月に厚生労働省に対して「介護従事者等の離職原因・未就業の原因の実態把握」や「どのような対策が講じられれば就業するのかなどについての意識調査」の調査が行われ、それらの結果を踏まえて「介護サービス従事者が定着し得るような介護報酬を含む対策について検討する」ことを求める勧告を行った。

> **社会福祉事業に従事する者の確保を図るための措置に関する基本的な指針**
> 「今後の福祉サービスに対する需要の急激な増大及び高度化に対応し、社会福祉事業に従事する者の確保のための各般の施策を中長期的視点に立って総合的に講じる」こととしている。

> **介護従事者等の人材確保のための介護従事者等の処遇改善に関する法律**
> 介護従事者等の賃金をはじめとする処遇の改善に資するための施策の在り方について検討を加え、その結果に基づいて「必要な措置を講ずる」ことと規定している。

表8-4　中央及び都道府県福祉人材センターの法定業務

中央福祉人材センター （社会福祉法100条「業務」）	都道府県福祉人材センター （社会福祉法94条「業務」）
①都道府県福祉人材センターの業務に関する啓発活動 ②二以上の都道府県域における従事者確保に関する調査研究 ③都道府県センターの業務に従事するものに対する研修 ④社会福祉事業従事者に対する研修 ⑤都道府県センター業務に関する連絡調整、指導その他の援助 ⑥都道府県センター業務に関する情報・資料の収集及び提供 ⑦前各号の他、都道府県センターの健全な発展従事者確保を図るために必要な業務	①社会福祉事業に関する啓発活動 ②社会事業従事者の確保に関する調査研究 ③社会福祉事業経営者に対する「基本指針」に即した措置の実施に関する技術的事項についての相談援助 ④社会福祉事業従事者及び従事しようとする者に対する研修 ⑤社会福祉従事者の確保に関する連絡 ⑥社会福祉に従事しようとする者に対する就業援助 ⑦前各号の他、釈迦事業従事者確保に必要な業務

出典）厚生労働省「福祉人材センターについて」第2回福祉人材確保対策検討会ヒアリング資料1, 2014年6月, p.3.

厚生労働省においても、「団塊世代が75歳以上となる2025年を見据えて」、「持続可能な介護保険制度」のあり方を検討し、2008（平成20）年

11月に「ワークライフバランスへの配慮」「キャリアアップの仕組みの構築」などを提言する報告書を発表した。

このような勧告や報告書を受ける形で、2008（平成20）年度、2009（平成21）年度予算に事業者の雇用管理改善（「介護未経験者確保等助成金」「介護労働者設備等整備モデル奨励金」創設）、従事者の能力開発や福祉・介護人材の参入促進などを目的にした予算措置が講じられた。

> 介護未経験者確保等助成金
>
> 介護労働者設備等整備モデル奨励金

2009（平成21）年度から、国の緊急経済対策の一環として、介護職員に限定した給与改善を図る「介護・福祉職員処遇改善交付金」が3年間の期間限定で交付された。

> 介護・福祉職員処遇改善交付金

3年間の期間終了後、2012（平成24）年度からは交付金から「介護職員処遇改善加算」と名称が変わり、介護報酬の中で、一定要件を満たした場合に「加算」として給付されることとなり、加算要件や加算額の見直しが行われながら、2018（平成30）年度の第7期改定においても継続されている。

> 介護職員処遇改善加算

[4] 人材確保の課題

2018（平成30）年度からの第7期介護保険事業計画の介護サービス見込み量[6]等から介護人材の需要は、2020年度末に約216万人、2025年度末には約245万人が必要となるとしている。2016（平成28）年度の約190万人を基準に、2020年度末までに26万人、2025年度末までに55万人、毎年約6万人の介護人材の確保が必要とされると推計している。

介護分野だけでなく、障害や保育分野においても、同様の人材確保は深刻な課題となっている。保育分野では2005（平成17）年度に「子ども・子育て応援プラン」を公表し、2009（平成21）年までに受入児童数を215万人まで引き上げ、「新待機児童ゼロ作戦」を策定・推進した。

> 新待機児童ゼロ作戦
> 2008（平成20）年2月に「子ども・子育て応援プラン」を前倒しして見直し、2009（平成21）年度から3ヵ年で緊急にサービス整備を行うプランを策定した。

また2012（平成24）年8月に成立した「子ども・子育て支援法」「認定こども園法の一部改正」「子ども・子育て支援法及び認定こども園法の一部改正法の施行に伴う関係法律の整備等に関する法律」のいわゆる「子ども・子育て関連3法」に基づく制度を『子ども・子育て支援新制度』（新制度）として推進した。

国は2013（平成25）年度から「待機児童解消加速化プラン」の確実な実施に向けて、2015（平成27）年1月に「保育士確保プラン」を策定し、新制度における市町村計画のサービス量の見込みを踏まえ、国全体で新たに確保が必要となる保育士の数を、プラン最終年の2017（平成29）年度末までに6.9万人と推計した。

> 待機児童解消加速化プラン
> 待機児童の解消に向けて、2013（平成25）年度から2017（平成29）年度末までの5年間で約50万人分の保育の受け皿確保を目標に、自治体が行う保育所の整備などの取組みを支援した。その結果、企業主導型保育事業による保育の受け皿拡大とあわせて、約53.5万人の保育の受け皿を確保し、政府目標を達成したとしている。

しかし前提となる保育士の確保が困難な状況は深刻で、2012（平成

24）年に有効求人倍率の全国平均 1.36 倍から 2017（平成 29）年には 2.76 倍に増加している。

［5］外国人介護労働者

（1）EPA

外国人介護労働者の受入れについては、経済連携協定に基づいて、日本の各種技術や技能の移転を目的に、日本と相手国の 2 国間の経済上の連携を強化する観点から公的な枠組みで特例的に行うもので、労働力不足への対応が目的ではないとされている。

2008（平成 20）年度にインドネシアから 104 名を受け入れたのを皮切りに、その後フィリピンやベトナムから外国人介護福祉士候補者を受け入れている。

2016（平成 28）年 10 月現在までに、2,777 名が入国し 438 名が介護福祉士資格を取得している。

> 経済連携協定
> EPA: Economic Partnership Agreement

（2）在留資格「介護」

「出入国管理及び難民認定法の一部を改正する法律」により、在留資格に「介護」が加えられた。2016（平成 28）年 11 月に公布され、2017（平成 29）年 9 月 1 日に施行された（入国管理法別表第 1 の 2 に「介護」が追加される）。

外国人留学生として入学し、介護福祉士養成施設（介護専門学校等）に 2 年以上就学して、介護福祉士資格を取得して登録した場合、引き続き介護福祉士として就労が認められる。

> 在留資格「介護」

（3）技能実習生

工場や農水産領域での外国人技能実習生の受入れに関しては、一部の実習生が失踪し行方不明となったり、過酷で劣悪な労働条件や不当な環境等に内外からの批判があったことも要因となり、外国人の技能実習の適正な実施及び技能実習生の保護を図るため、技能実習に関し、基本理念を定め、国等の責務を明らかにするとともに、技能実習計画の認定及び監理団体の許可の制度を設け、これらに関する事務を行う認可法人として「外国人技能実習機構」を設ける等の所要の措置を講ずることを目的に、2017（平成 29）年 11 月 1 日「外国人の技能実習の適正な実施及び技能実習生の保護に関する法律」が施行された。また、技能実習の職種に「介護」が新たに追加された。

本制度としては、初めての対人支援業務ということから、日本語能力、現地の送出機関や日本での監理団体などの要件が厳格化されていることから、施行から 1 年が経過した 2018（平成 30）年 10 月において数名の技能

> 技能実習生
>
> 外国人技能実習機構
>
> 外国人の技能実習の適正な実施及び技能実習生の保護に関する法律
>
> 在留資格「特定技能」の創設
> 「新たな外国人材受入れ（在留資格「特定技能」の創設等）」として、2018（平成 30）年 12 月 8 日、第 197 回国会において「出入国管理及び難民認定法及び法務省設置法の一部を改正する法律」が成立し、同月 14 日に公布された（平成 30 年法律第 102 号）。政省令等の整備の上 2019 年度からの施行予定となっている。

実習生が入国した実績に留まっている。

(4) 外国人介護労働者の今後の動向

EPA や技能実習生制度は、外国人労働者の受入れは、原則としては技能を習得して祖国に戻り、その技能を祖国の発展に活かすことが目的とされている。このため期間が限定され、帰国することになっていた。

しかしわが国の受入側にとっては、介護人材の確保が非常に困難な状況の中で、「介護の担い手」としての期待が強い。東京都内の特別養護老人ホームへの外国人技能実習生に関するアンケート調査[7]では、制度に対する期待として、有効回答数 402 施設中、307 施設（76.4％）が「介護人材の確保」と回答している。制度の趣旨と実態が大きく乖離している。

国は、国家資格等を取得し、一定の専門性・技能を有する外国人材について、在留期間の上限の撤廃や従来認められていなかった家族の帯同を受け入れる等の新たな在留資格の創設などを検討するとしている[8]。

今後、外国人介護職員を受け入れていく環境が整備されていくことが予想される。

外国人を受け入れ、介護福祉士資格を取得させる場合、受入れや支援を行う法人や事業所は住居費や授業料の負担はもとより、日本語によるコミュニケーション向上の支援や資格試験合格に向けた支援など相当の負担が求められている。また技能実習制度の負の側面が払拭されていないことも踏まえて、制度の適正な運用が求められている。

B. 人材育成

[1] 人材育成の意義

介護保険サービス事業所等の運営規程の多くは「介護サービスの提供に当たっては、介護技術の進歩に対応し、適切な介護技術をもってサービスの提供を行う」こと、「事業者は、職員の資質の向上のために、その研修の機会を確保しなければならない」ことを規定している。この意味でも、職員が積極的に研修を受講する、あるいは自己研鑽を積むことは、職員としての権利であり必須である。職員の利用者に対する人権感覚を日々練磨し、必要な知識・スキルなどの資質を向上させることは、利用者の人権擁護に直結するもので、福祉・介護領域での人材育成の肝といえる。

[2] 従事者研修の方法と現状

福祉・介護領域の職員の研修方法としての OJT は、エルダー制度などとも呼ばれ、新任職員育成システムとして[9]、また OFF-JT は一定の職員

運用規程
「指定介護老人福祉施設の人員、設備及び運営に関する基準」46 条（運営規程）に基づき施設、事業所において規定を定めることが義務づけられている。

OJT
on the job training
日常業務の中で新任職員に対して先輩職員が 1 対 1 で指導を行う方法。

エルダー制度
OJT はエルダーすなわちお姉さん制度などとも呼ばれる。この他にプリセプター制度、チューター制度、ブラザー制度、シスター制度、スポンサー制度などとも呼ばれる。

OFF-JT
Off the job training
通常の仕事を一時的に離れて行う教育訓練。新任職員に対する研修、管理職研修などで行われる。

集団に対する研修方法として大きな効果があることが注目されている。

　一方、対人援助の業務を日常的に遂行しながらも、客観的に業務の評価や助言を受け、一層のスキルアップを図る、さらには、対人援助の業務の中で過度のストレスからバーンアウトすることを予防するためにスーパービジョンも有効である。

　高齢者福祉の分野を例に、制度の中でスーパーバイザーとしての立場も位置づけられていると考えられる職種をみると、介護支援専門員に対する地域包括支援センターの主任介護支援専門員、訪問介護事業所の訪問介護員に対するサービス提供責任者などを挙げることができる。しかし、たとえば地域包括支援センターにおいては、介護予防ケアプラン作成をはじめとする権利擁護業務、地域ケア会議の開催など多様な業務に忙殺され、その機能が十分に果たせないこと、訪問介護事業所においても、サービス提供責任者の業務が多岐にわたっており、「事業所全体の質の向上につながる取組みに十分手をかけることができない状況」であることが指摘されている[10]。

　人材育成の観点からの研修に加えて、適正な運営を確保する上で、運営基準上必須となっている研修の実施が義務化されている。

　特別養護老人ホームの場合、厚生労働省令「特別養護老人ホームの設備及び運営に関する基準」により定められている。

　同基準24条3項では、職員の資質向上を図るため、外部研修や施設内研修に計画的な参加を確保することが求められている。また、以下については研修実施を義務として行うことが求められている。

①感染症及び食中毒の予防及びまん延の防止のための研修（基準26条）
②事故発生の防止のための職員に対する研修（基準31条1項3号）
　権利擁護（虐待防止）に関する研修などを挙げることができる。
③身体的拘束等の適正化のための職員に対する研修（基準11条6項3号）

　いずれも当該施設の指針に基づき研修プログラムを作成し、定期的な研修（年2回以上）を開催する。新規採用時に必ず該当する研修を実施することが重要としている。

［3］従事者研修の現状と課題

（1）これまでの経過

　「社会福祉事業に従事する者の確保を図るための措置に関する基本的な指針（新指針）」（2007〔平成19〕年厚生労働省告示第289号）では、将来にわたって安定的に人材確保するためには、多様な就労形態の従事者がいることを念頭に置き、重層的な対策を講じる必要があるとの基本的な考

バーンアウト（燃え尽き症候群）

キャリアアップ

キャリアパス

介護福祉士養成施設（専門学校等）卒業者への措置
2017（平成29）年4月から2022年3月までの介護福祉士養成施設（専門学校等）卒業者については、卒業後5年の間は、試験を受験しなくても、または、合格しなくても介護福祉士になることとした（この間に国家試験に合格するか、卒業後5年間続けて介護等の業務に従事することで、5年経過後も介護福祉士の登録を継続できる）。

福祉・介護人材確保の対策
国は、第7期介護保険事業計画（2018〔平成30〕年〜2021年）の中で総合的な人材確保対策に取り組むとして、その目指す姿を、これまでの「まんじゅう型」から「富士山型」を目指すとしている。

ニッポン一億総活躍プラン
わが国の経済成長の隘路（あいろ）の根本にある少子高齢化の問題に真正面から取り組むとして、2016（平成28）年6月2日に、「ニッポン一億総活躍プラン」を閣議決定した。プランの中で「介護離職ゼロ」に向けた取組みの方向として「介護人材確保のための総合的な対策」「健康寿命の延伸と介護負担の軽減」などを掲げている。

介護キャリア段位
2012（平成24）年度に内閣府が創設した職業能力のレベル認定制度。事業所内職員で講習を受け認定された「アセッサー」が評価し「段位」を認定する。

え方を示し、その方策として、①キャリアと能力に見合う給与体系の構築等を図る。②管理者等が労働環境の改善やキャリアアップの仕組みの構築等の取組みの重要性を十分に認識する。③質の高いサービスを提供するための組織体制を確立する。④キャリアパスに対応した生涯を通じた研修体系の構築を図ることを示した。

「新指針」は、経営者、関係団体等、国、地方公共団体に対し、「社会福祉主事から社会福祉士へのキャリアアップの仕組みなど、福祉・介護サービス分野における従事者のキャリアパスを構築する」とともに、社会福祉士、介護福祉士、保育士などの「資格制度の充実」を求めているが、有資格者からは、資格に伴った給与水準引上げへの要望が強い[11]。

国としては、「資格取得が容易なヘルパー2級で就業可能となっている現状を改め、国家資格である介護福祉士を標準任用資格とする」方針を打ち出しており[12]、2006年度から訪問介護員養成研修に「介護職員基礎研修」を追加、名称も「介護員養成研修」に改められたが、さらに2013（平成25）年度から在宅・施設を問わず、介護業務に従事しようとする者を対象とする「介護職員初任者研修」と「実務者研修」に改編された。

2015（平成27）年度から現任介護職員が介護福祉士国家試験を受験するには、「実務経験3年」に加え、「実務者研修」の受講が義務づけられた。また、この間、国家試験受験義務化に向け、日程延期が続いていたが、2017（平成29）年度の国家試験から実施された。

(2) 深刻化する人材確保と育成

深刻化する福祉・介護人材確保の対策として2018（平成30）年度予算では、「地域医療介護総合確保基金を活用した介護従事者の確保」を掲げ、「地域の実情に応じた介護従事者の確保対策を支援するため、都道府県計画を踏まえて実施される「参入促進」・「資質の向上」・「労働環境・処遇の改善」に資する事業を支援するとしている。

「資質の向上」について、①介護人材キャリアアップ研修支援、②各種研修に係る代替要員の確保、③潜在介護福祉士の再就業促進、④認知症ケアに携わる人材育成のための研修、⑤地域包括ケアシステム構築に資する人材育成・生活支援コーディネーターの要請のための研修、⑤認知症高齢者等の権利擁護のための人材育成、を挙げている。

特に①介護人材キャリアアップ研修支援については、「中堅職員（経験年数3〜5年）に対する研修」「喀痰吸引等研修」「介護キャリア段位におけるアセッサー講習受講」「介護支援専門員に対する研修」などの事業を支援するとしている。

また、③潜在介護福祉士の再就業促進については、2016（平成28）年

度の介護福祉士登録者数1,494,460人に対して介護サービスに従事者数は828,720人として、介護福祉士の従事率は55.5％である。実に約665,740人がいわゆる潜在介護福祉士となっている[13]。

国は介護サービスを提供するための人材の確保として、2025年には約37.7万人が追加的に必要とされるとしている[14]中で、潜在介護福祉士の再就業を促進することは喫緊の対策といえる。

注）
(1) 公益財団法人社会福祉振興・試験センター「平成27年度社会福祉士・介護福祉士・精神保健福祉士就労状況調査」2016.
(2) 厚生労働省「平成29年賃金構造基本統計調査　結果の概況」2018.
(3) 厚生労働省「職業安定業務統計」2018年6月.
(4) 厚生労働省「平成29年雇用動向調査　結果の概要」2018.
(5) 公益財団法人介護労働安定センター「平成29年度介護労働実態調査」2018.
(6) 厚生労働省「第7期介護保険事業計画に基づく介護人材の必要数について」（社会・援護局福祉基盤課福祉人材確保対策室　報道発表資料）2018年5月.
(7) 東京都老人福祉施設協議会「外国人介護士・支援員の雇用状況及び外国人技能実習生受入に関する実態調査」2017.
(8) 内閣府「経済財政運営と改革の基本方針2018について」2018年6月.
(9) 福祉経営ネットワーク『福祉職場の人材確保と採用―福祉サービスの質の維持向上を目指して』福祉経営ブックレット2，筒井書房，2008，pp.62–63.
(10) 東京都社会福祉協議会「東京都内訪問介護事業所におけるサービス提供責任者実態調査報告」2004.
(11) 財団法人社会福祉振興・試験センター「介護福祉士等現況把握調査」2008.
(12) 「介護サービス従事者の研修体系のあり方に関する研究会中間報告」2005年9月.
(13) 厚生労働省　社会援護局　福祉基盤課　福祉人材確保対策室「福祉・介護人材の確保に向けた取組について」2018年9月，p.49.
(14) 厚生労働省「介護人材確保の総合的・計画的な推進」2015.

東京における福祉人材確保・育成支援に関する取組み　事例

「慢性化」する人材不足

福祉・介護分野の人材不足が深刻化している。介護職の有効求人倍率が初めて2倍を超えた2007（平成19）年には、NHKスペシャル「介護の人材が逃げていく」で東京をはじめ全国的な人材不足の現状が報じられて大きな反響を呼んだ。その後求人倍率は一時的に減少するものの、2011（平成23）年以降再び上昇し、2017（平成29）年には3.50倍に達する。番組放映から10年間で約1.5ポイント悪化したことになる。最近の状況をみても、介護労働安定センターの調査[1]によれば、介護事業所における従業員の不足感が4年連続で増加しているとの結果もあり、福祉・介護分

野の深刻な人材不足は慢性化しつつあるといわざるを得ない。

人材不足の要因は、地域別、事業所種別、職種別でさまざまな指摘があるものの、おおむね次にまとめられる。すなわち、①人口減少社会を迎え、生産年齢人口が減少していること、②福祉・介護ニーズの多様化に伴うサービス需要が増加していること、③他業種と比較して賃金が低いとされること、④仕事に対するマイナスのイメージが根強いこと、の4点である。

人材対策の推移

福祉・介護の分野で、人材対策が公的施策の中で本格的に位置づけられるのは90年代以降である。それ以前では、職員の待遇改善に向けた予算対策運動の他、たとえば専門職の育成は、現場の創意工夫や研究者との協働によって支えられてきた。また職業的人材にとどまらず、市民・住民への福祉の理解と参加を広げる取組みも行われた。

高齢者福祉の分野では、社会の高齢化に伴うサービス需要の増加を背景として、1989（平成元）年にはじまる「ゴールドプラン」[2]の中で、ホームヘルパーや介護を支える要員の確保が国の政策目標に掲げられた。90年代に入ると、バブル景気による好況で人材確保がむずかしくなったことから、特に職業的人材の確保に向けた公的施策[3]が拡大した。2000（平成12）年の介護保険施行を経て、2003（平成15）年には高齢者介護研究会が「2015年の高齢者介護」[4]をあらわし、「サービスの質による競争」の下、人材の資質確保や向上の取組みを現場に求めた。その後に人材不足が社会問題化すると、2007（平成19）年には「新人材確保指針」が示され、①非常勤職員の増加、②離職率の高さ、③潜在的介護福祉士の存在などの課題が指摘されるとともに、必要な方策として、給与をはじめとした労働環境の整備や、地域間の給与格差等を勘案した介護報酬等の設定などが挙げられた。

事業者相互の連携による取組み―東京の場合

福祉・介護分野の人材不足は全国的な課題だが、都市部ではサービス需要が多いことに加えて、介護報酬には都市部の人件費や物価といった経済動向が勘案されていないことから、とりわけ厳しい状況にある。特に東京は、65歳以上人口の伸びが顕著な上、高齢単身者や高齢世帯も増えている[5]ことから、介護職員の確保に加えて、多様な福祉・介護ニーズに応じられる資質を有した専門職の育成も求められている。

こうした中、東京都内の高齢者福祉施設では、福祉・介護サービスの質の向上を共通の目標としながら、法人や事業所を越えた連携を通した人材対策に取り組んでいる。

東京都高齢者福祉施設協議会[6]（高齢協）では2017（平成29）年に「ア

クティブ福祉グランドデザイン2017」を策定、これからの高齢者福祉施設が果たすべき役割を「都民への約束」として位置づけ、その実現に向けた事業を取り組んでいる。このうち福祉・介護人材について、①高齢者福祉を担う人材の確保と、②地域に貢献する福祉人材の育成の2点を目標に掲げている。それら取組みの特徴として、地域（区市町村）内の法人・事業所合同による活動に力点が置かれつつある点にある。

以下にその取組みを述べる（2018年9月時点の内容）。

①区市町村での合同就職説明会の開催

都内区市町村の施設長会を主体とした合同就職説明会を実施。法人・事業所ごとに相談ブースを設けて希望者の相談に応じる。自治体の高齢者福祉所管や東京都福祉人材センターの協力を得て行う場合もある。

②東京新聞への企画広告の定期掲載

高齢者福祉・介護の仕事の意義や事業所の役割について、会員施設の職員がわかりやすく説明する企画広告を定期的に掲載。

③介護福祉士養成施設協会東京支部との情報交換

支部加入の都内専門学校と会員施設での定期的な情報交換会を開催。外国人介護士の養成などのテーマを取り上げる。

④若手介護職のユニット「東京ケアリーダーズ」の結成

30歳以下の若手介護職が、自分たちの言葉で「介護の仕事の魅力」を伝えることを目的に結成。地域のイベントや就職説明会等に出演。

⑤「アクティブ福祉 in 東京（高齢者福祉実践・研究大会）」の開催

都内の高齢者福祉施設や居宅事業者等の職員が一堂に集まり、日頃の介護現場での取組みや実践、研究の成果を発表する大会を毎年開催。近年では、区市町村でも同様の企画が広がりつつある。

⑥施設・事業所でのキャリアパス構築に向けた支援

高齢協で作成したテキストを活用した研修会を開催して、施設・事業所におけるキャリアパス構築を支援。

⑦職員研修委員会主催研修の開催

高齢協の職員研修委員会による主催研修として、介護職員や生活相談員などの職種別研修、新任職員や中間管理職向けの階層別研修、認知症ケアやチームマネジメントに関するテーマ別の研修を随時開催。

⑧「つながれ　ひろがれ　地域の輪 in TOKYO」の開催

施設・事業所が相互に協力しながら、市民・住民が福祉・介護への理解を深める目的のキャンペーンを開催。各地でのイベントや交流会を開催する他、地域に貢献する職員の育成に向けた研修や情報交換会も行っている。

⑨人材充足状況調査の実施

介護職員の充足状況について、定期的に調査を実施するとともに、その結果を踏まえ国や地方自治体に対して必要な施策の要望を行っている。

⑩都市部の実情を勘案した介護報酬の要望活動

介護報酬に都市部の人件費や物価、地代が勘案されるよう国に対して要望を実施している。

地域を基盤とした取組みに期待

地域を主体とした民間の動きに呼応するように、従来の国を中心に展開してきた人材対策は近年、都道府県そして区市町村の施策としても重要視されている。

人材対策に即効薬はないが、何よりも市民・住民の福祉・介護に対する理解と共感が欠かせない。福祉の原点ともいえる、地域を基盤とした取組みが人材対策の上でも期待される。

注）
(1) 公益財団法人介護労働安定センター『平成29年度 介護労働実態調査結果について』2018. http://www.kaigo-center.or.jp/report/h29_chousa_01.html （2018年9月24日取得）．
(2) 厚生省（当時）による「高齢者保健福祉推進10か年戦略」の通称．後に「新ゴールドプラン」(1994年)，「ゴールドプラン21」(1999年) が策定．新ゴールドプラン以降は，大蔵・厚生・自治3大臣により合意．
(3) たとえば1991（平成3）年の福祉人材センター設置補助事業や1992（平成4）年の福祉人材確保法制定（社会福祉事業法及び社会福祉施設職員退職手当共済法の一部改正）など．
(4) ゴールドプラン終了後の施策のあり方を検討する目的により，厚生労働省老健局長の私的研究会として設置．
(5) 東京都政策企画局計画部計画課『都民ファーストでつくる「新しい東京」―2020年に向けた実行プラン』2016, pp.344-351.
(6) 社会福祉法人東京都社会福祉協議会の業種別部会の1つ．都内の特別養護老人ホーム，養護老人ホーム，軽費老人ホーム，デイサービスセンター，地域包括支援センター，在宅介護支援センターの約1,200事業所が会員に加入．

「介護は重労働で低賃金」という教科書の記述
介護の仕事を「重労働で低賃金」と記述している2社の教科書について、介護業界6団体が7月上旬、「表現が不適切」として出版社に修正を求める要望書を提出した。『中学社会 公民 ともに生きる』（教育出版）では、本文で「介護の仕事が重労働で低賃金」と記述。高校向けの『最新現代社会』（実教出版）では、介護する男性職員の写真に「特別養護老人ホームで非正規社員としてはたらく若者 介護現場は重労働で賃金も高くない」という説明を添えている（読売新聞オンライン2015年7月14日より）。

3. 労働環境の整備

A. 社会福祉従事者のための労働環境整備の課題

[1] 社会福祉従事者の特性

社会福祉や介護の仕事について、給料が安い、仕事がきつい、汚い、い

わゆる3K仕事のイメージがある。

　実際に福祉や介護の仕事に従事している社会福祉士、介護福祉士とも「可能な限り現在の職場で仕事を続けたい」とする現在の職場での就労継続したい者が6割を超えている。その内の7割の者が現在と同じ雇用形態で、同じ業務を続けたいとしている。満足度をみると、社会福祉士では「仕事の内容・やりがい」について47.8％が満足としている。介護福祉士では、44.3％が「満足」または「やや満足」としている[1]。

　前の職場を辞めた理由では、「法人・事業所の理念や運営の在り方に不満があった」とする社会福祉士が33.4％、介護福祉士では33.5％と第1位になっている。次いで「職場の人間関係に問題があった」「収入が少なかった」が続いている。

　また別の調査[2]では「結婚、出産、妊娠、育児のため」とする者も上位になっている。「労働条件等の悩み、不安、不満等」では、「人手が足りない」が53％、次いで「仕事内容の割に賃金が低い」が39.6％、「有給休暇が取りにくい」が34.2％となっている。

　現在の仕事を選んだ理由では、「働きがいのある仕事だと思ったから」が50.1％、「資格・技能が活かせるから」が35.5％、「人や社会の役に立ちたいから」が29.7％であった。

　調査結果から、高齢者と家族、地域を支援することの喜びと人間的交流に働きがい、生きがいを見いだしているこのような福祉・介護従事者によって、わが国の福祉・介護事業が辛くも成り立っているともいえるのである。

［2］労働環境整備の課題

　とはいえ、福祉労働者が働き続けられる労働環境の整備はまさに「喫緊の課題」である。

　雇用者側も必要性を理解していても、現行の介護報酬、自立支援費、措置費・運営費などによる予算措置には限界があり、実行できない側面もある。介護労働安定センターの行った調査[3]によっても、「今の介護報酬では人材確保等に十分な賃金を払えない」とする事業者が5割前後に上っている。

　また、全国の老人ホーム施設長に対するアンケート調査[4]においても、60％の施設長が「専門職に相応しい身分、給与の改善」を求め、42.9％が「福祉職員の給与を月額3万円以上増額すること」としている。

　2007（平成19）年に改定された「社会福祉事業に従事する者の確保を図るための措置に関する基本的な指針」（以下、新指針）では、「就職期の

社会福祉事業に従事する者の確保を図るための措置に関する基本的な指針

若年層を中心とした国民各層から選択される職業となるよう、他の分野とも比較して適切な給与水準が確保されるなど、労働環境を整備する必要がある」とし、給与、労働時間、労働関係法規の遵守、健康管理対策など労働環境を広義に捉え、そのあり方を提示している。適正な賃金を第一に、

労働基準法　少なくとも労働基準法に定められた最低基準を下回ることなく、適法に定められた勤務時間、休日、休憩、休暇、時間外勤務、不当な解雇の排除などの労働条件とそれらの文書による明示、就業規則の周知、労働安全衛生法や、同法に基づく「事業場における労働者の健康保持増進のための指針」、「労働者の心の健康の保持増進のための指針」による「メンタルヘルスケア」、健康診断、セクシュアルハラスメント防止、教育訓練などの措

セクシュアルハラスメント防止　置が確立されていることが求められる。

[3] 戦前戦後における社会福祉労働者の労働環境

　戦前のわが国の社会福祉事業の労働環境が劣悪であったことについて、鷲谷善教は、杵淵義房が 1921（大正 10）年に雑誌『社会事業』で、当時の社会福祉労働者が最も困難な業務に従事しているにもかかわらず、薄給の中で悲惨な状態に置かれているとの論文を掲載していることを紹介し[5]、1938（昭和 13）年の社会事業法の制定によって、保育所、養老院、救護所などの社会事業施設は政府の補助金を受けることが可能となったが、「それが従事者の待遇改善にふり向けられることはほとんどな」く、「杵淵の論文が指摘した従事者の状態がほとんど改善されないままに敗戦を迎えた」[6]と述べている。

　このような動向は、終戦後約 30 年を経た 1970 年代においても大きく改善されることはなく、浦辺史は、1971（昭和 46）年に行われた労働省の救護、老人ホームなど 5 つの社会福祉業種の事業所についての労働条件の調査で、「休息の付与について、関心が払われていない」「在所者の入浴、衣服交換等の介護業務による腰痛を訴える者が増加、健康管理の要あり」といった多くの問題点が指摘されたことを紹介し、「社会福祉施設は零細企業と同様に労働者の職場としての労資関係が成熟せずあまりに労働法上の問題が多すぎる」と指摘している[7]。このため、社会福祉施設の労働力不足が問題とされ、しかもそれは「現状の労働条件のもとでは、労働力の吸引が困難である、という意味の不足」で、「一方では保母養成機関や大学の社会福祉学科等の卒業生が他産業へ流出し、他方では他産業（第一次産業や不況産業）からの未経験者の流入とパートの導入がみられる」[8]という状況であった。

　これまでにないほど人材確保が危機的に困難な状況の中で、基本的な問

題が今日においても解決されていない状況がみられることからも、社会福祉領域の労働環境整備の改善、向上は官民挙げて取り組まなくてはならない課題といえる。

[4] 労働環境の法的・政策的整備

1992（平成4）年には、「介護労働者の雇用管理の改善等に関する法律」が制定され、3条で、事業主がその雇用する労働者について、「労働環境の改善、教育訓練の実施、福利厚生の充実」などの措置を講ずることが定められた。1993（平成5）年には、「短時間労働者の雇用管理の改善等に関する法律（パート労働法）」が施行された。介護など社会福祉事業では、一日の業務が時間的に偏在する場合が多い、労働力を安価に調達できるなどの理由からパート労働者の占める割合が大きいことが特徴でもある。しかし、現場では補足的労働とみなされ、労働者として保護されない場合も多いため、事業者等には同法の趣旨に沿った雇用管理などが求められる。

1993（平成5）年に策定された「社会福祉事業に従事する者の確保を図るための措置に関する基本的な指針」（以下、指針）では、「職務の困難性・専門性を適切に評価し、賃金、労働時間、福祉厚生等の改善を図ること」、とりわけ、賃金については、「公務員の賃金水準」を勘案するとの一定の指標が示されたが、その実効性が発揮されることはなく、2007（平成19）年に指針は新指針に改定された。

1995（平成7）年に出された社会保障制度審議会勧告「社会保障体制の再構築—安心して暮らせる21世紀の社会を目指して—」においても「保健・医療・福祉の分野を担う人材の養成確保は重要な課題であり、そのためにはその領域での労働時間、給与、育児環境などの労働条件や、福利厚生面の大幅な改善は欠かせない」ことがうたわれた。2007（平成19）年には、パート労働法が改正され、同法に基づき、「短時間労働者雇用管理改善指針」が策定された。

B. 現状と課題

[1] 労働環境の現状

特別養護老人ホームの介護職員を対象にしたストレスに関する調査⁽⁹⁾によると、4割近くが程度の差はあれ、「限界にきた」「燃え尽きた」に「あてはまる」と回答している。新指針は、「従事者のストレスを緩和し、心の健康保持増進を図る観点から相談体制を整備するなどメンタルヘルス対策等の推進を図ること」としているが、その具体化が早急に求められてい

介護労働者の雇用管理の改善等に関する法律
「介護労働者について、その雇用管理の改善、能力の開発及び向上等に関する措置を講ずることにより、介護関係業務に係る労働力の確保に資するとともに、介護労働者の福祉の増進を図ること」が目的である。

短時間労働者の雇用管理の改善に関する法律（パート労働法）

短時間労働者雇用管理改善指針
雇用主は、労働者保護法令は短時間労働者についても適用があることを認識し、これを遵守しなければならないことなどが盛り込まれた。

メンタルヘルス対策

るといえよう。一方、従事者の6割強が慢性疲労の状態にあり、「健康不安」を雇用形態別でみると、業務に責任を持たされるため、「正社員」にその割合が高く、休日の施設行事に出勤しても約半数は賃金が支払われず、年次有給休暇も約1/4は「ほとんどとれない」状況であり、この結果、過半数の従事者が仕事を「辞めたいと思った」という[10]。

2014（平成26）年6月に労働安全衛生法が改正された。2015（平成17）年度から、常時使用する労働者50名以上の事業場の労働者に対して、ストレスチェックおよび面接指導の実施が義務化された（50名未満の事業所については当面の間努力義務とされている）。

ストレスチェック
医師、保健師等による心理的な負担の程度を把握するための検査。

面接指導
検査の結果、一定の要件に該当する労働者から申出があった場合、医師による面接指導を実施することが事業者の義務となった。

[2] 財政的課題

2000（平成12）年度に施行された介護保険によるサービス提供にあたって、当初いわれていた「利用者本位」のスローガンは聞かれなくなり、「制度の持続可能性」が強調されるようになっている。

背景には社会保障費の増大、特に高齢社会の到来に対する財政への危機感が大きな理由となっている[11]。厚生労働省などが制度説明によく使う給付費のグラフでは、団塊世代が全員75歳の後期高齢者となる2025年の状況、さらにその後の高齢者人口の増大、それに対する生産年齢人口の減少による税等の収入減少による財政的危機を訴えている。そのため消費税率の引上げによる財源確保と給付の効率化、適正化（削減）が推進されている。

消費税率の引上げ
消費税はすべての国民が支払うことから、富裕層と貧困層での逆進性が指摘されているところである[12]。主たる財源とすることには議論がある。

この間、介護保険給付の増加に対しての抑制政策が行われてきた結果、介護保険の基本報酬は年々引き下げられてきた。

表8-5から制度が始まった2000年度から直近の2018年度改定の3年ごとの改定単位数は基本的に削減されてきたことがわかる。2018年度改定については、全体でプラス0.54％と引き上げられたことを受けて、前回2015年度に比べると引き上げがされている。しかし前々回2012年度と比べると、要介護1で20単位、要介護5では29単位下がっていて、引き下げの傾向に変わりはない状況である。2000年度の要介護1から要介護5の単位数の平均単位数は885.2単位に対して、2018年度では、693.8単位で、制度施行以来22％あまり下がっている。

利用者の費用負担等の制度改正
たとえば、訪問介護での給付内容の見直し（身体介護への重点化、生活支援等の給付対象からの制限等）、所得や資産に応じた2割負担・3割負担の導入、特別養護老人ホームの入所要件を原則要介護3以上とする等。

このような状況が、介護保険サービス事業における効率化を果たした可能性が大きいが、引き替えに深刻な人材確保困難の状況が生じている一因となっていると考えられる。国は介護保険制度の持続可能性を強調しているが、制度と建物設備は持続しても、対人援助を行う「人」、しかも単に頭数ではなく「適正な人材」の確保が困難で制度の持続が難しい状況が生

表 8-5　介護報酬単位数の推移（多床室）

(単位)

（多床室）	2000年度	2003年度	2006年度	2009年度	2012年度	2015年度	2018年度	2000年度からの削減単位数
要介護1	796	677	639	589	577	547	557	△239
対2000年比	—	85.1%	80.3%	74.0%	72.5%	68.7%	70.1%	30.1%減
要介護2	841	748	710	660	647	614	625	△216
対2000年比	—	88.9%	84.4%	78.5%	76.9%	73.0%	74.3%	25.7%減
要介護3	885	818	800	730	719	682	695	△190
対2000年比	—	92.4%	90.4%	82.5%	81.2%	77.1%	79.0%	21.0%減
要介護4	930	889	871	801	789	749	763	△167
対2000年比	—	95.6%	93.7%	86.1%	84.8%	80.5%	82.0%	18.0%減
要介護5	974	959	941	871	858	814	829	△145
対2000年比	—	98.5%	96.6%	89.4%	88.1%	83.6%	85.1%	14.9%減

※ 2000年からの介護報酬平均削減率 21.94%
出典）筆者作成．

じる可能性が否定できない。

［3］今後の課題

　社会福祉事業の業界においては、ある意味では労使ともに困難な中で、最低限、利用者の人権侵害にだけは波及させないために苦闘しているともいえるが、介護労働の分野での労働組合の組織率が6.2%と推定[13]されていて、他の産業と比べて極めて低いこともまた、特徴的である。「労使間の交渉によって、山積する課題を実質的に解決していくという意味での、多くの民間産業では常識ともいえるダイナミックかつリアリスティックな成熟した労使関係は、未だ十分に成立していない」[14]と指摘されるゆえんである。

　改めて「(2) 労働環境整備の課題」で述べた2007（平成19）年改定「新指針」での「キャリアと能力に見合う給与体系の構築等」「適切な給与水準の確保」「国家公務員の福祉職俸給表等も参考とする」「適切な水準の介護報酬等を設定する」等を国、地方公共団体、事業者等が新指針を単なる「努力義務」にとどめるのではなく、その実現を真摯に追求することが求められる。

注）
(1) 公益財団法人社会福祉振興・試験センター「平成27年度社会福祉士・介護福祉士・精神保健福祉士就労状況調査」2016.
(2) 公益財団法人介護労働安定センター「平成29年度介護労働実態調査」2018.
(3) 財団法人介護労働安定センター「平成23年度介護労働実態調査」.
(4) 21世紀・老人福祉の向上をめざす施設連絡会「全国老人ホーム施設長アンケー

ト結果」2017.
(5) 鷲谷善教『社会事業従事者』社会事業新書, ミネルヴァ書房, 1968, p.16.
(6) 前掲書 (5), p.19.
(7) 浦辺史「社会福祉労働の現状」「福祉問題研究」編集委員会編『社会福祉労働論』鳩の森書房, 1973, pp.102-104.
(8) 岩見恭子「社会福祉施設」真田是編『社会福祉労働——労働と技術の発展のために』法律文化社, 1975, p.142.
(9) 財団法人東京都老人総合研究所「老人ケアスタッフのストレスと心身の健康」1997.
(10) 日本医療労働組合連合会「介護・福祉労働者の労働実態調査」2008.
(11) 内閣府「明日の安心　社会保障と税の一体改革を考える」, 厚生労働省「社会保障制度改革の全体像」2014, 他ウェブサイトをはじめ各種資料.
(12) 三木義一『日本の税金（第3版）』岩波書店, 2018, pp.115-118.
(13) 厚生労働省「平成29年労働組合基礎調査」平成29年6月.
(14) 野崎康幸『危機にある介護労働——これからの介護・雇用管理入門』労働新聞社, 2008, p.31.

ジェネリックポイント

介護保険法や老人福祉法の条文には事業の種類は示されていますが、それぞれの事業の職種や人員数の基準は出ていません。何を見たら確認できるのでしょうか。

たとえば老人福祉法17条は施設の基準の条文ですが、「厚生労働大臣は、養護老人ホーム及び特別養護老人ホームの設備及び運営について、基準を定めなければならない。」と記されているだけです。具体的な基準は、厚生労働省令として「特別養護老人ホームの設備及び運営に関する基準」で示され、さらに一部条例に委任されています。実際の運用にあたっての細かな解釈の違いで、基準本来の趣旨を逸脱する可能性があることから、「特別養護老人ホームの設備及び運営に関する基準について」とした各基準の細かな解釈を示した「解釈通知」があります。制度改定などに伴う基準改定時には、さらに「Q＆A」という一問一答の形式で個別の基準について解釈する通知文書が出されます。基準に関する通知はサービス種別ごとに示されますので、基準を正確に理解するためには、これらの通知文書を十分に確認し、勝手な解釈をしないことが大切です。

理解を深めるための参考文献

● 高野範城・荒中・小湊順一『高齢者・障害者の権利擁護とコンプライアンス』高齢者・障害者の権利擁護実践シリーズ2，あけび書房，2005.
高齢者、障害者領域に焦点を合わせ、わかりやすく解説している。事例や関連する法令や制度を幅広く取り上げており、権利擁護やコンプライアンスの本質について理解が深まる。

 制度のコンプライアンスは保たれているか

　介護老人福祉施設（特別養護老人ホーム）の介護職員と看護職員を合わせた配置基準は3人：1である。しかし一定水準のサービス提供を前提にした場合、この基準では、労働基準法に適合した労働条件による毎日の勤務ローテーションを組むことができない。このためユニット型個室では平均1.7人、多床室では平均2.2人：1の配置を行っている＊。

　国は、介護保険給付を介護に重点化し、さらに医療と介護の連携を進め、医療ニーズの高いより重度の高齢者を、介護老人福祉施設等に受け入れていく方針である。

　しかし現場の医療体制は介護保険制度以前のままである。常勤の医師の確保は難しく、看護職員も100名定員の施設で3名いればよく、大半の事業所では夜間は不在である。このため、介護職員が医師法違反と思われるような行為をせざるを得ない状況が問題になってきた。

　2012（平成24）年4月から一定の研修を受けた介護職員には痰の吸引や胃ろうの管理が行える認定制度がスタートした。介護職員の医行為を認める制度面での体制整備はされたが＊＊、今後認められる医行為の範囲の拡大も予想されることの問題も含めて、人員基準、運営体制について利用者の安全安心を確保できる人員基準や運営体制の基準の改正が求められるところである。

　福祉サービスのコンプライアンスというとき、福祉サービスを提供している事業者の問題として捉えられがちである。しかしそれ以前に制度の基準が最低限、適正なコンプライアンスを確保しているのか、言い換えれば利用者にとって安心安全が確保された基準であるのかについても検討する必要があるだろう。

＊厚生労働省「第143回 社会保障審議会介護給付費分科会（資料2）」2017年7月19日，p.1.
＊＊介護サービスの基盤強化のための介護保険法等の一部を改正する法律の公布について（社会福祉士及び介護福祉士関係）厚生労働省社会・援護局長社援発0622第1号 2011（平成23）年6月22日．

第9章 利用者のニーズとサービスマネジメント

1　社会福祉サービスは、利用者のニーズを軸にして展開すべきもので、サービス提供者の都合で左右されてはならない。現在ニーズは複雑化・多様化・高度化・深刻化している。ニーズを考えていく上でのキーワードとして、生活の質の向上と自立支援を取り上げる。

2　福祉サービス提供組織は、職員・組織・情報・物品・設備などを適切かつ効率的に動員することが求められる。そのようなマネジメントを構築するためにドラッカーの理論を参考にしつつ、組織の展開に影響する要素であるサービスの質・施設が地域福祉の拠点となる専門性などを考える。

3　サービス計画には個人・グループ・施設全体のレベルがある。特に施設全体のレベルについて、必要な要素を考える。

4　サービスの品質を評価してまたその品質を維持・向上する視点を取り上げる。

5　福祉サービス提供組織では、個々の職員だけでなく、組織全体として必要なサービスを提供できるかが求められる。そのために組織運営という観点が重要となる。

1. サービス利用者およびニーズの動向

A. 福祉サービスの原点となるべきニーズ

　社会福祉の支援が社会福祉法により、サービスとして位置づけられた。そもそもの、対人援助サービスの特性として無形性（サービスは実物を見たり触ったりそれを棚の上に置くことはできない）、生産と消費の不可分性（生産と消費が同時に起こる）、消滅性（ほとんどのサービスは消費のため貯蔵しておくことができない）、異質性（サービス業にとって成果品質を標準化することは難しい）が挙げられている。

ニーズ

　そして、福祉サービスは、サービス主導ではなくニーズ中心でなければならないといわれている。福祉サービスの利用者が抱えるニーズは、社会的に承認されている権利を十分享受していないところに生まれている。

　現在、ニーズは複雑化・多様化・高度化・深刻化しているといわれている。それは以下の3つの背景から生じたと考えられる。

①生活が豊かになるにつれ、国民に自立や生活の質を求める意識が培われた。
②従来は地域や家族が支援の中心だったが、それらの利用が困難になった。そこで社会的に補う必要が生じた。
③福祉のニーズが特定の人のものでなく、一般的なものであると捉えられるようになり、多くの人が質の高いサービスを求め始めた。

　以下では、これらニーズの動向を、QOLと自立支援の2つの側面から考えていきたい。

QOL
quality of life

地域での生活の質
地域で生活することは、選択肢が広がる可能性もあるが、適切な資源（精神的・物理的）を確保できないと、自分たちのみで対処しようとして悪循環に陥る危険性もある。生活の質を検討する上で、そのような側面にも留意しなければならない。

B. QOL（生活の質）の視点

　現在の社会福祉サービスが取り組むべき大きなニーズの1つに、地域での生活の中で、生活の質（QOL）をいかに高めていくかという問題がある。ではQOLとは何か。それについて小島蓉子は次のように述べる[1]。

　　（QOLは）快適な人生を楽しむ生活の条件を量の問題として見るばかりでなく、質の問題として捉えるものである。質の高い生活とは物の一定量の確保の上にもたらされる物の質の良さとそれが与える心の豊かさ

や満足度のバランスと見て良いであろう。人間存在を環境との相互作用の接点として捉えるエコロジーの立場に立てば、人間的要件から無機質の自然的要件までも含む生活のあらゆるエレメントの総和としての充足度としてみる事ができる。(括弧内筆者)

つまりQOLとは、一定量のものを確保した上で、はじめて実現する心の豊かさや充足という意見である。QOLには、生活のどの側面を取り上げるのか、またどのように捉えていくのかによって、さまざまな定義がある。たとえばスターク[2]は、発達障害の文脈から言及し、QOLとは一連の自己決定ができることであるという結論を導き出している。そして生活を7つの領域（健康・生活環境・家族・社会的または情緒的人間関係・教育・労働・レジャー）に分けて、個々の領域それぞれに主観的QOLと客観的QOLがあるとしている。

> スターク
> Stark, J.

> 主観的QOL／客観的QOL

QOLの観点から生活を支援していく上で次のポイントを確認したい。
①生活者の自己決定を尊重すること
②生活にはさまざまな広がりがあり、単一の要素で議論してはならない。
③評価は、主観的・客観的側面からなされ、それは容易ではないが、両者の統合が求められる。

C. 自立支援

自立という語は従来、身体的・経済的自立の意味で使われることが多かった。しかし、障害者の自立生活運動などにより別の視点が提示されている。それは心身に障害があっても、「他の誰でもない自分の生活である」という個別性と主体性のある生活を送ること（自己実現）が自立であるという視点である。現在、公的扶助や障害者援助の分野では、旧来からの自立の視点による就労支援などの施策が行われているが、それらは個別性、主体性のある生活を送る手段の1つに過ぎない。また、個別性、主体性を強調すると精神的な意味ばかりで捉えられがちだが、そこには、以下のようにさまざまな側面があることに注意を払いたい。

> 自立
> 自立は極めて使いやすい言葉であり、使用者がどのような意味で使っているかをしっかりと認識しておく必要がある。

> 就労支援

①身体的側面（身体的機能から可能であることは自分で行うが、自分でできないところは権利として主張する）
②経済的側面（可能な限り労働に参加していく。これはすべての人にとって権利であり、義務でもある。しかし、これが不可能な場合は人間らしい生活をするための社会保障がある）
③精神的側面（自助努力・責任ある自己決定の実施）

④活動可能領域（余暇・労働・住居空間の確保。特に個々の生活において活動空間の移動が可能になるように保障する）
⑤住環境的独立性（プライバシーの確保）
⑥家族・社会との関係性（本人の自己決定・参加に対する受容と尊重）
⑦権利としての社会福祉制度のアクセスと援助体制

　ただし、これらを静態的に捉えてはいけない。自立について考えるには、次のようなプロセスに目を向ける必要がある。

　つまり、「どんな条件下にある人が、どんな意思を持って、何を選んだか。そして、その選択によって何を達成したか。そのためにどんな犠牲を払ったのか」という点である。

　前に述べたように、自立は、単に身体的・経済的に他者に依存しないということではない。さまざまな生活要素に影響されながらも、自己実現に向けてダイナミックに展開していくプロセスなのである。そのプロセスでは本人の選択・決定が重要な役割を果たす。そしてここから生まれてくるのが、本当の意味のニーズである。

D. 福祉サービスが取り組むニーズ

　福祉サービスは、サービス自体に目的・対象・内容を規定していることが多い。しかし本当に必要なのは、それらに利用者の生活を合わせるのではなく、サービスの内容を利用者に合わせる柔軟さと大胆さである。たとえば、障害のない市民と同様の生活をすることが利用者のニーズならば、福祉サービスはそのニーズの実現のために献身すべきなのである。

医学モデル－生活モデル

　また、医学モデル－生活モデルの議論にも見られる通り、福祉サービスは専門家主導でなく、利用者の意思・体験・判断・参加によってサービスを決定する必要がある。前述の例のように施設で生活を送るか、地域で単身の生活を送るかを選ぶ場合、極めて難しい判断が要求される。専門家は、在宅でのリスクを考えて施設で生活することを勧めるかもしれない。しかし利用者にはリスクを冒す権利もあるのである。ただし利用者の判断に委ねるからといって、専門家は何もしないのではない。利用者に選択のための材料情報を提供しなければならない。これが、福祉サービスの取り組むべきニーズである。ニーズを尊重するという立場では、利用者の意思を尊重することと、専門家が自分たちの専門性などを発揮することは、まったく矛盾しないのである。

E. ニーズに取り組むマーケティングの発想

　マーケティングは顧客の満たされていないニーズを見つけ出し、そのための新たな問題解決と価値を提供するものである。そしてその製品を最も必要としている顧客に製品の価値とそのためのメッセージを伝える方法を見つけることにある。これは営利組織ばかりではなく、非営利組織にも当てはまる。

　マッカーシーが唱えた伝統的なマーケティングの考え方は、企業が顧客を満足させ、かつ管理可能なマーケティング変数を特定するマーケティングミックスの概念に基づいている。マーケティングの4つのPとして知られている。マーケティング戦略策定の際、製品（Product：商品・サービス自体、パッケージやネーミング）、価格（Price：値段・価格体系）、プロモーション（Promotion：広告、販促、セールス、広報）、流通（Place：流通の方法）が一体的に展開していくことで、最大の効果を示すことができる。それに対して、ブームズとビトナーは既存のマーケティングミックスである4Pに参加者（People：サービスの生産と消費に関わるすべての人、そこには消費者も含む）、プロセス（Process：サービスの方針・手順・手段・従業員裁量・顧客関与・顧客志向・活動のフロー）、物的証拠（Physical Evidence：安全・安心の保証と証拠）の3つを加えて7つのPとしている。

　福祉サービスにも、マーケティングミックスの7つのPが適用できる。高齢者デイサービス事業を例に挙げてみる。製品（Product）ではどのように質の高いサービスを提供するか、価格（Price）では利用するにあたり、どれくらいの料金を支払わなければならないのか、プロモーション（Promotion）ではどのような媒体で地域の人々に周知を図っているのか、流通（Place）ではどのエリアを対象として、どのような位置に設置されているかということである。また、参加者（People）はどのような職員が働いているか。これには介護職員、運転手など、利用者に関わるすべての職員を意味している。時として、利用者の参加姿勢がサービスの品質を高めることもあり、低下させてしまうこともある。プロセス（Process）は、サービスの実施手順と方針ならびにサービスのメカニズムであり、利用者のニーズに合わせて柔軟に変更できるように職員に裁量を与えたり、利用者の入浴までの待ち時間も楽しませる工夫をしたりすることなどが含まれる。物的証拠（Physical Evidence）はサービスを提供する建物や室内の施設などの有形的要素が挙げられる。これはサービスの活動の場としてサービス品質を評価する上で重要な構成要素となる。

＊マッカーシー　McCarthy, E. J.

＊4つのP

＊ブームズとビトナー　Booms, B. H. and Bitner, M. J.

＊マーケティングミックス

＊7つのP

ラウターボーン
Lauterborn, Robert F.

4つのC

　他方で、ラウターボーンは、売り手は4Pを設定する前に、まず「顧客にとって」の視点での4つのCから検討するべきだと述べている。4つのCとは、顧客価値（Customer Value）、顧客コスト（Customer Cost）、利便性（Convenience）、コミュニケーション（Communication）からなる。コミュニケーションは、顧客にとっては「商品の知りたい情報を入手できることが重要」という考え方である。それぞれ、Productを「Customer Value」、Priceを「Customer Cost」、Placeを「Convenience」、Promotionを「Communication」に置き換えることで4C分析ができる。これを行うことによって、4P分析では見つからなかった改善点を見つけ出すことに繋がる。

2. 福祉サービス提供組織の基本

A. 福祉サービス提供組織の展開の側面

［1］ 組織の取り組むべき課題とPDCA

　福祉サービスは、個々の職員が独自の判断で提供するものではない。サービス提供組織が、円滑かつ適切にサービスを提供していくのである。その際、職員・組織・情報・物品・道具・設備などといった限りある資源を、適切かつ効率的に動員することが求められる。取り組むべき課題は、以下の通りである。
①組織理念の明確化・具体化
②事業目的・事業運営方針の明確化
③組織運営管理
④サービス業務管理
⑤情報・事務管理
⑥人事管理
⑦予算管理
⑧建物・設備管理
⑨地域社会との関係

　そして上記の課題に対して、以下のような方針・決定・調整・統制・評価を展開する。
　（1）サービス活動全体（戦略、組織、現場）を貫く方向性を示すこと

(2) それに応じたサービス活動の仕組みを作ること
(3) サービスを提供する側と受ける側との相互作用を通じてサービスの質を向上させること
(4) 以上が、全体としてよい循環を作るようコーディネイトすること

　以上の展開は一般的にPDCA管理サイクルと呼ばれるプロセスに整理されている。PDCAとは、P（Plan：計画）・D（Do：実施）・C（Check：監視）・A（Action：改善）という事業活動のサイクルを表している。PDCAはデミング・サークルないし、デミング・サイクルとも呼ばれることが多い。これは、品質管理の根本的理念として、1950年にデミングがわが国に紹介したことに由来している。PDCAには、組織全体にわたる大きなPDCAから、職員の作業単位の小さなPDCAまでさまざまな規模がある。組織レベルの大きなPDCAとは「組織としての方針を決定し（P）、これを元に事業活動を行い（D）、サービスが適切に展開しているよう監視し（C）、改善すべき点があればこれを改善する（A）」と表現できる。螺旋を描くように1周ごとにサイクルを向上（スパイラルアップ）させて、継続的な業務改善をしていく。綿密に計画を立て、その通りに（軌道修正しながら）実践し、結果を評価し、改善し、次につなげるというサイクルは、過不足なく仕事の流れを簡潔に言い表している。そして、ここで重要なのは、改善すべき事項には、組織の実務的側面ばかりではなく、組織全体および個々の職員の専門性も含まれている。また、地域の中で福祉施設は支援の拠点として期待されている。地域から期待されている専門性が量的にも質的にも発揮できるように努めなければならない。そしてこのサイクルは単なる技術論ではなく、組織の本来の使命を踏まえて議論すべきことも忘れてはならない。

> PDCA管理サイクル
>
> デミング
> Deming, W. E.
> 1900～1993
>
> スパイラルアップ
> spiral up
>
> 地域における福祉施設の責任
> 社会福祉施設は地域から孤立しているものではなく、その有する専門性を地域の拠点として活用していかなければならない。

［2］マネジメント導入の必要性

　改めて、福祉サービスにマネジメントの考えを導入する必要性について触れておきたい。次の点が挙げられる。

> サービスマネジメント

（1）組織の目標を見失わない

　激しく変動する環境に振り回されないよう、組織のサービス活動に一定の指針を示す。常に変動し続ける環境に適応し続けるには、柔軟性が必要ではあるが、場当たりではいられない。特に法制度の変更については、その変化に対応して変えるべきものと、変えてはいけないものがある。たとえば制度の背景が変わっても、QOLの向上や自立支援といった発想の軸がぶれてはならないのである。これは従来の手法に固執するという意味で

はない。従来の手法に固執することは、組織や職員、そして何よりも利用者にとって大きな損失となる。しかし、制度の改変のみに目を奪われて、サービスの本来の目標を見失ってはならない。

(2) 環境への柔軟な対応

組織がその環境とどのような形で関係を持つのかを示す。組織は、経済状況などの外部環境に対して柔軟に対応できなければならない。特に対応のための具体的な財源の調整も含んでおかなければならない。対応できないことにより一番被害をこうむるのは、サービス利用者である。

(3) 意思決定の指針を示す

組織は常に、職員に対して意思決定の指針を示さなければならない。これがなければ、施設長をはじめリーダーの援助指針は定まらず、職員の判断や行動に依拠すべきものがなくなる。ついにはサービスが職員の自由で勝手な判断に任され、ばらばらになってしまうだろう。

意思決定の指針は抽象的な言葉を並べても意味がない。全職員の判断や行動の指針となるような、具体的なものでなければならない。

サービスの質

さらに、今日の福祉サービスは、サービスの質が問われる。利用者がどう感じるのかなど、サービスを利用者の視点から捉え直す必要がある。これは、苦情防止といった消極的なものではなく、むしろ自分たちのサービスを利用者の生活の質の向上・自立支援に資するようにと改善を加えていくという積極的な取組みである。その際、第三者評価と苦情処理は欠かせないものである。さらに、サービス提供者の独善的な判断にとどまらないように、クオリティー・アシュアランスなどによって、利用者の参加を積極的に促していくことが求められる。

次にマネジメントを掘り下げて考えるために、ドラッカーのマネジメント理論と組織の発展に影響する要素を示す。

クオリティー・アシュアランス
よりよいサービスを提供するために、業務を常に改善していく作業。これは、ボトムアップでスタッフの参加を促しながら展開していくものである。

ドラッカー
Drucker, Peter Ferdinand
1909～2005

マネジメント

B. ドラッカーのマネジメント理論

マネジメントについて、ドラッカーは以下の原則を挙げている[3]。

① 人が共同して成果を上げることを可能として、人の強みを発揮させ、弱みを無意味なものにする。

② 人と人との関係に関わるものであり、それぞれの文化に深い関わりを持つ。

③ 組織が、成員に対して仕事について共通の価値と目標を持つことを要求する。

④組織と成員を成長させなければならない。
⑤意思の疎通と個人の責任が確立していなければならない。
⑥非営利団体も具体的な目的に応じた成果の評価基準を持たなければならない。
⑦成果は顧客の満足である。

　ドラッカーの理論は、企業経営だけではなく、社会福祉サービスを含む非営利組織の運営にも応用できる。社会福祉サービス提供を組織として検討する上で、極めて示唆に富むのでいくつかのポイントを挙げてみたい。

［1］成果は利用者の満足度ではかる

　まず、ドラッカーは成果を顧客満足にあるとしている。社会福祉サービスの分野に置き換えると、利用者の満足である。つまり、サービス提供者自身の満足や利潤が第一ではないということである。介護保険法制定以降、社会福祉領域に多様なサービス提供主体が参入し、利潤追求が第一義とされかねない風潮が生まれた。一方で、従来からある社会福祉法人には、行政ばかりに顔を向けた措置の時代の影響により、ルーティーン業務に固執し、利用者の生活の質の向上という視点をおざなりにする傾向があった。今後は、利用者の自立支援・生活の質向上に、もっと目を向けるべきであろう。

［2］組織は共通の目標を設定する

　前述のように、組織は共通の目標を設定しておかねばならない。しかしこれが成員に共有されていない場合もある。自分たちの目標が言語化できていないのである。また、組織には多くの人が働いており、各職員が自分たちのセクションでの保身に走る場合がある。利用者にどのように資するかを考えるより、自分のミスとして批判されないかなど、個人の次元に目が奪われ、結果として組織全体としてなすべきことを見失う。目標の共有化はこうした弊害を防ぐ助けになる。

［3］目標の達成度を評価する

　福祉サービスを提供する非営利組織では、自分たちの目標や成果の測定を十分にしていないところがある。自分たちはよいことをしているから、なぜそのような成果を問われなければならないのか、と反論するむきもあるかもしれない。しかし適切なマネジメントを展開するには、利用者の評価・自己評価・第三者評価によって、以下の点を振り返る必要がある。
①これまで利用者を主体として、成果を捉えてきたのか

使命（ミッション）

②適切な使命（ミッション）が設定されているのか
③使命が達成されているか、達成されていないとするならばなぜか

　これらの認識はマネジメントの基礎である。そのためしっかりとした評価の姿勢が求められる。そして、その評価も組織運営にフィードバックされなければマネジメントは成り立たない。

[4] 応用する際のポイント

（1）職員間の意思疎通

　職員間の意思の疎通は、日々の業務の連携に限らず、将来的なビジョンの構築にとっても、不可欠である。職場の人間関係がうまく形成されていないと、課題に対して協働して取り組むことが困難になる。「このチームであれば頑張れる」という雰囲気作りが、業務を建設的に展開していく上では重要である。

（2）組織と職員がともに成長するという視点

　組織と職員がともに成長するという視点が大切である。最近は短期的な効率性に目が奪われ、職員の育成に十分に投資できない福祉組織が増えている。また不安定な就労形態も増加している。それらは長期的に考えた場合、職員の士気・対処能力・職場への献身状況・定着に大きな支障をきたすと考えられる。現在は民間委託・指定管理者制度の導入によって人件費の削減が著しい。しかし、組織と職員を成長させるという長期的な視点に立てば、安易な人件費の削減は慎むべきであろう。

C. 組織の発展に影響する要素

　サービスをマネジメントするには2つの側面を意識する必要がある。モノ、技術、しくみなどのハード面、そしてスタッフの意識・スキルなどのソフト面である。組織が、利用者のニーズに適切に対応しようと考えた場合、組織として留意したい要素は以下の通りである（表9-1）。

　サービスは画一的に提供すればよいというものではなく、現在の利用者・潜在的な地域の利用者のニーズに適合するように改善を加えていかなければならない。またここで、注目してほしいのは、事務職員の存在である。社会福祉組織では、専門職のあり方が議論されがちだが、事務職員が適切かつ効率的な事務作業を行うことは、専門職スタッフにも好影響をもたらすからである。表9-1の要素が相互作用を起こし、組織が有機体のように動き始めると、サービス提供組織は、以下のように発展すると予想できる。

表9-1　組織の発展に影響する要素

目標	組織の使命が明確な目標として認識されているか
利用者との関係	地域社会のニーズの変化が、現在の社会福祉組織のサービス内容と適合しているか
	利用者の生活様式の変化と現在の社会福祉組織のあり方が適合しているか
組織の人事・財務・施設管理	組織の人材・財務の安定状況
	職員の業務分担と労働条件
	建物・設備の適切な維持・保守・管理
組織の拘束度	制度・規則などの外的な拘束・規制状況により、組織の柔軟性がどれくらいあるか
組織としての意思決定システム	組織運営が統一されているか。指示命令が統一されているか。指示命令・責任が明確になっているか。
	組織の職員の人数―意識の共有化に適切な人数規模か
	個人の意見が組織に反映されるようになっているか。相互理解・民主的運営がなされているか。裁量性が尊重されているか。
地域の資源状況	他に同様の機能を持つ組織はあるか―これにより他の団体組織との連絡・調整・協働をしていくことができる。
内部状況	リーダーシップの適切な展開
	研修の実施状況
	個々の援助職員と組織の目標が一致
	援助職員間の連帯・支え合う雰囲気
	評価のシステム（援助職員の貢献に対して妨害するようなことはなく、むしろそれを組織として評価する）
	個々の援助職員のモラル
	事務職員・援助職員の企画作りレベルのノウハウの理解度・実務的な能力の有無
	個々の援助職員の資質・処遇実践の熟練度・自省的な姿勢
	事務職員・援助職員の企画に対する成功体験・失敗体験の有無
	その他内部機構の問題（組織的に非効率なシステム）

①組織が協働作業の場として機能を維持する（組織としての統合体としてのシステムを維持する）
②現在の利用者のニーズ・地域の潜在的なニーズに取り組む（サービス提供業務に加え、苦情対応・リスクマネジメントへの対応を含む）
③職員の価値・技術・知識を育成する
④職員の心身の健康を増進する

苦情対応・リスクマネジメント

3. サービス計画の基本

A. サービス計画の前提

　サービス計画には個人・グループ・施設全体のレベルがある。施設全体のレベルでは、利用者全体に共通する支援体制（短期もしくは、行事などのイベントを含む長期のサービスの内容計画に加えて、人員の配置・予算の確保・物理的な支援スペースの確保・役割分担など）を構築するものとなる。ここでは特に施設全体のレベルを中心に述べていく。

　前提として、以下の点が求められている。

①福祉施設・事業所がその事業を通して「何を利用者に支援していくのか」を実践の基本に据えておくこと。また、それぞれの事業の機能と役割を明確に利用者に示すとともに、どのような実践を組み立てるのかについても職員間で共有しておくこと。

②利用者の状況などに関する情報を職員が共有化する。そして、サービス計画の作成および変更にあたり、関係する職員間の合意形成が十分図られ、求められる職員の専門性や中心的な課題は何であるのかを職員間で共有しておくこと。

<small>利用者の参画</small>

③利用者を生活と発達の主人公として捉える実践を行う。そして利用者の参画を促す。利用者の思いや願い、意向に耳を傾け、これからの生活の有り様について当事者・家族とともに考えていく機会とする。

④法人や事業所の経営・運営的側面から捉えるのではなく、これまでの法人の実践の蓄積を踏まえ、より実りある実践に結びつける取組みを模索する。

⑤既存の事業や領域に限定せず、地域での生活を要求している人たちの生活サポート事業の開発など、地域の福祉課題をも視野に入れた事業の積極的な展開を進める。

⑥虐待などについては利用者の人権を守るための指針などを整備し、職員会議などで職員の共通認識を図る場を設け、周知徹底する。特に虐待（利用者へのセクハラを含む）については、就業規則（服務規定など）、運営管理規定などで禁止事項・罰則規定として明文化し、虐待が行われたり、疑われたりした場合の対応策（調査委員会の設置、家族への説明、当事者への補償など）を定める。

⑦利用者への接し方(年齢や状況に応じた呼称・言葉づかいを含む)については、指針またはマニュアルを整備し、改善するための検討会議や研修を設ける。

⑧サービスの質の評価を行い、サービスまたは相談支援の質の向上に努める。計画は常にモニタリングの上に成り立っている。

⑨各種マニュアル類は定期的に検証し、必要な場合には見直しを行い、職員が認識を共有する場を設ける。

⑩利用者の情報が、サービス計画作成の責任者に確実に伝わる体制ができている。つまり、サービスの計画を変更しなければならない状況が発生したときに、適切かつ迅速に対応できるシステムが構築されていなければならない。

そしてサービスの計画には、事前の周到なアセスメントと、実施後に自分たちを客観的かつ謙虚に捉える姿勢が必要となる。

B. アセスメント

サービス計画の成功は、サービス利用者と潜在的な地域の利用者にとって、何がニーズなのかを正確に把握することが前提となる。すべての利用者の生活状況などに関する情報を把握し、それに基づいたニーズを具体的に考える。そして、アセスメントは利用者・家族の希望、意見を重視する。ここでもサービス主導でなく、ニーズ中心であることを再認識したい。

アセスメント

C. 計画の策定

計画は、「利用者・家族が希望する生活を実現するために、どのようなサービス提供を行うのか」を中心に据え、課題解決の目標を明示し、その目標に対する具体的な支援計画を作成する。職員や組織の事情は二義的なものとすべきである。

具体的な計画を作成する際には、組織内での業務組織(人員調整)の確立、業務の展開と分担、サービス調整(現行のサービスとの整合性のある効率的調整)、情報の伝達と共有化に向けた準備、予算調整、建物・設備調整、地域社会などとの関係を視野に入れる必要がある。またリスクマネジメント・苦情対応についても留意しなければならない。その上、計画作成は、できることを組み合わせる作業ではないことを念頭に置きたい。「一見不可能と思われることをどうすれば実現できるか」ここに計画の主眼がある。

また一部の人の考えだけで進めず、広く関係職員から意見を求め、合意形成を図るべきである。計画の策定時には利用者・家族の参加を促したい。改めて利用者の思いや願い、意向に耳を傾け、これからの生活の有り様について当事者・家族とともに考えていく機会を設けるのである。その際は、多角的な検討と、機関・組織の責任ある対応が必要となる。

モニタリング　　実施後のモニタリングも重要である。それによって計画を見直していかなければならないからである。モニタリングを行うには、第1にサービス実施に関わる記録を整備する必要がある。そして、第2に目的にかなったサービスを提供できているか、協働体制、業務遂行方法・職員個々の力量はどうかといった視点で、計画が適正に行われているかを見てゆくことが大切である。この結果から、柔軟な改善が導き出される。

　以上述べてきた中で再度確認しておきたいポイントは次の点である。
①サービス計画の目標は何に依拠しているか
②サービス計画の根拠となる情報は正確か
③意思決定を共同作業で行っているか。また責任者のリーダーシップと責任が示されているのか
④利用者が計画策定に参画し、彼らの同意を得るような試みがなされているのか
⑤計画が本来の目的に則って実行されているか
⑥提供したサービスのモニタリングを行い、次のサービス計画に反映できるような仕組み作りができているか

4. サービスの品質評価と品質管理

A. サービスの品質評価

　顧客の満足となる一般的なサービスの品質評価は、消費者が事前に抱いていた期待と実際に受けたサービスの業績とのギャップによるものとされ、測定されてきた。

　その影響因子の1つであるサービス・エンカウンターは、消費者と提供者が出会う場であり、これは企業が提供するサービスと顧客の直接的な接点であり、そこでの体験が当該サービスに対する顧客満足度を左右するため重要視されている。サービス・エンカウンターの中核をなすものが、顧

客と従業員との接触であり、その中でも店舗等における顧客と従業員の対面的接触は最も基本的なものである。したがって、サービス・エンカウンターにおける従業員に対する顧客の評価は、当該サービスに対する顧客満足度に大きな影響を与えていると考えられる。

それに対して、1980年にドナベディアンは、医療の質は「構造（Structure）」「過程（Process）」「成果（Outcome）」という3つの側面から評価できるとした(4)。構造的側面とはモノや人の配置などの物的あるいは人的資源の側面、過程的側面とは医療従事者の態度や行動の側面、結果的側面とは治療や看護の結果としての患者の健康状態やQOL（生存生活人生の質）の側面である。医療をどのように行ったのかを「過程」では問われる。医療者側が一方的に行ったものだけでなく、患者が行ったこと（リハビリや薬の服用など）も過程に含まれる。成果（アウトカム）とは、提供された医療に起因する個人または集団の変化のことである。

> ドナベディアン
> Donabedian, Avedis
> 1919～2000

B. 品質管理

品質管理について、「QCサークル活動」と「業務標準化」について述べておきたい。

「QCサークル活動（キューシーサークル）」は、同じ職場内で品質管理活動を自発的に小グループで行う活動である。そして、「TQC」（全社的品質管理）全社的品質管理活動の一環として自己啓発、相互啓発を行い、QC手法を活用して職場の管理、改善を継続的に全員参加で行うものである。

改善活動の内容は生産設備の改造や工具の新作、製作など業務効率の向上や作業安全性の確保、品質不具合防止など生産に関わる範囲すべてにわたる。改善は上からの命令で実行するのではなく作業者が自分で知恵を出して変えていくことが大きな特徴で、企業側はQCサークルなどの形で活動を支援することが多い。また、改善は一度行ったら終わりではなく、次々と改善を行っていく持続性、継続性が重視されている。

業務標準化とは、業務効率・業務品質・安全性等の視点を総合的に踏まえ、最適な業務手順（＝標準手順）を組織的に決め、その業務手順を徹底させることである。その主な目的は、①人によるバラつきの排除、②業務効率の向上、③業務品質の向上・安定にある。

> QC
> quality control
>
> QCサークル活動
>
> 業務標準化

5. チームアプローチによる実践

　福祉サービスの提供は、個々の職員レベルの判断で完結するものではない。社会福祉組織が進める事業（援助）は多面的であり、多くの人が共同で事に当たり、その上多業種と協働しなければ、本当の意味でのサービスの提供は難しいのである。組織・経営という観点は、この意味で非常に重要である。組織全体として、現在の利用者・地域の潜在的な利用者に適切に対応していくには、**表9-2**のような組織としてのダイナミズムが必要となる。これによって、利用者は適切なサービスを受けることができ、職員自身も、ソーシャルワーカーとして成長することができる。

表9-2　組織・職員の発展していくプロセス

- 以下の点を組織として積極的に把握しようとする。
  　地域社会が当福祉施設（組織）に対して抱いているニーズの変化
  　現在の組織の利用者の生活様式の変化
  　内部のシステム上の問題
  　　　　　↓
- 職員が自ら組織を改善する必要性を感じる
  　　　　　↓
- 組織・施設としての解決可能な問題を選択する
  　　　　　↓
- 職員、財源、地域社会の協力の確保に見通しを立てる
- 新計画の実施で職員の負担過剰、精神的動揺を伴わないようにする
- 従来の事業を整理し、問題解決が困難なもの、他事業に利用者の移管が必要なものなどは、地域社会へ協力を求めて処理する
  　　　　　↓
- 計画の意義を職員が理解し、意見がいえる体制を作る
- 目標遂行のために、組織内で支え合う雰囲気が生じる
  　　　　　↓
- 準備段階では、従来業務と並行して新しい計画に取り組む
- 現在の職員は計画の実現に向けて模索し、自己研鑽する
  　　　　　↓
- 上記にあわせて、組織内での業務の効率化を検討する。業務の優先順位を見直し、不要な過程を省略する
- すべての過程を自分たちの組織で担おうとせず、他の組織との連携を考慮に入れる
  　　　　　↓
- 計画に取り組むことで、集団の目的、チームワークとリーダーシップ、役割の分化と連携、個々の職員の士気が高まり、成功体験によって、それが自信へとつながる
  　　　　　↓
- 組織の作業手順・規定・ルール・役割分担が確立する（新たなシステムに変わる）
  　　　　　↓
- 計画が実現して、社会的な評価を得る
- 成果に対して職員が適切な評価を受ける
  　新たな地域ニーズが見出され、それに対する取組みが検討される

以上は、顕在的・潜在的なサービス利用者のニーズに適切に、組織として対応することで、組織も職員も成長していくプロセスである（**表9-2**）。職場での人間関係を壊さないために、職員の都合に合わせた妥協がなされる場合がある。いうまでもないが、チームアプローチは、友達のような仲良し関係を作ることではない。本来のチームアプローチの連携は、適切な目標を設定し、信頼関係を軸に、その実現に向けて適切な役割分担をしていく関係である。

　繰り返すが、福祉サービスの提供は、個の職員の技術の問題だけに帰するものではない。組織としてどのようにニーズに取り組むかであり、そのニーズが多様化する今後は、さらにその有り様が問われてくるだろう。

注)
(1) 小島蓉子「クオリティー・オブ・ライフと社会リハビリテーション」『総合リハビリテーション』12（4），医学書院，1984，p.283.
(2) スターク，J.「子供のQOLから大人のQOLまで」シャロック，R. L.編／三谷嘉明・岩崎正子訳『知的障害・発達障害を持つ人のQOL―ノーマライゼーションを超えて』医歯薬出版，1994，p.78.
(3) ドラッカー，P. F. 著／上田惇生訳『チェンジ・リーダーの条件―みずから変化をつくりだせ！』ダイヤモンド社，2000，p.38.
(4) ドナベディアン，A. 著／東尚弘訳『医療の質の定義と評価方法』健康医療評価研究機構，2007.

ジェネリックポイント

組織という視点が、従来のソーシャルワークで学んできたことと、うまくつながらないのですが。

今までのソーシャルワーク教育では、ともすると個別の援助技術のみに注目されていたきらいがありました。しかし、福祉サービスは、ソーシャルワーカーたちを雇用する組織が適切に機能していないと、利用者に十分に届きません。組織が大きくなると、自分の業務分担だけを考える人が、必ず現れるからです。そこで、組織という視点で福祉サービスを考えることが重要になるのです。

理解を深めるための参考文献

- ドラッカー，P.F. 著／上田惇生訳『マネジメント』ダイヤモンド社，2001．
  マネジメントの大家ドラッカーが述べた言葉のエッセンスを集約している。福祉サービスを考えていく上では極めて示唆に富む。
- ドラッカー，P.F. 著／上田惇生訳『非営利組織の経営』ダイヤモンド社，2007．
  ドラッカーはマネジメントに関して、営利企業だけではなく非営利組織に関しても述べている。使命を見失いがちな社会福祉サービスの現状で極めて示唆に富む。
- サンダース，B. 著／和田正春訳『サービスが伝説となる時』ダイヤモンド社，1996．
  「伝説のサービス」として一世を風靡した本である。第一線の職員が利用者にどのような意識で臨むかを考える際にぜひ読んでおきたい。

 利用者の目

　ある大学の学生食堂は、職員がずっとおしゃべりをしている。料理を出す時も、注文した学生を見ない。そして、長いカウンターの先の、自分たちが立っている場所の手前に、ぽんと料理を置く。学生は、そこまで黙って取りに行く。

　学生食堂の職員は、利用者のニーズを十分に考えていないから、そんな態度をとるのだともいえる。ただこれは、ニーズなどという難しい言葉を使う以前の問題ではないだろうか。では振り返って、福祉サービスの現場ではどうだろう。サービス利用者は、何もいわないかもしれない。ただじっと見ている。

 ニーズとサービスのミスマッチ

　介護保険制度の中で財政課題が優先して、給付制限や費用負担の増大が目立つようになっている。重度の障害者の人たちは障害者総合支援法により、自宅内でのヘルパー介護や外出時の介助などの福祉サービスを活用し、毎日元気に生活し、また社会へ参加している。

　ところが65歳になると介護保険法適用へ強制的に移行させられる。支援法7条が介護保険を優先して適用することを定めているからである。

　1人の障害者が、身体の変化や環境の変化等何もなく、また生活スタイルの変更希望等もないのに、昨日までは支援法、今日からは介護保険法とされてしまう。

　その結果、それまで負担金無料で活用してきた福祉サービスが、住民税非課税世帯でも自己負担が必要になる。市場を前提にしたニーズとサービスとの関係に批判もある。そして、岡山市や千葉市では関連した訴訟も起きている。

第10章 福祉サービス組織の危機管理

1
福祉サービス組織における危機管理は、
権利擁護の視点とともに
質の向上（quality improvement）が求められている。

2
福祉サービス組織の中でのリスクマネジメントは
PDCAサイクルの手法を活用し、
継続的に改善、発展させていかなければならない。

3
個人情報保護への過剰な反応は、
却って利用者の権利を阻害し、
法律の趣旨に反する結果を招く場合がある。
適切なサービスを安心して利用できることを前提として、
個人情報保護に取り組む必要性を理解する。

4
苦情対応の取組みは、
サービス提供体制の変革だけでなく、
ニーズの正確な把握、理解が不可欠である。

5
第三者評価事業の意義は、
施設長以下、従業者全員が、
職場や仕事のあり方を客観的にみつめ、
事業所全体で福祉サービスの質の向上につなげることにある。

6
サービスの質の向上の取組みは、利用者の利益だけでなく、
従事者にとっても働きがいのある事業所の実現につながる。
そのために認識・理解を共有していくことが大切である。

1. 危機管理とは何か

リスクマネジメント
risk management

危機管理は「リスクマネジメント」の訳語として、一般的に企業等の活動の中で着目されてきた。「リスク」とは企業活動を阻害する要因である。リスクマネジメントとは、そのリスクの発生を予防したり、最小限に抑えること、万が一発生した場合の対応策を含めた取組みとされている[(1)]。

介護保険制度の施行や社会保障等の基礎構造改革の動きの中で、多様な事業体、とりわけ株式会社のような一般営利企業の福祉分野への参入が推進される中で、福祉サービスにおいても危機管理が重視され、組織・活動体制の整備が求められている。

社会福祉法3条（基本理念）
福祉サービスは、個人の尊厳の保持を旨とし、その内容は、福祉サービスの利用者が心身ともに健やかに育成され、又はその有する能力に応じ自立した日常生活を営むことができるように支援するものとして、良質かつ適切なものでなければならない。

A. 福祉サービスにおけるリスクマネジメント

従来、福祉サービスにおけるリスクマネジメントは、社会福祉の対象となる人たちの権利擁護に関わる阻害要因の予防と回避、発生時の適切な対応という側面が重視されてきた。

社会福祉法人は、憲法25条2項の公的責任に基づき、措置費や行政からの補助金などにより非営利で公益性の高い事業を行ってきた。しかし介護保険制度では、営利法人と同じ土俵（市場）で主に介護報酬から収益を得て事業を経営することとなった。

株式会社が公益性の高い事業を行う場合においても、法人の性質とすれば、経済的利益が得られない状況が継続するような場合は撤退することになる。しかし社会福祉法人にあっては、とりわけ権利擁護に関わる場合、本来容易にその事業から撤退することはできない。提供するサービスとともに経営に対する社会福祉法人の責任が一層問われることになる。

適正な事業経営とサービス提供は密接な関係にあり、福祉サービスにおいては、より幅広いリスクマネジメントが求められることになったといえる。

B. 福祉サービスに求められるリスクマネジメント体制

2002（平成14）年4月に策定された「福祉サービスにおける危機管理（リスクマネジメント）に関する取り組み指針――利用者の笑顔と満足を求

めて」に基づいて、「社会福祉施設における全課程において発生する全ての人身事故で身体的被害及び精神的被害が生じたもの」と捉えて、そのためには「質の向上」と「個別性」に基づいた事業所ごとの創意工夫と十分な検討に基づいたサービス提供に伴う人身事故への対応について、リスクマネジメントの指針が示されている。

この間も、社会福祉法人の組織、運営、財務へのリスクマネジメントへの取組みが進められてきた。2017（平成29）年3月に社会福祉法改正により、社会福祉法人の法人組織、運営に関する新たな体制整備が求められることになった。同法改正によりサービス提供に留まらず、法人経営そのものの体制や運営への整備が進み、これまで以上にリスクマネジメントが求められることとなった。

リスクマネジメントについては、社会福祉法人の組織・経営に関わるリ

表10-1　社会福祉法人・社会福祉事業（サービス）のリスク要因

社会福祉法人経営のリスク	福祉サービス提供のリスク
①「組織」リスク 　理事会・評議員会の機能不全、理事長等の役員の独断専横 ②「財務」リスク（財務規律） 　収支に関するリスク 　　赤字、債務超過 　経理処理上のリスク 　　経理処理のミス、不正経理（役員・事業所） ③制度リスク 　基準違反（施設基準、人員基準） 　介護保険給付請求処理のミス 　介護保険給付請求の不適切、不適正請求 ④建物設備リスク 　施設管理のリスク 　　外壁剥落、外部設備取付不良 　　設備の管理：メンテナンス不良による故障、冷暖房装置の故障 　　衛生管理：空調設備の不潔による感染症の発生、浴用水の衛生管理（レジオネラ菌） 　　エレベーター等の故障 ⑤人事・労務リスク 　人材確保 　　基準人員の確保困難、離退職者 　労働法上の管理 　　超過勤務等による過重労働、有給休暇等の取得困難等 　ハラスメント 　　パワーハラスメント、セクシャルハラスメント等 　精神衛生 　　ストレス（抑うつ、統合失調症ほか） 　労働災害（業務中のケガや病気） ⑥災害リスク 　火災、自然災害（地震・風水害・落雷）、その他（大規模停電など）	①人身事故リスク 　転倒打撲・骨折、落下、誤嚥、火傷、誤薬、離設（行方不明）等 ②感染症リスク 　インフルエンザ、ノロウイルス、食中毒、疥癬、結核等 ③虐待リスク 　身体的暴力、ネグレクト、暴言、搾取 ④ハラスメントリスク 　組織・職員間および職員・利用者間でのパワーハラスメント、セクシャルハラスメント他 ⑤窃盗・不正管理リスク 　利用者の金品の窃盗、預かり金等の不正 ⑥制度 　施設基準、人員基準の遵守違反

出典）筆者作成．

スクと法人が運営する福祉サービス提供に関わるリスクがある。それぞれに応じた体制整備が不可欠である。

表10-1では社会福祉法人経営リスクと福祉サービス提供のリスクに分けているが、いずれの場合もリスクが発生した場合、事業存続そのものに関わるリスクになる可能性があることに留意したい。

C. リスクマネジメントの原理とプロセス

[1] ハインリッヒの法則

> ハインリッヒの法則
>
> ハインリッヒ
> Heinrich, H. W.
> 1886〜1962

H.W. ハインリッヒは、1929年に「1つの重大事故の背後には29の軽微な事故があり、その背景には300の異常が存在する」という労働災害における経験則を示し、「ハインリッヒの法則」として知られる（図10-1）。

> インシデント
> incident

特に「その背景には300の異常が存在する」ことについて、事故としては未遂であることから、インシデントとして重視して、原因分析、再発防止策の検討をすることが事故防止につながるリスクマネジメントの取組みの考え方である。

図10-1　ハインリッヒの法則

```
        1件の
        重大事故
      29件の軽微
       な事故
    300件の異常
    （ヒヤリハット）
```

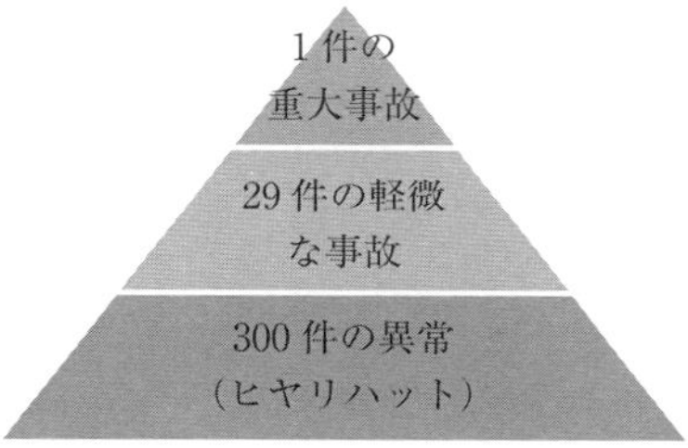

出典）山田滋・東田勉著／三好春樹・下山名月監修『完全図解　介護リスクマネジメント（事故防止編）』介護ライブラリー，講談社，2018，p.44.

インシデントという英語ではわかりにくいことから、事故には至らず「ひやりとしたこと」「ハッとしたこと」の異常事象を積極的に捉えて、チーム内で共有していくという趣旨から、「ヒヤリハット」と言い換えて使われるようになった。

> ヒヤリハット

「ヒヤリハット」を積極的に報告し、再発防止に役立てていく一連のプロセスを「ヒヤリハット活動」という。福祉サービス以外のさまざまな医療、看護、多くの産業領域で取り入れられている手法である（図10-2）。

> ヒヤリハット活動

しかし、ヒヤリハット活動は事故が減ることに直結していない。前提として「事故防止のための基本活動」を着実に行い、定着した環境の中でさらに対応ができなかった危険を発見し改善に取り組む「事故防止の基本活

図10-2　ヒヤリハット活動のプロセス

```
事故防止の基本活動
　【組織・チームの中で安全を確保するためのルールを遵守することの徹底】
　　業務手順の中で、安全確保のルールを徹底し、ルールを守らない事故の撲滅
　　　　　↓
　【危険を発見し改善する活動】
　　①建物・設備・備品器具等の危険箇所の発見と改善
　　②業務工程(例：介護などの支援方法、動作等)の危険の発見と改善
　　③対象個別(利用者個別)の危険性(身体能力、認知能力、健康状態等)の把握と対応
　　　　　↓
　【ヒヤリハット活動】
　　事故防止のための基本活動で対応できなかった危険の発見、改善
```

出典）山田滋・東田勉／三好春樹・下山名月監修『完全図解　介護リスクマネジメント（事故防止編）』介護ライブラリー，講談社，2018，p.44-45.

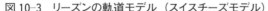

動」が適正に行われることによって、有効に機能するとされている。

［2］リーズンの軌道モデル（スイスチーズモデル）

J.リーズンが提唱した事故モデルとして、ハインリッヒの法則とともにリスクマネジメントのモデルとして有名である。

穴の空いたスイスチーズを連想して『スイスチーズモデル』ともいわれている。

リーズンは「事故は単独の事象で発生するのではなく、複数の事象が関係し連鎖して発生する」としている。通常、事故が想定される場合には、

> リーズンの軌道モデル
> （スイスチーズモデル）
>
> リーズン
> Reason, J.
> 1938〜

図10-3　リーズンの軌道モデル（スイスチーズモデル）

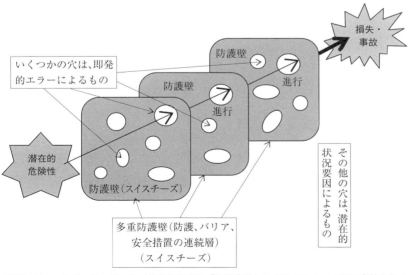

出典）ジェームズ・リーズン著／佐相邦英監訳『組織事故とレジリエンス―人間は事故を起こすのか、危機を救うのか』日科技連出版社，2010，p123.

事故防止のためのいくつかの安全対策として物理的、知識や技術的な、また組織としての安全への取組みなどの重複した『防護壁（スイスチーズ）』を設けているが、「事故はこれらの防護壁の脆弱な部分や連鎖的なエラーの隙（スイスチーズの穴）を通過してくる」ことによって発生する事象が事故となるとしている（図 10-3）。

このことから、事故は個人によるヒューマンエラーだけでなく、複数の人びとや組織的な要因によって発生することが多いとしている。

D. 質の向上を目指した体制の構築

リスクマネジメント体制を実効あるものとするためには、以下の3要素が不可欠である。

（1）組織風土の改善

全職員が常に「安全」を認識している安全文化の醸成・共有と、何でもものがいえる風通しのよい組織風土の醸成。

（2）組織全体で取り組む

経営者、施設長と現場職員とが、現場の課題を共有する等の組織全体による一体的な取組み。

（3）継続的な取組み

PDCA サイクルの考え方に基づく、リスクマネジメントの継続的な改善と発展の取組み。

［1］PDCA サイクル

PDCA は、Plan（計画）→ Do（実行）→ Check（点検）→ Act（見直し）のサイクルにより、取組みを継続的に改善していく仕組みである（図 10-4）。

> **PDCA**
> ISO9000 などの品質管理の考え方にも広く取り入れられている循環的改善プロセス。

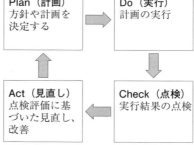

図 10-4　PDCA の概念

PDCAは、日々の通常業務において、個々の職員が学習のきっかけとなる事象を集約し、そこから改善のための気づきを得て学習・成長につなげていくという自立性や継続性を重視している[(2)]。

　リスクマネジメント体制を確立するには、組織全体が、このPDCAサイクルの中で、「自ら学び」「自ら改善する」姿勢を体得しなければならない。

　またPDCAサイクルは、組織だけでなく個人に対しても求められる。利用者が持つ個別のリスクを評価し、ケアプランに反映させ、実施し、必要に応じて見直していくことが必要となる[(3)]。

[2] 報告システム[(4)]

　PDCAサイクルが有効に機能する前提として、介護の現場で起きる事故や、事故には至らなかったが危険性の高い事象について報告をするシステムが不可欠である。

　傷害などの実害が出た事故報告書だけでなく、未然に防ぐことができた出来事についても「インシデント報告」として報告することが重視されている。また「ヒヤリ・ハット報告」と名称を変えて、実際に起きたことだけではなく、危険に対する職員の気づき等も報告の対象とする取組みも普及している。

> インシデント報告
>
> ヒヤリ・ハット報告

　しかし、特に事故報告は「始末書」のイメージが払拭できず、組織や職員の減点材料となりかねない。迅速で正確な報告は、逆に職員の責任を軽減し、より適切な対応につながるということを、組織の中の共通認識とし、自律的に運用されなければならない。

[3] 報告内容の効果的な分析手法

　報告は事故の本質的な問題点を見出し、核心を押さえた改善につなげるために必要不可欠である。ただし、そのためには事故の正しい分析が必要となる。

　多様な分析手法があるが、代表的な2つの手法を紹介する[(5)]。

(1) SHEL（シェル）モデル

　事故やヒヤリ・ハット報告をソフトウエア、ハードウエア、環境、人の各側面から多角的に分析する手法である。

(2) 4M-4E マトリクス表

　事故の要因と対策の分類整理法。4Mの側面から事故等の要因を分析するとともに、その要因ごとに、4Eの側面から対策を分析する手法である。

> SHEL（シェル）モデル
> ソフトウエア(Software)、
> ハードウエア(Hardware)、
> 環境(Environment)、
> 人(Liveware)。
>
> 4M
> Man（人間）、
> Machine（物）、
> Media（環境）、
> Management（管理）。
>
> 4E
> Education（教育訓練）、
> Engineering（技術）、
> Enforcement（強化）、
> Example（模範）。

[4] 運営システム

　報告システムを有効に機能させるためには、収集した報告を分析し、改善のための取組みや実施状況の把握、効果の評価を実施するシステムの構築が求められる。

　これらの一連の活動が「リスクマネジメント委員会」「安全管理委員会」等の名称で呼ばれる委員会組織の設置、運営である。委員会は、福祉サービス事業所における事故防止や安全の確保を担う機能を持つ。

(1) 委員会の果たすべき機能[6]

①情報を集約し分析する
②収集した情報に基づいて対策を検討し決定する
③対策を周知する
④対策の効果を検証する

(2) 委員会の構成と権限

　委員会が機能するには、決定が迅速に実施できること、決定内容が事業所全体に周知徹底できることが重要である。実効性のある委員会とするためには、「現場から管理者まで幅の広い職種から構成されていること」や「メンバーの役割が明確になっていること」も重要といえる。

　また、組織全体の意思決定機関から必要な決定権限が明確に委譲されていることが必要である。

[5] 指針やマニュアル等の整備

　介護等のケアサービス領域では、医療や看護の領域のような知識や経験の蓄積がまだ不十分であることから、ケアの方法論や介護方法等の標準化が必ずしも進んでいない。

　利用者の立場からすれば、最低限必要なケアについては、職員の誰が行っても同じ内容・方法で行われることが必要である。このような視点から、「指針」や「マニュアル」（手順書）の整備が求められている。

指針

　また指針やマニュアルは、ケアの内容に応じた安全確保の原則を明示するとともに、現場からの提案などを通じて、適宜見直しと改善が行われ、より安全性を高めるものにしていかなければならない。

[6] 教育・訓練（研修）

　リスクを認識、理解し、適切なケアを実施するには、職員の教育・訓練が不可欠である。

　教育・訓練は、「基本の周知」→「意識変革」→「自立的取組み」の3段階で実施する。主体的、自発的に問題意識をもち、改善の提案、具体的

な取組みを行うことのできる職員の育成が目標となる[7]。

[7] 利用者・家族との信頼関係に基づいた連携の実現

またリスクマネジメント体制をより充実させるには、日常的な利用者や家族とのコミュニケーションを通じて、事業所や職員との信頼関係を構築する必要がある。

福祉サービスは単に必要な物を提供するのではない。利用者を1人の独立した人間として認め「自立した生活の実現への支援」を行わなければならない。つまり利用者をサービスを受けるだけの受動的存在と見なすのでなく、事業所や職員と連携できるパートナーであると捉える視点が必要なのである。

リスクマネジメントの観点からいえば、このことは「事後対応型」から「意見聴取型」へ、「意見聴取型」から「利用者・家族参加型」に進展させることであるといえる[8]。

E. 福祉サービスにおけるリスクマネジメントの方向性

サービス利用者には、心身の障害に加えて、重度化や加齢に伴う機能低下によりさまざまな「生活リスク」が出現する。事故を一切起こさないことを目標に据えれば、利用者には何もさせず、まるで「真綿でくるむように」管理する他に方法はないだろう。しかしそれでは人間らしい生活を営んでいるとはいえない。福祉サービスの提供にあたっては、事業者は利用者のどのような生活＝「暮らし」を援助するのか、利用者や家族は事業者に何を期待しているのかを分析し、「生活リスク」に対する共通理解を元に、前述のパートナーシップを育む不断の努力が必要となる。これなしには、いかなる体制を構築したとしても、福祉サービスにおけるリスクマネジメントは成り立たない[9]。

> 生活リスク
> 病気、加齢による機能低下、家族や親族との関係、住宅などの生活環境、地域との関係、経済力の低下等が起因となって、それまでの生活が困難になる要因。

2. 個人情報保護とプライバシー

A. 個人情報保護の背景

個人情報の保護が必要になった背景には、コンピュータの発達やインタ

―ネットの普及が大きい。

莫大なデータを簡単に処理できるようになった反面、些細なミスが大量の情報流出などの取り返しのつかないような事故につながるようになったからである。

この問題は早くから国際的にとり上げられ、1980（昭和55）年9月にはOECD理事会において「プライバシー保護と個人データの国際流通についてのガイドラインに関する勧告」として、いわゆるOECD8原則が示され、個人情報保護の国際基準となっている。

B. 個人情報の保護に関する法律（個人情報保護法）

2005（平成17）年4月に「個人情報の保護に関する法律」が施行され、「個人情報」とは「生存する個人に関する情報」であること、氏名や生年月日その他の記述などにより「特定の個人を識別することができるもの」と定義された。

施行10年を経過する中で、情報通信技術は飛躍的に発展し、施行当時想定していなかった問題が顕在化してきた。特に、個人情報保護の名の下に、必要な情報が隠されてしまったり、活用することができないことによる弊害もみられるようになったことから、個人情報の保護を図るとともに、個人情報の利用を促進して、国民の安全や安心を向上させながら、あらたな産業やサービスの創出を目的に[10]、2015（平成27）年9月に、「個人情報の保護に関する法律」（改正個人情報保護法、以下「法」）が改正され、改正法成立後2年以内に施行するものとされ、2017（平成29）年5月に全面施行された。改正個人情報保護法においても「個人情報」の定義に変更はない（法2条）。

旧法では所管が消費者庁であったが、新たに内閣府の外局として個人情報保護委員会が2016（平成28）年1月に設置され所管が移行した。

また新たに「個人情報取扱事業者」（法2条5項）が、改正個人情報保護法の義務を負う者とされた。個人情報取扱事業者の範囲は、法人、個人また営利、非営利を問わないとされ、個人事業主、NPO、自治会なども対象となる。

具体的には、「仕事」「事業」として使うメールソフトのアドレス帳や携帯電話の電話帳、ソフトウエア等でリスト化された従業員や顧客台帳、50音順に整理されたり、インデックスが付けられ、登録カードなども個人情報に該当することが明示された。

旧法では、取り扱う個人情報が5000名以下の小規模事業を除外すると

プライバシー保護と個人データの国際流通についてのガイドラインに関する勧告

OECD8原則
①収集制限の原則、②データ内容の原則、③目的明確化の原則、④利用制限の原則、⑤安全保護の原則、⑥公開の原則、⑦個人参加の原則、⑧責任の原則。

個人情報の保護に関する法律（個人情報保護法）
平成15年5月30日法律第57号

個人情報保護法の主な改正点
①個人情報の定義の明確化等
②適切な規律の下で個人情報等の有用性を確保
③個人情報の流通の適正さを確保（名簿屋等対策）
④個人情報委員会の新設とその権限
⑤個人情報の取扱いのグローバル化対応
⑥請求権の明確化

個人情報保護委員会の任務
改正個人情報保護法に基づき、個人情報の適正かつ効果的な活動が新たな産業の創出並びに活力ある経済社会及び豊かな国民生活の実現に資するものであることその他の個人情報の有用性に配慮しつつ、個人の権利利益を保護するため、個人情報の適正な取扱いの確保を図ること、としている。また、主たる業務は以下のとおりである。
①特定個人情報の監視・監督に関すること
②苦情あっせん等に関すること
③個人情報の保護に関する基本方針の策定・推進
④国際協力、⑤広報・啓発

図 10-5　個人情報保護に関する法律・ガイドラインの体系

民間分野
- ガイドライン（通則編・外国第三者提供編・確認記録義務編・匿名加工情報編）（＊2）
- 個人情報保護法（＊1）（4～7章：個人情報取扱事業者等の義務、罰則等）（対象：民間事業者）

公的分野
- 行政機関個人情報保護法（＊3）（対象：国の行政機関）
- 独立行政法人個人情報保護法（＊4）（対象：独立行政法人等）
- 個人情報保護条例（＊5）（対象：地方公共団体等）

個人情報保護法（＊1）（1～3章：基本理念、国及び地方公共団体の責務・個人情報保護施策等）
個人情報の保護に関する基本方針

（＊1）個人情報の保護に関する法律
（＊2）金融関連分野・医療関連分野・情報通信関連分野等においては、別途のガイドライン等がある。
（＊3）行政機関の保有する個人情報の保護に関する法律
（＊4）独立行政法人等の保有する個人情報の保護に関する法律
（＊5）個人情報保護条例の中には、公的分野における個人情報の取扱いに関する各種規定に加えて、事業者の一般的責務等に関する規定や、地方公共団体の施策への協力に関する規定等を設けているものもある。

出典）個人情報保護委員会「個人情報保護に関する法律・ガイドラインの体系イメージ」．
http://www.ppc.go.jp/files/pdf/personal_framework.pdf

匿名加工情報（制度）
改正法により新たに導入された制度。特定の個人が識別できないように個人情報の加工、当該個人情報を復元できないようにした情報のこと。一定のルールの下で、本人同意を得ることなく、事業者間におけるデータ取引やデータ連携を含むパーソナルデータの利活用を促進することを目的にしている。利活用想定例としては、ポイントカード等の利用履歴等を複数の事業者間で利活用し、新たなサービスや革新的なシステムを創出する可能性などが考えられている。

した、いわゆる「5000件要件」が撤廃され、事業規模、取り扱う情報数に関係なく、改正個人情報保護法が適用されることになった（法2条5項）。

なお「報道機関」、「著述を業として行う者」、「学術研究機関等」、「宗教団体」、「政治団体」については、それぞれの業務、活動の用に供する目的の範囲において、義務規定（法第4章）の適用が除外されている（法76条）。

新たに保護が必要な情報として、①「個人情報」生存する特定の個人を識別できる情報（法15条～18条および35条）、②「個人データ」媒体の種類にかかわらず、特定の個人情報を検索できるように体型的に構成したもの（いわゆるデータベース等）（法19条～26条）、③「保有個人データ」個人データのうち、開示、訂正、消去等の権限を有し、かつ6ヵ月を超えて保有するもの（法27条～33条）の3つに分け、それぞれに実施しなくてはならない義務が定められた。

C. 医療・介護関係領域と改正個人情報保護法

厚生労働省は、改正個人情報保護法の主務大臣として関係する「医療・介護分野」、「医学研究分野」、「雇用管理分野」、「職業紹介等・労働者派遣分野」、「技能実習分野」、「企業年金分野」のそれぞれの分野で、ガイドラ

イン、ガイダンスおよび指針等を策定している。

　医療・介護分野では、改正個人情報保護法全面施行に伴い、個人情報保護委員会により「個人情報の保護に関する法律についてのガイドライン」（以下、新ガイドライン）が策定され2017（平成29）年5月の全面施行に伴い適用された。これにより従来の「医療・介護関係事業者における個人情報の適切な取扱いのためのガイドライン」は廃止され、新たに新ガイドラインを基礎として、対象事業者等が行う個人情報の適正な取扱いの確保に関する活動を支援するための具体的な留意点・事例等を示した「医療・介護関係事業者における個人情報の適切な取扱いのためのガイダンス」（以下、ガイダンス）を策定した。

> ガイダンス
> 「医療・介護関係事業者における個人情報の適切な取扱いのためのガイダンス」個人情報保護委員会 2017（平成29）年4月14日

[1] ガイダンスの基本的な考え方

　個人情報の取扱いについて、改正個人情報保護法3条において「個人情報が、個人の人格尊重の理念の下に慎重に取り扱われるべきものである」ことを踏まえ、個人情報を取り扱うすべての者は、その目的や容体を問わず、個人情報の正確と重要性を十分認識し、適正な取扱いを図ることが求められている。

　医療や介護分野は、法6条（法制上の措置等）に基づいて、適正な取扱いを厳正に実施の確保をする分野として積極的な取組みが求められるとしている。これらを基にして、遵守すべき事項及び遵守することが望ましい事項を具体的に示すものとしている。

> ガイダンスI-2.
> 本ガイダンスの構成及び基本的考え方

[2] ガイダンスの対象となる範囲

　ガイダンスの「医療・介護関係事業者」とは、①病院、診療所、助産所、薬局、訪問看護ステーション等（医療機関等）、②介護保険法に規定する居宅サービス事業、介護予防サービス事業、地域密着型サービス事業、地域密着型介護予防サービス事業、居宅介護支援事業、介護予防支援事業、及び介護保険施設を経営する事業、老人福祉法に規定する老人居宅生活支援事業及び老人福祉施設を経営する事業その他高齢者福祉サービス事業を行う者としている。ただし、個人情報保護に関する他の法律や条例が適用される、国、地方公共団体、独立行政法人等が設置するものは除外されている。これらの事業者も医療・介護分野における個人情報保護の精神は同一として、ガイダンスに十分配慮することを求めている。

　また医療・介護事業者から委託を受けた業務（検体検査、食事提供、清掃、医療事務等）を遂行する事業者については、業務委託にあたりガイダンスの趣旨を理解し、適正な対応を行う事業者を委託先として選定するこ

> ガイダンスI-3.および4.
> 3. 本ガイダンスの対象となる「医療・介護関係事業者」の範囲
> 4. 本ガイドラインの対象となる「個人情報」の範囲

と、定期的に個人情報の取扱いについて確認し適切な運用が行われていることを確認するなどの措置を講ずることを求めている。

[3] 透明性確保と対外的明確化

ガイダンスでは、個人情報保護法3条の「個人情報は、個人の人格尊重の理念の下に慎重に取り扱われるべきものであることにかんがみ、その適正な取扱いが図られなければならない」との指摘に基づき、以下の2点に言及している。

① 事業者は個人情報保護に関する考え方や方針に関する宣言（プライバシーポリシー等）および個人情報の取扱いに関する明確かつ適正な規則を事業所において策定し、それらを対外的に公表する。

② 利用者等から本人の個人情報の取扱いについての問い合わせがあった場合は、各事業者所の規則に基づいて、迅速に情報提供等を行う。

またこうした利用目的等の公表には、以下の趣旨があることに留意するべきだとしている。

① 医療・介護関係事業者で個人情報が利用される意義について利用者等の理解を得る。

② 個人情報保護法を遵守し、個人情報保護のため積極的に取り組んでいる姿勢を対外的に明らかにする。

ガイダンスⅠ-6.
医療・介護関係事業者が行う措置の透明性の確保と対外的明確化

プライバシーポリシー

[4] 責任体制の明確化と利用者窓口の設置等について

同じくガイダンスでは、事業者に対し、個人情報の適正な取扱いを推進し、情報漏洩等の問題に対処するために以下のような体制の整備を求めている。

① 個人情報の取扱いに関し、専門性と指導性を有し、事業者の全体を統括する組織体制・責任体制を構築する。

② 個人情報保護に関する規則の策定、安全管理措置の計画立案等を効果的に実施できる体制を構築する。

③ 個人情報に関して、利用者がいつでも気軽に問い合わせができる窓口機能等を確保する。

④ 利用者からの相談・苦情に対応する窓口機能等の整備とともに、サービス提供に関する相談機能と有機的に連携した対応が行える、利用者の立場に立った対応の体制を整備する。

ガイダンスⅠ-7.
責任体制の明確化と患者・利用者窓口の設置等

[5] 遺族への情報提供の取扱いについて

個人情報保護法の対象は生存する個人の情報とされ、死者の情報は原則

ガイダンスⅠ-8.
遺族への診療情報の提供の取扱い

ガイダンスⅠ-9.
個人情報が研究に活用される場合の取扱い

サイドバー

遺族に対する情報提供

診療情報の提供等に関する指針
平成15年9月12日医政発第0912001号
9　遺族に対する診療情報の提供
○医療従事者等は、患者が死亡した際には遅滞なく、遺族に対して、死亡に至るまでの診療経過、死亡原因等についての診療情報を提供しなければならない。
○遺族に対する診療情報の提供に当たっては、3、7の(1)、(3)及び(4)並びに8の定めを準用する。ただし、診療記録の開示を求め得る者の範囲は、患者の配偶者、子、父母及びこれに準ずる者（これらの者に法定代理人がいる場合の法定代理人を含む。）とする。
○遺族に対する診療情報の提供に当たっては、患者本人の生前の意思、名誉等を十分に尊重することが必要である。

プライバシー

いわゆる「過剰反応」を踏まえた基本方針の改定
「昨今、プライバシー意識の高まりや個人情報を取り扱う上での戸惑い等のさまざまな要因から、社会的な必要性があるにもかかわらず、法の定め以上に個人情報の提供を控えたり、運用上作成可能な名簿の作成を取り止めたりするなど、いわゆる「過剰反応」が生じている。」として、2004（平成16）年4月に閣議決定した「個人情報の保護に関する基本方針」について、①国、地方公共団体は事業者および国民に対する広報啓発に積極的に取り組む、②過剰反応の背景に情報の取扱いに不安を感じていることが一因とし、法の適切な運用、個人情報の適切

本文

として個人情報とならない。遺族に対する情報提供については「診療情報の提供等に関する指針」の9に定められている取扱いに従って提供を行う。

[6] 研究に活用される場合の取扱いについて

大学その他の学術研究を目的とする機関等が、学術研究を目的に個人情報を取り扱う場合については、改正個人情報保護法の規定やガイダンス等は適用されない。ただし、法76条3項（適用除外）により、当該機関は自主的に個人情報の適正な取扱いを確保するための措置を講ずることが求められている。

E. プライバシーの保護

プライバシーの概念は、19世紀末に米国において「そっとしておいてもらう権利」として提唱され、学説や判例を通じて認められてきた人格に関する権利の1つである[11]。

プライバシーの定義については多様な考え方があるが、近年「自分を他人から識別するあらゆる情報について自分の承諾なしに使われず、常に自分自身が主体的にこれをコントロールできる権利」という「個人情報のコントロール権」の考え方が、大きな比重を占めると考えられてきている。

個人情報保護法とプライバシー保護との関係については、「個人情報保護法は、個人情報取扱事業者が個人情報の適正な取扱いのルールを遵守することにより、プライバシーを含む個人の権利利益の侵害を未然に防止することを狙いとしている。したがって、個人情報の取扱いとは関係のないプライバシーの問題などは、この法律の対象とならない。プライバシー侵害などが実際に発生した後の個人の権利利益の救済については、従来通り、民法上の不法行為や刑法上の名誉毀損罪などによって図られる」としている[12]。

しかし、個人情報保護法施行前後に過剰反応がみられたように、趣旨や使い方を間違えると職務の執行やサービス提供を阻害する結果となることに注意が必要である。

具体的には、①プライバシーを守るということが閉鎖性を助長させる方向で使われる、②プライバシーや個人情報の保護を口実に情報開示を拒むこと、③業務の執行やサービス提供の透明性を否定し背後にある不公平さを隠蔽する手段となる、といった場合がある。

背景には、プライバシーや個人情報の権利を過大に捉えていることの影響が大きいといえる。個人情報は本来、適切なサービスを提供するために

必要なものである。プライバシーや個人情報保護を遵守することが最終目的になってはならないことを、冷静に理解することが求められる[13]。

な取扱いを図る必要があるとして、2009（平成21）年9月1日付で一部変更した。

3. 適切な福祉・介護サービス提供体制の確保

　2000（平成12）年4月の介護保険制度の施行により、それまでの行政が利用者に責任を持つ制度から、事業者が直接利用者に責任を持つ制度に移行した。苦情や不服は、当事者である利用者と事業者との間で自主的に解決されるべきものとされた。

　しかし福祉サービス利用者の特性から、苦情を申し出ても事業者が適切に対応しない、利用者にとって不利な取扱いを受けるなどの「苦情の密室化」が起きることが予想された。そのため苦情解決に社会性や客観性を確保し、利用者の立場から事業者、都道府県のそれぞれで苦情解決の適切な取組みが求められた。

　そこで「苦情対応」、質の向上、サービスの選択や利用の支援のための「第三者評価」、「介護サービス情報公表制度」等による、利用者の権利を護る仕組みが整備された。

苦情対応
2000（平成12）年4月から事業者、都道府県ごとに「苦情解決の仕組み」が整備された。

A. 苦情対応

[1] 苦情の実態

　東京都国民健康保険団体連合会（以下、国保連）が毎年発行している「東京都における介護サービスの苦情相談白書（2018年版）」によると、2017（平成29）年度に市町村、国保連、東京都に寄せられた苦情などは、3,036件であった。その内、保険者としての窓口である市区町村での受付が2,344件（77.2％）と最も多かった。

　苦情の多い項目は「サービス提供・保険給付」に関することで、1,604件（52.8％）であった。次いで「保険料」で757件（24.9％）となっている。介護報酬改定が行われた2015（平成27）年度では、この保険料の苦情が最も多く1,546件（35.9％）であった。

　「サービス提供・保険給付」に関するサービス種類別では、居宅介護支援が328件（20.4％）、次いで訪問介護216件（13.5％）となっている。

　苦情内容別にみたサービス種類別では、「サービスの質」への苦情は

579件（36.1％）で、その内訳は、居宅介護（介護予防等含む）が141件（24.4％）、介護老人福祉施設（地域密着型介護老人福祉施設を含む）が85件（14.7％）であった。

次いで「従事者の態度」への苦情は271件（16.9％）で、居宅介護支援（介護予防支援等を含む）が98件（36.2％）と4割近くを占めている。「説明・情報の不足」への苦情は269件（16.8％）で、居宅介護支援（介護予防支援等を含む）が92件（34.2％）、次いで訪問介護、介護要望訪問介護、総合事業訪問型サービスが37件（13.8％）であった。

苦情について3年間の推移をみると、介護報酬改定が行われた2015（平成27）年度の苦情受付件数が4,302件、その後の2016（平成28）年度の3,347件、2017（平成29）年度の3,036件と比べて飛び抜けて多かった。被保険者にとって保険料や自己負担割合の引き上げなどの影響が大きかったといえる。

［2］社会福祉法における苦情対応に関わる規定

（1）社会福祉法82条（社会福祉事業の経営者による苦情の解決）

社会福祉法では、社会福祉事業の経営者は、常に、その提供する福祉サービスについて、利用者等からの苦情の適切な解決に努めなければならないとして、事業者段階での苦情解決の仕組みを規定している（図10-6）。

（2）社会福祉法83条（運営適正化委員会）

都道府県の区域内において、福祉サービス利用援助事業の適正な運営を確保するとともに、福祉サービスに関する利用者等からの苦情を適切に解決するため、都道府県社会福祉協議会に、人格が高潔であって、社会福祉に関する識見を有し、かつ、社会福祉、法律または医療に関し学識経験を有する者で構成される運営適正化委員会を置くと定められた。

都道府県段階では、都道府県社会福祉協議会に、公正・中立な第三者機関としての「運営適正化委員会」の設置を規定している。

［3］苦情に対応するための介護保険法等における根拠規定

（1）介護保険法23条（文書の提出）、76条（報告、勧告、命令）、78条9項（勧告・命令）、厚生省令第37号36条（苦情処理）他

区市町村は利用者にとって最も身近な苦情相談の窓口として、事業者に対する調査、指導助言を行う。

（2）介護保険法24条（帳簿書類の提出等）、70条、75条～78条（事業者の指定、届け出等）、92条（指定の取消等）

都道府県は、事業者指定、報告聴取等の事業者に対する指導権限を有し、

図10-6 福祉サービスに関する苦情解決の仕組みの概要図

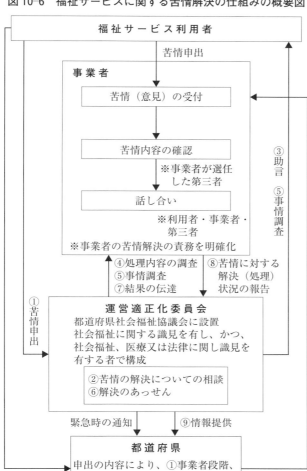

出典）厚生労働省「社会福祉基礎構造改革の実施状況について（3）苦情解決事業」2004年4月20日．

必要に応じて行政処分を行う。

(3) 介護保険法176条（国民健康保険団体連合会の業務）、厚生省令第37号36条他

　国民健康保険団体連合会は、介護サービス等の質の向上に関する調査並びに指定事業者等に対する必要な指導及び助言（苦情処理業務）を行う。

苦情処理業務

［4］福祉サービス事業者における苦情対応の体制について

　福祉サービス事業者の苦情対応体制については、「社会福祉事業の経営者による福祉サービスに関する苦情解決の仕組みの指針について（以下、指針）」が策定され、苦情解決の体制整備を求めている。

社会福祉事業の経営者による福祉サービスに関する苦情解決の仕組みの指針について
厚生省通知平成12年6月7日老発第514号等

(1) 指針で示された苦情解決体制

苦情解決責任者　①苦情解決の責任主体を明確にするため、「苦情解決責任者」を設置し、主に施設長等が担当する。

苦情受付担当者　②利用者が苦情を申し出やすい環境を整えるために、「苦情受付担当者」を事業所の生活（支援）相談員、介護支援専門員等から任命する。

③苦情解決に社会性や客観性を確保し、利用者の立場や特性に配慮した適切な対応を推進するために、学識経験者、地域住民、法人評議員などから選任した「第三者委員」を設置する。

第三者委員

(2) 第三者委員の職務

第三者委員は、①利用者からの苦情受付、②事業所での苦情解決が困難な事例に対しての意見・助言、③苦情に係る事案の改善状況等の報告聴取、④定期的な苦情及び苦情解決の報告に対しての意見・助言及び意見交換、を行う。

[5] 福祉サービス事業者の苦情解決の手順

(1) 苦情の受付

苦情の受付には、①苦情受付担当者による利用者等からの苦情の面接、電話等による随時受付、②申出用紙を使用した文書での投函、③一般職員への申出、④第三者委員への申出、⑤国民健康保険団体連合会、市町村窓口への申出、がある。

(2) 苦情受付担当者による苦情申出者への申出内容の確認

苦情受付担当者は、利用者等からの苦情受付に際し、次の事項を書面に記録し、その内容について苦情申出人に確認する。

①苦情の内容、②苦情申出人の希望、③第三者委員への報告の要否、④苦情申出人と苦情解決責任者の話し合いへの第三者委員の立会いの要否、⑤③および④が不要な場合は、苦情申出人と苦情解決責任者の話し合いによる解決を図る。

(3) 苦情申出内容の報告

①苦情受付担当者は、受け付けた苦情を苦情受付責任者および第三者委員に報告する。

②投書など匿名の苦情については、第三者委員に報告し、必要な対応を行う。

③第三者委員は、苦情受付担当者から苦情内容の報告を受けた場合は、内容を確認するとともに、苦情申出人に対して報告を受けた旨を通知する。

(4) 苦情解決に向けての話し合い

①苦情解決責任者は、苦情申出人との話し合いによる解決に努める。その

際、苦情申出人または苦情解決責任者は、第三者委員の助言を求めることができる。

②第三者委員の立ち会いによる苦情申出人と苦情解決責任者の話し合いは、次のように行う。
- 第三者委員による苦情内容の確認
- 第三者委員による解決案の調整、助言
- 話し合いの結果や改善事項等の書面での記録と確認

③「運営適正化委員会」等の紹介
苦情解決責任者等との間で解決が困難な場合、都道府県社会福祉協議会に設置されている「運営適正化委員会」や都道府県国民健康保険団体連合会を紹介するなど、必要な情報提供を行う。

(5) 苦情解決の記録および報告
①苦情受付担当者は、苦情受付から解決・改善までの経過と結果について書面に記録をする。
②苦情解決責任者は、一定期間ごとに苦情解決結果について第三者委員に報告し、必要な助言を受ける。
③苦情解決責任者は、苦情申出人に改善を約束した事項等について、苦情申出人および第三者委員に対して、一定期間経過後に報告をする。

(6) 苦情解決結果の報告
サービスの質や信頼性の向上を図る観点から、個人情報に関する事項を除き「事業報告書」や「広報紙」等に実績を掲載し、公表する。

[6] 実効性のある苦情解決の体制を目指すことの意義

より効果的な苦情解決体制構築の留意点として3点が挙げられる[14]。

①苦情を収集するチャンネルの多角化
苦情受付担当者や第三者委員の他、意見箱の設置、利用者や家族の懇談会、アンケートの実施等。

②苦情情報の共有化
苦情内容の十分な記録、内容の分類整理、多角的な視点での苦情内容の分析検討、職員の創意工夫や提案を重視した改善策や対応策の取組み等。

③苦情解決対応に求められる5つの基本原則に基づく体制整備。
利用者の思い等を真摯に受け止め、利用者の立場に立った対応や改善が行われることは、本来当然のことである。

利用者のいきいきとした生活を支援する福祉サービスを提供していくには、信頼関係を構築し、利用者、家族、そしてサービス提供事業者が、パートナーとして協力していく必要がある。それを実現することが苦情解決

> 苦情解決対応に求められる5つの基本原則
> ①公平性、②公正性、③迅速性、④透明性、⑤応答性。

体制には求められている。

B. 福祉サービス第三者評価

[1] 第三者評価事業の経緯

2000（平成12）年の介護保険法施行後に制度化された福祉サービス第三者評価事業に至るまで、施設建物整備とともにサービスの質的確保への取組みがあった。

とりわけ1980年代から90年代前半は、事業者の全国組織（全国社会福祉協議会）主導による評価事業が自主的な形で取り組まれた。1989（平成元）年にゴールドプランが策定され、計画的な施設や在宅事業の整備が進められる中で、1993（平成5）年に国レベルでの評価事業が、初めて制度として実施された。ただし、評価事業として実際に実施した施設数は少なく、普及した制度とはいいがたい状況であった。

1997（平成9）年に介護保険法、2000（平成12）年に社会福祉法が成立し、改めて評価事業が、「利用者保護」「権利擁護」「苦情解決」とともに利用者本位の質の高いサービス提供のために重要な政策課題として認識されるようになった。

2001（平成13）年に、厚生労働省は「福祉サービスにおける第三者評価事業に関する報告書」を公表した。社会福祉法78条の具体的取組みとして、国・都道府県が主体となった第三者評価制度がスタートした。

[2] 福祉サービス第三者評価の趣旨と目的

福祉サービス第三者評価について、福祉施設・事業所でのよりよい福祉サービスの実現に向けて、公正・中立な第三者評価機関が専門的・客観的立場から福祉サービスについて評価を行う仕組みとしている。

第三者評価機関が評価を行うことにより、福祉サービスの質の向上を図り、評価結果を公表することで、福祉サービスの利用を希望する人や家族が、福祉サービスを選択するための情報源の1つとなることが目的とされている。

福祉サービスの質の向上という観点では、施設や事業者自身の組織運営やサービスの質を見直す活動を通じて、新たな気づきを促す契機となることや、施設や事業所全体でサービスの質の向上に向けた取組みを行う契機となるとされている。

評価結果の公表については、施設や事業者が行う福祉サービスの質の向上のための取組みが明らかになり、事業運営の透明性が図られるとされて

福祉サービス第三者評価事業に関する指針により示されたガイドライン
①都道府県推進組織ガイドライン
②福祉サービス第三者評価機関認証ガイドライン
③福祉サービス第三者評価基準ガイドライン
④福祉サービス第三者評価結果の公表ガイドライン

[3] 事業の推進体制について

(1) 全国の推進組織

①全国社会福祉協議会が事業の推進及び都道府県における事業の推進組織の支援を行う。

②事業の公正・中立性及び専門性を確保するための学識経験者等で構成された「評価基準等委員会」、事業に関する普及・啓発を協議するための協議機関として都道府県の推進組織、第三者評価機関を構成員とする「評価事業普及協議会」を全国社会福祉協議会に設置する。

(2) 都道府県の推進組織

都道府県の判断の下、「都道府県推進組織に関するガイドライン」に基づき、都道府県推進組織を設置する。

> 都道府県推進組織に関するガイドライン
> 都道府県に設置される福祉サービス第三者評価事業の推進組織に関するガイドライン。

[4] 福祉サービス第三者評価基準のガイドラインの概要

評価基準は、3つの柱で構成されている。

①福祉サービスの基本方針と組織（12項目）
②組織の運営管理（21項目）
③適切な福祉サービスの実施（22項目）

> 福祉サービスの基本方針と組織
> ①理念・基本方針
> ②計画の策定（事業計画、中・長期計画等）
> ③管理者の責任とリーダーシップ
>
> 組織の運営管理
> ①経営状況の把握
> ②人材の確保・養成
> ③安全管理
> ④地域との交流と連携
>
> 適切な福祉サービスの実施
> ①利用者本位の福祉サービス
> ②サービスの質の確保
> ③サービスの開始・継続
> ④サービス実施計画の策定

[5] 現状と課題

2015（平成27）年度の高齢者福祉サービスの受審状況をみると、その趣旨や目的に比べて大変低い状況である。過去5年間は微増といえる程度で推移し、普及一般化しているとはいいがたい状況である。

全国の都道府県別受審件数は、2016年（平成28）年度4,664件でその内63.7%は東京都の2,970件と突出している。次いで神奈川県333件、京都府301件、愛知県124件等、その他の自治体は大半が一桁から二桁という状況である。また47都道府県中40%にあたる19の自治体は受審が一桁台であった。

これだけ国の肝いりの制度でありながら受審施設や事業所が少ない要因としては、費用負担、評価システムの実務的な複雑さや負担感などが考えられる。評価に多くの労力を費やしながら、ケアの質改善がシステムとして結びついていないとする指摘もある。

実際、東京都での受審数が多い理由として、特に特別養護老人ホームについては、東京都の補助金制度（東京都経営支援補助金制度）と関係が強く、補助金受給要件として、受審が義務化されていることと評価費用のほ

ぼ全額が補助されていることが大きいといえる。

　国は特別養護老人ホーム、養護老人ホーム、軽費老人ホーム、通所介護、訪問介護等の福祉サービス第三者評価事業の受診率の引き上げを目指し、「前年度以上の受審率」を目標に推進する[15]として、各地方自治体に対して管内の介護施設等に、積極的な受審を促すよう要請している。

　今後、介護保険制度の中で、アウトカム評価が給付要件の中に加えられつつある。さらなる第三者評価の改善とともに、これまでの原則任意での受審から、給付と連動したシステムの中で受審強化が図られていくと考えられる。

アウトカム評価
サービスの質の評価の視点として、「ストラクチャー（構造）＝人員配置等」「プロセス（過程）＝要介護度別報酬、訓練等の実施」に加えて「アウトカム（結果）＝サービスによりもたらされる利用者の状態変化（要介護状態の改善、在宅復帰等）」の視点を加え、2006（平成18）年に介護予防サービスにおいて初めて導入。2018（平成30）年度改正では通所介護等の加算要件に加えられた。

C. 介護サービス情報公表制度

[1] 趣旨・目的

　2005（平成17）年度に介護保険法改正し、115条の35において介護サービス情報の報告及び公表により、「介護サービス情報の公表制度」が制度化された。

　介護保険サービスの利用・提供は「利用者」と「事業者」との契約であることに基づき、利用者にとっては、より適切な事業者を選択するための情報提供をすることで、より適切な事業者を選択することが必要であること。事業者にとっては、品質の高いサービス提供への取組みの努力を公平公正に評価され選択される情報公表の環境を提供することが必要であるとしている。

[2] 制度の機能と役割

　介護サービス情報の公表制度の機能として、①利用者が適切な事業者を評価・選択することを支援すること。②事業者の努力が適切に評価され選択されることを支援すること。③利用者が介護サービスや事業所・施設を比較検討して適切に選ぶための情報を都道府県が提供する仕組みを構築すること、としている。

[3] 現状と課題

　当初、都道府県または指定調査期間による介護保険事業を行う全事業者に対する調査が義務づけられていた、事業者にとって調査等の負担が大きいという指摘から、2012（平成24）年4月の介護保険制度改定により調査の義務づけが廃止され、調査は都道府県が必要と認める場合に適切に実施することとなった。

また改定にあたっての国会での介護サービス情報の公表に関する附帯決議を踏まえた「『介護サービス情報の公表』制度における調査に関する指針策定のガイドライン」（厚生労働省老健局振興課長通知 2012〔平成 14〕年3月）を参考に都道府県は介護サービス情報の公表に関する調査の指針を策定することとなった。

　ガイドラインでは、毎年実施から一定年数ごと、たとえば2年ごとの調査とすることができる、第三者評価など第三者による実地調査等が行われている場合は調査を行わないことができるとし、また、複数のサービスを実施している事業者の場合には主たるサービスの調査を実施することで他のサービスについては調査を行わないこととできるなどが示され、制度の運用が大きく変わった。

[4] 福祉サービス情報公表制度の公表までの流れ （図10-7）

①都道府県が毎年定める計画に従って、年1回、介護報酬収入の年額100万円を超える事業所は、直近の事業所情報を都道府県に報告する。
②都道府県は、公表されている情報の正確さを確保するため、指針に基づき、情報の内容について、事実の有無を客観的に調査し確認する。
③都道府県は、国が一元的に管理している情報公表サーバーを使ってインターネット上に情報を掲載公表する（事業所の情報は、都道府県がインターネットで公表）。

「介護サービス情報の公表」制度における調査指針
「介護サービス情報の公表」制度における調査に関する指針策定のガイドライン（平成24年3月13日 厚生労働省老健局振興課長通知）を参酌して都道府県は調査指針を定めることになっている。
1 調査が必要と考えられる事項
A 調査を実施すべきと考えられる事項
B 地域の実情に応じて調査を実施するものと考えられる事項
2 調査を行わないなどの配慮をすることが適当と考えられる事項
3 他制度等との連携等より効率的に実施すること可能と考えられる事項

図10-7　情報公表までのフロー図

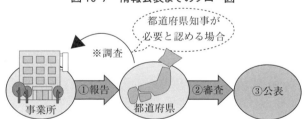

出典）厚生労働省ウェブサイト「介護サービス情報公開制度」
https://www.mhlw.go.jp/stf/seisakunitsuite/bunya/hukushi_kaigo/_koureisha/kouhyou/index.html（2018年10月29日取得）．

注）
(1)　厚生労働省社会・援護局福祉基盤課「福祉サービスにおける危機管理に関する取り組み指針」2002.
(2)　三菱総合研究所「特別養護老人ホームにおける介護事故予防ガイドライン—特別養護老人ホームにおける施設サービスの質確保に関する検討報告書」別冊，2007，p.7.

(3) 前掲書（2），p.11．
(4) 『事故予防対策としてのリスクマネジメント組織構築の手引き―社会福祉施設におけるサービス向上の視点』東京都社会福祉協議会，2002，p.29．
(5) 前掲書（4），pp.32-37．
(6) 前掲書（2），pp.19-20．
(7) 前掲書（2），pp.22-23．
(8) 前掲書（2），p.13．
(9) 岸田孝史「補章―①「リスクマネジメント」ではなく「生活リスクの共有」を―ショートステイ死亡事故裁判とのかかわりから」増田雅暢・菊池馨実編『介護リスクマネジメント―サービスの質の向上と信頼関係の構築のために』旬報社，2003，pp.208-222．
(10) 経済産業省パンフレット『「個人情報」の「取扱いのルール」が改正されます』2015．および経済産業省ヘルスケア産業課「個人情報保護法の基本構造」2015年12月を参照．
(11) 船越一幸『情報とプライバシーの権利―サイバースペース時代の人格権』北樹出版，2001，p.25．
(12) 消費者庁消費者制度課個人情報保護推進室「個人情報保護法に関するよくある疑問と回答」2012年10月現在分．http://www.caa.go.jp/seikatsu/kojin/gimon-kaitou.html
(13) 高野範城・荒中・小湊純一『高齢者・障害者の権利擁護とコンプライアンス―法律家と実務家が多くの事例をもとに記す』高齢者・障害者の権利擁護実務シリーズ2，あけび書房，2005，pp.38-40．
(14) 前掲書（1），別紙1「1 苦情解決体制を整備するにあたってのポイント」．
(15) 厚生労働省「全国介護・高齢者保健福祉担当会議　資料」2018．https://www.mhlw.go.jp/stf/shingi2/0000196031.html（2018年10月29日取得）．

ジェネリックポイント

福祉サービス組織のリスクマネジメント体制を構築する上で、重視しなければならない点はどのようなことでしょうか。

リスクマネジメントは組織ぐるみで取り組まなければなりません。そのため、経営者や施設長が体制構築に向けてしっかりと決意し、推進することが求められます。

次に必要なのは、組織として風通しがよく、どの職員も参加し、意見や提案ができる雰囲気づくりです。

とはいえ、リスクマネジメント体制の成功に欠かせないサービスの「質の向上」は職員一人ひとりの力量と直結しています。組織化、文書類の整備、適切な記録の作成、利用者や家族との信頼関係、パートナーシップを目指した取組みは、どれをとっても、職員次第といえます。この点からいえば、リスクマネジメント体制の構築に必要なものは、職員が心から積極的に取り組むことができる、働く場の環境づくりという視点であるといえるでしょう。

理解を深めるための参考文献

- 近藤厚志・野村祥子・藤原道子・西岡修・板垣善雄著／高野範城・青木佳史編『介護事故とリスクマネジメント―法律家と実務家が多くの裁判例をもとに記す』高齢者・障碍者の権利擁護実務シリーズ1、あけび書房、2004.
  介護事故に焦点を当て、法律の専門家と現場の実務家が、判例や現場での実践を踏まえて、法的側面を重視し福祉サービスにおけるリスクマネジメントの基本を解説している。
- ジェームズ・リーズン著／佐相邦英訳『組織事故とレジリエンス―人間は事故を起こすのか、危機を救うのか』日科技連出版社、2010.
  安全な組織とはどのようなものなのかを、基礎理論から実践的事例を紹介し、人間信頼の観点からリスクマネジメントを検討している。
- 山田滋・東田勉著／三好春樹・下山名月監修『完全図解 介護リスクマネジメント（事故防止編）』介護ライブラリー、講談社、2018.
- 山田滋・東田勉著／三好春樹・下山名月監修『完全図解 介護リスクマネジメント（トラブル対策編）』介護ライブラリー、講談社、2018.
  豊富な事例で分かりやすく、災害・感染症対策、個人情報管理、虐待問題等の幅広いリスクに対応している。
- 宮沢潤・長谷川友紀・森山洋著／飯田修平編『医療・介護における個人情報保護Q＆A―改正法の正しい理解と適切な判断のために』じほう、2017.
  医療・介護現場における個人情報保護の基本と実践について、Q＆A形式で実例を示しながらわかりやすく理解することができる。

コラム 高齢社会と個人情報保護法

　「一人暮らしの高齢者や障碍者など災害弱者はライフラインが途絶えれば生命の危機にさらされる。窮状に手を差し伸べようと、多くのボランティアが東日本大震災の被災地に駆けつけた。だが、所在を事前に把握しているわけではない。役所や関係団体を頼りにするしかない。ところが、住所や名前は個人情報との理由で明かされないケースがあった。個人情報保護法を盾にした情報の過度の囲い込みが依然続いている。」（河北新報 2011〔平成 23〕年 5 月 30 日社説「支援の壁になっていないか」より一部抜粋）

　東日本大震災では地震に加えて、津波や原子力発電所事故の被害が加わり、必要な支援を届けることに困難を極めた。加えて、個人情報保護法を盾にした過剰な行政の対応があったことを伝える社説である。

　このような問題提起を踏まえ、また大規模な災害が続く中で、改めて第三者への個人情報提供のあり方が注目され、改正された個人情報保護法には適用除外規定が明文化された。

　災害という危機的緊急的な状況とは異なるが、高齢社会が本格化する中で、高齢者のみ世帯や単身世帯が増加している。地域の中での住民間の関係の希薄化、大都市部においても高齢者人口の増加による地域の「限界集落化」など、日常的な支援が必要でありながら、高齢化や認知症などに伴って、日常的な支援が不可欠となっている。

　国は、地域包括ケアシステムに加えて、地域共生社会の推進を政策的スローガンとしている。適正な個人情報の運用は当然のこととして、改めて個人情報の活用についての国民的理解と合意を具体的に進めていく必要がある。

国家試験対策用語集

●解説文中の太字は国家試験で出題された箇所です。

ISO（国際標準化機構）
〔international organization for standardization〕
スイスのジュネーブに本部を置く国際機関。工業分野をはじめ、卸・小売業、流通業、医療、福祉を含むサービス業などの業種・業態の**国際規格化**を促進している。「ISO9001」は、品質マネジメントシステム（品質を管理する仕組み）の規格を示したものであり、福祉サービスの質の確保・向上やリスクマネジメントに有効とされ、福祉施設などでの取得が増えつつある。

アカウンタビリティ
〔accountability〕
「説明責任」と訳される。社会的影響のある組織にあって権限行使者が直接、間接に関わりをもつすべての人や組織に、その活動や権限行使の計画、内容、成果等の報告をする責任があるとする概念。

アッシュの実験
アッシュ（Asch, S.）は、個人としては正しい判断ができていても、多数の反対があると、自分の考えを変えてしまうことがあるとした。また、**一人でも自分の味方になる者が現れれば、集団圧力とそれに対する同調を免れる**としている。

暗黙知
〔tacit knowledge〕
知識についての分類の1つ。1950年代にポランニー（Polanyi, M.）が提示した概念。言語などの明示的、形式的表現では伝達不可能な知をいう。

医学モデル／生活モデル
〔medical model/life model〕
「医学モデル」とは障害を個人的な問題として捉えている。**疾病・外傷から直接的に生じるものとしている**。一方、「生活モデル」とは**個人の心身状況と環境状況が相互に影響し合って生じるものとしている**。ソーシャルワーカーは、診断や問題発見に重点を置く「医学モデル」を参考にしつつ、「生活モデル」の視点に立って支援する。

育児休業制度
労働者が、原則として1歳に満たない子を養育するために一定期間休業することができる制度。労働者の権利であり、事業所に育児休業制度の規定がなくても、法律を根拠に申し出ることによって休業できる。育児休業の期間中の給与は支給されない、または減額されるが、それを補うものとして育児休業給付金がある。

医行為
医師の医学的判断および技術をもってするのでなければ人体に危害を及ぼし、または危害を及ぼすおそれのある行為をいう。医師や看護師等の免許を有さない者による医行為は、医師法その他の関係法規によって禁止されている。喀痰吸引等は医行為とされてきたが、医療と介護の連携の一環として、医療の必要性が高い要介護者への対応を強化するため、「社会福祉士及び介護福祉士法」が改正され、介護福祉士の定義に喀痰吸引等を行うことを業とすることが加わった（第2条2）。また喀痰吸引等制度が制定され研修や登録等の体制が整備された。

一般法人
「一般社団法人及び一般財団法人に関する法律」に規定される非営利法人のうち、非公益の社団・財団法人。一般社団法人、一般財団法人があり、2008

（平成20）年12月1日の法施行により、営利性を有しない社団・財団について、事業の公益性の有無にかかわらず、設立の登記をすることにより成立する。

一般法人法
法人格の取得と公益性の判断を分離するという基本方針に基づき、2008（平成20）年12月1日より施行された。正式名称は、一般社団法人及び一般財団法人に関する法律。従来の公益法人制度では民法により法人格と公益性が一体として規定されていた。

医療と介護の連携
住み慣れた自宅や地域で必要な医療・介護サービスを継続的一体的に受けられる「地域包括ケアシステム」構築に不可欠と位置づけられた施策。医療の必要性の高い要介護者が増加する中で、自宅や地域で暮らしつづけることを支援するため、医療と介護の役割分担と連携の強化を図ることを目的としている。

医療法人
非営利法人の1つ。「病院、医師若しくは歯科医師が常時勤務する診療所又は介護老人保健施設を開設しようとする社団又は財団」（医療法39条1項）と規定されている。設立には都道府県の認可が必要。病院・診療所・老人保健施設の運営、附帯業務として地域包括支援センター、訪問看護ステーション等の業務を営むことができる。**医師一人でも法人格が認められる**。

インセンティブ
〔incentive〕
人の意欲を引き出すために、外部から与える刺激。構成員のやる気を引き出すための仕組みとして、年功序列型組織から出来高による報酬を与えるシステムを組むよう、社会福祉事業の運営でも試みられている。

インターンシップ制
〔internship〕
学生が在学中に、企業等において自らの専攻や将来のキャリアに関連した就業体験を行うことをいう。学生にとっては職業意識を形成し適性に合った職業選択を可能にするなど多くの利点がある。企業にとっても、学生の就業意識や実務能力の向上、職場に対する理解を促進することにより、学生を実践的な人材として育成することにつながるなど、学校や学生、社会に対して存在をアピールでき、長い目で見ると**人材確保の面で企業自身のメリットとなる**。

ウェーバーの近代官僚制
ウェーバー（Weber, M.）によれば、**近代官僚制は、合法的支配の秩序を基礎として、大規模な組織の支配を合理的・能率的に進めるための制度であり**、①規則によって秩序づけられた職務の配分、②上下関係のはっきりした職階制、③文書による事務処理、④専門職訓練、専門職知識を備えた専門職員（テクノクラート）の任用によって作用するとされる。

運営規程
事業の適正な運営および利用者に対する適切な福祉サービスの提供を確保するため、障害者自立支援事業、介護支援事業などに義務付けられた規程。事業の目的および運営の方針、職員の職種、職員数および職務内容、サービス内容、利用料など運営についての重要事項に関する規定。利用者の見やすい場所に掲示することになっている。

運営適正化委員会
福祉サービスに関する適正な運営を確保し、かつ苦情処理を担当する都道府県社会福祉協議会に設置された機関。社会福祉法83条に規定がある。機能として、①苦情解決に必要な調査、助言、あっせん、②都道府県への通知、情報提供、③年度ごとの報告書の作成・公表がある。

営利法人
法人のうち、営利を目的とするものをいう。営利とは、①対外的な活動を行って利益を得ること、②それを組織の構成員に分配することの2つの要件を満たす行為。営利法人は**介護保険サービスの供給主体となることができる**。

SDS
〔self development system〕
通信教育などを利用して自主的に**自己啓発**活動を行う教育訓練の方法の1つ。職場は、職員の自己成長を支援するため、資金面の補助（受講料など）、時間的援助（職務調整や職務免除など）、施設や設備の貸与援助などを行う。

X 理論 Y 理論
1950年代後半にマグレガー（McGregor, D. M.）が提唱した。マズロー（Maslow, A. H.）の欲求段階説を基にした人間観・動機づけに関わる2つの対立的なマネジメント理論のこと。X理論は「アメとムチ」によるマネジメント手法、Y理論は「機会を与える」マネジメント手法とされている。

NPO（非営利組織）
〔non-profit organization〕
営利を目的としない市民の活動。ジョンズ・ホプキンズ大学のサラモン教授（Salamon, L. M.）による定義は、①利潤を分配しないこと（使命達成のために再投資すること）、②非政府であること（政府からの資金援助を受けるのは可）、③フォーマルな組織であること（組織としての体裁を整えていること）、④自己統治されていること（他の組織に支配されず独立して運営されていること）、⑤自発的（voluntary）の要素があることの5点である。

NPO法（特定非営利活動促進法）
福祉、環境、まちづくりなどさまざまな分野でボランティア活動をはじめとした市民レベルの非営利活動が活発化してきた状況を鑑み1998（平成10）年12月1日に施行された。特定非営利活動法人について規定されており、法人格を取得することによって、その活動の健全な発展を促進し、公益の増進に寄与することを目的としている。

NPO法人（特定非営利活動法人）
〔non- profit organization〕
利潤追求とは異なる公共の福祉向上を使命とする民間組織のこと。その特徴として、①組織化されていること、②民間であること、③利益分配をしないこと、④自己統治・自己決定していること、⑤自発的であること、⑥非宗教的であること、⑦非政治的であること、が挙げられる。1998（平成10）年に**特定非営利活動促進法（NPO法）**が成立し、ボランティア団体などの任意団体は、法人格を比較的容易に取得できるようになり、社会的な権利が認められるようになった。

OECD8原則
OECD（経済協力開発機構）の理事会における「プライバシー保護と個人データの国際流通についての勧告」（1980年9月23日採択）に示された8つの原則。個人情報保護の考え方の基礎になっている。①収集制限の原則、②データ内容の原則、③目的明確化の原則、④利用制限の原則、⑤安全保護の原則、⑥公開の原則、⑦個人参加の原則、⑧責任の原則からなる。

応益負担
社会福祉サービスの利用負担をそのサービスの受益に応じて負担すること。資源の配分効果が強いといわれている。

応能負担
社会福祉サービスの利用負担を各人の支払い能力に応じて負担すること。所得再分配の効果が強いといわれている。

OJT
〔on the job training〕
研修形態の1つ。職務を通じての研修であり、職務を遂行する中で援助者として必要な知識や技術、価値観や倫理観などについて、職場の上司や先輩から指導を受ける実践的な形態をいう。エルダー制度、ブラザー制度、シスター制度などの呼称もある。

オハイオ州立大学の研究
大規模な社会調査によって、リーダーシップ行動は「構造づくり」と「配慮」から説明できるとした。「構造づくり」と「配慮」の両方が高いリーダーの下で、メンバーの業績度と満足度が高まる可能性が高いとしている。

OFF-JT
〔off the job training〕
研修形態の1つ。職務から離れて行われる研修であり、職場内や職場外において援助者に必要な専門的知識や技術などについて、教育訓練スタッフから指導を受ける集中的な形態をいう。

会計監査人
会社法上、資本金5億以上ないし負債金額200億以上の大会社に商法上求められる会計監査を行う監査人のこと。公認会計士または監査法人のみが就任することができる。会計監査人は、計算書類およびその附属明細書、臨時計算書類、連結計算書類の監査を行い、会計監査報告を作成する（会社法396条1項）。

会計基準
社会福祉法44条2項に定める社会福祉法人の財務諸表は、会計基準により作成すると規定され、事業種別など異なる会計基準が認められていた。しかし同一法人内で異なる会計基準が併存することは、事務処理が煩雑となり、会計の実態が把握しづらいことから、基準の一本化を図るため、社会福祉法人のすべての事業を適用対象とする新たな「社会福祉法人会計基準の制定について」（平成23年7月27日社援発0727第1号通知、平成24年4月から適用）が定められた。

介護休業制度
労働者が要介護状態にある対象家族を介護するために休業できる制度。要介護状態にある対象家族1人につき、要介護状態に至るごとに1回、通算93日まで、介護休業をすることができる。要介護状態とは負傷、疾病又は身体上若しくは精神上の障害により、2週間以上の期間にわたり常時介護を必要とする状態。**対象家族の範囲は、配偶者（事実婚を含む）、父母、子及び配偶者の父母並びに同居し、かつ扶養している祖父母、兄弟姉妹及び孫**。事業所に介護休業制度の規定がなくても、法律を根拠に申し出ることによって休業できる。休業の期間中の給与は支給されない、または減額されるが、それを補うものとして介護休業給付がある。

介護給付適正化
不適切な介護給付を削減し、利用者に対する適切な介護サービスを確保することにより、介護保険の信頼性を高めるとともに、介護給付費や介護保険料の増大を抑制して、持続可能な介護保険制度の構築を目指すものとしている。介護給付適正化の3つの要として①要介護認定の適正化、②ケアマネジメント等の適切化、③事業者のサービス提供体制及び介護報酬請求の適正化を挙げ、国は平成20年度から全国的な適正化事業を推進している。

介護サービスの基盤強化のための介護保険法等の一部を改正する法律
2012（平成24）年4月に施行された。高齢者が住み慣れた地域で安心して暮らし続けることができるようにする「地域包括ケアシステム」の構築が必要との観点から、24時間対応の定期巡回・随時対応型訪問介護看護等の新たなサービスの創設、介護福祉士や研修を受けた介護職員によるたんの吸引等の実施、介護療養型医療施設の転換期限の延長、保険料率の増加の抑制のための財政安定化基金の取崩し、介護福祉士の資格取得方法の見直しの延期、有料老人ホーム等における利用者保護規定の創設、市民後見人の育成の推進等の改正が行われた。

介護サービス事業者の業務管理体制
2008（平成20）年の介護保険法改正により、2009（平成21）年5月から介護サービス事業者には、法の定める区分に応じて法令遵守等の業務管理体制（法令遵守責任者の選任、法令遵守規定の整備、業務執行状況の監査）の整備と届出が義務づけられた。

介護サービス情報の公表制度
すべての介護サービス事業所が利用者の選択に資する情報を自ら公表することを目的に、標準化された項目について第三者が客観的に調査・確認し、定期的に公表される仕組みとして平成18年度から導入された。しかし事業所への負担が大きいとの指摘もあり、平成24年度介護保険法改正から義務づけが廃止され、「都道府県知事が必要と認める場合」に実施することとなった。また調査や公表に係る手数

料は廃止された。

介護職員処遇改善加算
介護職員の処遇改善の取組みとして、2009（平成21）年10月から3年間実施された介護職員処遇改善交付金制度が、平成24年度介護報酬改定において次期改定まで時限的に介護報酬に組み込む、介護職員処遇改善加算として実施された。各サービスの介護職員人件費比率に応じて加算される（介護職員以外は加算対象外）。交付金と異なり、保険料や利用者負担には反映されるが、加算により利用できるサービス量が減少しないように、**区分支給限度額**管理では加算分を除外して計算する。

介護報酬
介護保険施設や事業者に市区町村が介護サービス提供対価として支払う報酬の公定価格のこと。厚生労働大臣が定め、サービス種別に要介護状態区分ごとに決定される。介護報酬額は、居宅サービスにおいてはサービスの種類ごとにサービスの内容、**事業所が所在する地域などを考慮した費用**となり、施設サービスでは利用者の要介護度や施設が所在する地域などを考慮した費用となる。

介護保険事業計画
介護保険制度の円滑な運営を図り、基盤整備のための基本となる計画。厚生労働大臣が定めた「基本指針」に基づき、市町村は介護保険事業にかかわる保険給付の実施に関する「市町村介護保険事業計画」を、都道府県は保険給付の円滑な実施の支援に関する「都道府県介護保険事業支援計画」を**3年1期**として定める。「市町村介護保険事業計画」では、地域支援事業に関する計画を盛り込むこととされ、**地域福祉計画等との調和**が求められている。

外部監査
組織とは関係のない第三者により透明性が高く適正な監査を行う制度。2017（平成29）年4月に施行された改正社会福祉法37条「会計監査人の設置義務」により、社会福祉法人は公認会計士又は会計監査法人を置くことが義務化された。施行にあたって厚生労働省令13条3項により設置する法人の規模について、2017（平成29）年度、2018（平成30）年度は、収益30億円を超える又は負債60億円を超える法人とされた。段階的に2019年度、2020年度は、収益20億円を超える又は負債40億円を超える法人、2021年度以降は収益10億円を超える又は負債20億円を超える法人と対象を拡大する予定である。

科学的管理法
テイラー（Taylor, F. W.）が**組織的怠業を克服し、労働者の能率増進を図る**ために提唱した。4つの科学的管理法（①時間研究、②動作研究、③差別的出来高給制度、④職能別職長制）を実行することによって労働者が1日に達成すべき標準作業量としての課業を科学的に設定し、作業や道具を標準化するとともに労使対立を回避しうる賃金制度を導入した。

喀痰吸引等制度
2012（平成24）年4月から、登録研修機関において喀痰吸引等の研修や実習を受け、都道府県知事が認定した登録特定行為業務従事者として介護福祉士や介護職員が、医師の指示と看護職員との連携の下で、喀痰吸引や胃ろうの管理等が行えることとなった。喀痰吸引等の研修機関や認定を受けた介護福祉士等により喀痰吸引等を実施できる事業者ごとに都道府県知事に登録が必要である。

過程理論（モチベーションの過程理論）
動機づけ理論の1つ。動機づけが引き起こされる過程に焦点を当てた理論。動機づけがどのようなプロセスにより発動し、低減するのかといったメカニズムを説明している。代表的なものに、期待理論、目標設定理論、公平理論などがある。

ガバナンス
「内部統制」「内部統治」を意味し、団体や事業体における自律的な内部牽制の仕組みやその他の方法での監視によって、コンプライアンスを確立・維持して適正な事業を遂行することであり、そのための体制をいう。

株式会社
かつては商法に規定されていたが、現在は2006（平成18）年5月1日施行の会社法第二編に規定され

ている。出資者である株主に対して株式を発行することで設立される法人。会社法施行により資本金1円での設立も可能となった。取締役会の設置も任意となり、多様な運営形態が可能である。株主総会により重要事項の決議を行う。また、収益を配当として株主に還元する。株主は「出資額以上の責任を一切負わない」株主有限責任という特徴がある。

間接金融
個人や法人の資金を預金として預け、銀行などを通じて間接的に資金を必要としている者に貸出すこと。預金した者は利子を受け取る。

寛大化傾向
人事考課を誤らせる要因の1つ。被評定者に対する個人的感情や評定者自身の自信の欠如からくる。その他に人事考課を誤らせるものとして①ハロー効果、②集中化傾向：優劣の両極端の判定を回避し、標準点に判定結果が集中する、③評定者が事実を知らず推測で評定する傾向、④被評定者の過去の実績から得た印象で現実の評定をゆがめるなどの要因も知られている。

期待理論
過程理論の1つ。ポーターとローラー（Porter, L. W. & Lawler, E. E.）によって提唱された。人間の仕事への動機づけの強さは、仕事によって得られるものの誘意性（主観的な報酬の価値）とそれに対する期待の高さの積であることを示した。

技能実習生（介護）
外国人の技能実習の適正な実施及び技能実習の保護に関する法律により2017（平成29）年11月1日施行。本国への技術移転を目的として、介護施設等の実習実施者の下で最大5年間介護業務の実習を受ける。期間終了後は帰国する。

寄付金
税務上、「金銭、物品その他経済的利益の贈与又は無償の供与」と定義されている。①国等に対する寄付金、②指定寄付金：公益目的の団体等のうち財務大臣が指定するものに対する寄付金、③特定公益増進法人に対する寄付金：公益法人等のうち、教育または科学の振興、文化の向上、社会福祉への貢献その他公益の増進に著しく寄与するもので一定のものに対する寄付金、④一般の寄付金に区分される。

義務付け・枠付けの見直し
地域主権改革の一環として、地方公共団体自らの判断と責任において行政を実施し、地域の実情に合った行政サービスの提供を実現するため、地方公共団体の自治事務について国が法令で義務付けや枠付けにより事務の実施やその方法を縛っていることを見直し、条例制定権の拡大等を進めること。

虐待
2000（平成12）年に児童虐待防止法（児童虐待の防止等に関する法律）が制定され、児童虐待の定義が明示された。①身体的虐待、②性的虐待、③ネグレクト（保護の怠慢・拒否）、④心理的虐待の4種別に分類される。2006（平成18）年制定の高齢者虐待防止に関する法律（高齢者の虐待防止、高齢者の養護者に対する支援等に関する法律）では、ネグレクトは介護放棄として示され、経済的虐待が加えられている。なお「障害者虐待の防止、障害者の養護者に対する支援等に関する法律」が、2012（平成24）年10月1日に施行され、児童、障害、高齢者の三領域毎の虐待防止法が整備された。

キャリアアンカー
〔career anchor〕
シャイン（Schein, E. H.）が1978年に提唱した。キャリアを選択する際に、その人が最も大事して犠牲にしたくない「価値観」や「欲求」のこと。周りが変化してもその人の内面は不動のもの（anchor＝錨）。シャインは「管理能力」、「技術的・機能的能力」、「安全性」、「創造性」、「自律と独立」、「奉仕・社会貢献」、「純粋な挑戦」、「ワークライフバランス」の8項目をキャリアアンカーとして分類した。

キャリアパス
〔career path〕
専門性の向上や、専門資格の取得など必要なキャリアやスキルを段階的、系統的に設定し、求められる経験や評価を積み重ねながら仕事のレベルを高めて

いく手法。介護職員処遇改善加算を算定する場合、事業所の就業規則等にキャリアパスの規定を盛り込むことが要件となっている。

行政処分
行政機関が法律に基づいて権利を与えたり制限したり、義務を負わせたりすること。行政指導と異なり公定力を持っている。被処分者に不服がある場合には、行政不服審査法によって異議申し立てができる。交通違反が想起されることや、「処分」という語感から、処罰の印象があるが、社会福祉や介護事業の指定、許可、要介護認定などが行政処分により行われる。

業績主義／属性主義
人類学者のリントン（Linton, R.）は、他者に関する判断がその人が何であるか（**身分、家柄、性別、年齢等**）に基づいて行われる場合を「**属性（ascription）主義**」と呼び、何ができるか、何をなしえたかに基づいて行われる場合を「**業績（achievement）主義**」と呼んだ。

共通目的
組織の目的のこと。組織のトップにより明確化され、理解・容認され、共有されるべき個々人の諸活動・諸力を結びつける共通した目的。**チェスター（Chester, I. B.）が提唱した組織成立条件**3要素の1つ。トップの明確なリーダーシップが必要とされる。

協同組合
協同・相互扶助を原理にした人と人の結びつきによる非営利の協同組合。代表的な生活協同組合や農業協同組合、漁業協同組合、森林組合、事業協同組合などさまざまな種類がある。協同組合の行う行為は、独占禁止法の適用除外となっている。

業務執行状況の監査
介護サービス事業者が整備する業務管理体制として、介護保険サービスを行う事業所数が100以上の事業者は「業務執行の状況の監査を定期的に実施」を整備しなければならない（介護保険法115条の32、介護保険法施行規則140条の39）。事業者の内部および外部監査や事業所の監査に関わる規定に基づいた業務執行状況の監査方法の概要を届け出ることとされている（介護保険法施行規則第140条の40）。

クオリティー・アシュアランス
〔quality assurance〕
品質保証のこと。よりよいサービスを提供するために、業務を常に改善していく作業。これは、ボトムアップでスタッフの参加を促しながら展開していく。

苦情解決
社会福祉制度の仕組みが措置から契約へと進む中で、事前に聞いていた内容、または契約した内容と違っていたり、今受けているサービスに疑問や不満を感じていることに対して解決すること。社会福祉法82条では社会福祉事業の経営者は、常に、その提供する福祉サービスについて、利用者等からの苦情の適切な解決に努めなければならないとしている。

グループ・ダイナミックス
〔group dynamics〕
「集団力学」と訳され、複雑な相互関係によって成立するグループに生じる事象を明らかにしようとする学問をいう。具体的には、グループの発達、グループの種類、グループの問題解決、リーダーシップなどを対象とする。レヴィン（Lewin, K.）が有名。

ケアマネジメント
〔care management〕
関連援助技術の1つ。利用者の必要とするケアを調整する機能をもち、利用者にとって最適なサービスを迅速に、かつ効果的に提供するための技法をいう。多くの利用者は複数のニーズを抱えている。それらのニーズを充足するためには、さまざまな**社会資源と利用者とを結びつける**ことが必要となる。それを可能にし、また日常生活は横断的に成り立っているという視点から再考し、従来の縦割りのサービスを利用者の立場から再構成する。さらに、サービス提供の窓口をケアマネジャー（介護支援専門員）に一元化することで、容易に**社会資源**を得ることが

できる点が特徴といえる。

経営人モデル
サイモン（Simon, H. A.）が提唱した記述的意思決定論。人間の情報収集能力、計算能力には限界がある。そのため、最適基準の意思決定は不可能であるとし、人間は一定の目標基準（満足化基準）に基づき意思決定を行うとしている。サイモンは、著書『経営行動』（1947）で「一人の孤立した個人が、きわめて合理性の程度の高い行動をとることは、不可能である」と主張している。

経験学習モデル
コルブ（Kolb, D. A.）が提唱した経験学習理論に基づくモデル。自らが実際に経験した事象から学び得る「経験学習」を、次に活かすためのプロセスを重視し理論化したモデル。

経済人モデル
経済的合理性を追求する人間モデル。人間行動は経済的報酬のいかんによって規定されるとする。

経済連携協定（EPA）に基づく外国人介護労働者等の受入れ
2008（平成20）年からEPAに基づき看護師・介護福祉士候補者を病院、介護施設で就労・研修を受け入れる制度。協定を結んだインドネシア、フィリピン、ベトナム3国からの累計受入れ人数は5,600人を超えた（2018〔平成30〕年8月末時点）。国家資格取得後は家族帯同が可能となり、在留資格更新回数の制限がない。

形式知
〔explicit knowledge〕
暗黙知の対語として言葉や文章、絵や数値、数式等の明示的で論理的な伝達・表現手段で伝達することが可能な知のこと。明示知ともいう。

契約
民法では、当事者の申込みと承諾の合致によって成立するとしている。意思表示だけで契約が成立する諾成主義が原則。必ずしも書面での取り交わしが成立要件ではない。福祉サービス利用に関する契約に際して事業所は、重要な事項を文書（重要事項説明書）にして説明することが義務づけられている。また、社会福祉事業の経営者には、利用契約の申込時の申込者に対する説明義務、利用契約の成立時の利用者に対する書面交付義務がある。契約に関する本人の意思が確認できない状況もあるため、「成年後見制度」「日常生活自立支援事業」などが制度化されている。

減価償却
長期間にわたって使用される固定資産の取得に要した支出を、その資産が使用できる期間にわたって費用配分する会計上の手続きのこと。土地は対象とならない。

権限・責任一致の原則
経営管理の原則の1つ。権限とは、職務遂行する上で各構成員に認められた力。責任は、各構成員が上位者に負っている職務遂行の義務。組織構成員は、組織内の階層構造に基づき、意思決定を行うことができる権限に対応して、職務に対する責任が割り当てられる。階層が高まるにしたがって意思決定の権限が大きくなると同時に、職務に対する相応の責任（職責）を負わなければならない。適切な大きさの権限とそれに相応する責任が与えられる事が大切。

権利擁護
権利侵害から擁護すること。福祉サービスを利用する高齢者や障害者などが、主体的に生活を送ることができるすべての権利を保障する考え方。利用者の利益を守るために、本人の立場に立って、本人に代わって主張すること、また本人が主張することを支援すること。

公益通報者保護法
公益のため通報を行った（いわゆる内部告発）労働者に対する解雇等の不利益な取扱いを禁止する法律。企業の内部告発により発覚する不祥事の増加を受け、告発者が不利益を受けないことを保証することで、労働者の保護と事業者の法令遵守強化を目的としている。法令違反に関する通報の促進も期待されている。保護の対象は公務員を含む労働者のみで、役員などは対象外。2006（平成18）年4月1

日施行。

公益法人

「公益財団法人及び公益財団法人の認定に関する法律」により認定された公益社団法人または公益財団法人をいう。一般法人が、支出金額における公益目的事業の比率が50％以上であることなどの要件を満たし、公共性があると総理大臣や知事の認定を受けることで、税的優遇等を受けられる。

貢献意欲

共通目的の実現のために協働体系に対して貢献を果たそうとする個々人の意思。チェスター（Chester, I. B.）が提唱した**組織成立条件**3要素の1つ。給料や福利厚生、昇進などがその誘因になるとされる。

構造改革特別区域法

地方公共団体の自発性を最大限に尊重した構造改革特別区域を設定した法律。地域の活性化を図り、国民生活の向上及び国民経済の発展に寄与することを目的としている。地域特性に合わせた規制緩和を行い、従来法規制等の関係で事業化が不可能だった事業を、特別に行うことが可能になるよう「構造改革特区」制度を定めた。2002（平成14）年12月に施行。特区には福祉特区、医療特区、街作り特区などがある。

公的責任の原則（公私分離の原則）

GHQが1946（昭和21）年に示した、いわゆる「福祉4原則」の①無差別平等の原則、②公私分離の原則、③救済の国家責任、④救済額を制限しない、により社会福祉が公的責任であることが強調された。公的責任というとき、財政上の措置や組織体制を含めた制度の管理運営を行うべき主体としての責任は政府にあるとする「主体としての公的責任の原則」と、制度の実施にあたって、民間団体等の私的機関に委ねてはならず、政府自らが実施すべきであるという意味での「手段における公的責任の原則」がある。特に後者は「公私分離の原則」として、戦後日本の社会福祉行政における公私関係を規定している。

公費負担医療制度

国と地方自治体が一般財源をもとに、医療に関する給付を行う制度。社会福祉や公衆衛生の向上発展を期することを目的としている。①社会的弱者の援助・救済、②障害者の福祉、③健康被害に関する補償、④公衆衛生、⑤難病・慢性疾患の治療研究と助成、と目的ごとに5つに分類される。

コーチング
〔coaching〕

1990年代に米国で普及し、日本には2000（平成12）年頃から人材開発の研修などで用いられるようになった手法の1つ。「答えはクライアントの中にある」を基本にしてクライアント（コーチングの対象者）と関わることを通じて、クライアント自身が気づいていない可能性を引き出し、自発的な行動を支援すること。

顧客満足

CS: customer satisfactionの訳語。人は、そのサービスや物品に何らかの満足を感じたときに購入するという考え方。顧客満足度によって算出される。定期的な評価により、接遇改善や、商品開発に結びつける。

個人情報保護法（個人情報の保護に関する法律）

個人情報の適正な取扱に関する基本理念や、国及び地方公共団体の責務、取扱事業者の義務等を定めた基本法（平17・4・1施行）。個人情報とは、氏名や生年月日等により**特定の個人を識別可能な生存する個人に関する情報**をいう。同法における個人の人格尊重の理念と情報公開制度の相克が問題となる。

誇大広告の禁止

社会福祉事業については情報提供を積極的に行う観点から広告は原則自由であるが、**誇大広告については社会福祉法79条によって禁止**されている。

コミュニケーション
〔communication〕

共通目的に向けての個々人の貢献意欲を引き出すための組織構造としての意思の伝達および伝達経路。

チェスター（Chester, I. B.）が提唱した**組織成立条件**3要素の1つ。コミュニケーションにより、共通目的に向けた貢献意欲が引き出される。

コンティンジェンシー理論（状況適合理論）

フィドラー（Fiedler, F. E.）が提唱した、「唯一最適なリーダーシップ・スタイルというものは存在しない。状況に応じ、望ましいリーダーシップ・スタイルは異なる」という理論。リーダーシップのスタイルを「仕事中心型」と「従業員中心型」の2つの軸で捉え、リーダーの置かれている状況を「リーダーと集団の人間関係の良好さ」「仕事内容の明確化の程度」「権限の強さ」の3要因で捉え、それぞれの状況で有効なスタイルを解明した。

コンピテンシー
〔competency〕

人事制度では、**ある職務や役割において効果的もしくは優れた業績を発揮する行動特性**のことをいう。

コンフリクト
〔conflict〕

葛藤、対立を意味し、従来、組織内のコンフリクトはメンバー間のコミュニケーションに障壁を生み、集団の凝集性を低下させ、業績を低下させるなどの否定的な見解が一般的であった。近年ではコンフリクトが組織を活性化し創造性を高める上で、最小限は必要であると考えられ、奨励する面もみられる。

最低基準

社会福祉施設における「最低限度の生活」の保障をするために設けられた、ある一定の基準。それぞれの施設の基準は、省令または通知及び都道府県の条例で定められており、社会福祉施設設置者には、これらの最低基準を遵守する義務がある。設備、人員配置などが定められ、遵守されない場合には、設置認可の取り消しや事業停止などといった処分がある。最低基準を超えて、常に設備や運営を向上させなければならないとされ、最低基準を満たしていることを理由に、設備や運営を低下させないことが求められている。

財務諸表

企業等の法人の財政状態や経営成績など会計情報を表す報告書のこと。社会福祉法人の財務諸表の体系は、「**資金収支計算書**」「**事業活動計算書**」「**貸借対照表**」「**財産目録**」である。

サービス管理

社会福祉におけるサービス向上のための管理をいう。たとえば社会福祉施設では、①生活の質の向上、②自立支援、③生活習慣の継続性、④利用者の安全性、⑤施設の社会化などの観点から考える必要がある。「サービス管理」と「経営管理」とが有機的に結合しながら実践されることによって、よりよい施設運営が可能となる。

サービス・プロフィット・チェーン（SPC）
〔service profit chain〕

ハスケット（Haskett, J. S.）とサッサー（Sasser, W. E. Jr.）が1994年に提唱した。従業員満足（employee satisfaction: ES）、顧客満足（customer satisfaction: CS）及び企業利益の関係性を示したフレームワーク。三者の関係性により最終的には企業利益を高めるよい循環を構築する概念。

サービス・マネジメント・システム
〔service management system〕

ノーマン（Normann, R.）が提唱したサービス・マネジメントの枠組みの1つ。最適なサービス生産システムを構築するために注目すべき要素として次の5つを示した。①マーケット・セグメンテーション：対象の明確化、②サービス・コンセプト：提供するものの明確化、③**サービス・デリバリー・システム**：サービスを届ける仕組みで、「サービス従事者（従業員）」「利用者（顧客）」「技術と物的要素」からなる、④イメージ、ブランド：外部からの認知、⑤組織理念、文化：価値基準。これらが相互に関連し1つのシステムを構築するとしている。

在留資格「介護」

日本の介護福祉士養成校に留学、卒業して介護福祉士資格を取得した外国人が対象。2017（平成29）年9月に「入国管理法一部改正法」施行により在留

資格に「介護」が創設された。介護業務に従事した場合、家族の帯同が可能となり、在留期間更新の制限がない。

三六協定（さぶろくきょうてい）
労働基準法36条の規定からとった略語。時間外・休日労働についての書面による協定のこと。労働基準法では1日8時間、1週間40時間を超えて労働させることは禁止されている。会社が労働基準法で定められた労働時間や休日を超えて就業させるときには、労使間で必ずこの三六協定を結ばなければならない。

差別的出来高給制度（さべつてきできだかきゅうせいど）
課業を達成した労働者には高い賃率を適用し、達成しなかった労働者には低い賃率を適用する賃金制度。テイラー（Taylor, F. W.）が提唱した労働に関する科学的管理法の1つ。

参加型社会保障（さんかがたしゃかいほしょう）
〔positive welfare〕
国は2010（平成22）年の「厚生労働省の目標」の中で、従来の社会保障を経済成長の足を引っ張る「**消費型・保護型社会保障**」とし、対してこれからの社会保障を、経済成長をつくる未来への投資として「**参加型社会保障（ポジティブ・ウェルフェア）**」と位置づけた。①国民が自らの可能性を引き出し、発揮することを支援する、②働き方や暮らし方について本人の自己決定を支援する、③**社会的包摂（social inclusion）**の理念に基づいて労働市場、地域社会や家庭への参加を保障することをめざすとした。

三位一体改革（さんみいったいかいかく）
国と地方の財政関係の改革。①**国から地方への補助負担金の削減**、②**地方交付税の抑制**、③**地方への税源の移譲**の3つの柱を、同時並行的に進めていくという意味で三位一体改革と呼ぶ。

シェリフの実験（じっけん）
シェリフ（Sherif, M.）は、2つの**集団間の対立の解消**には、両集団が楽しいひと時を一緒に過ごすよりも、むしろ両集団が協力しなければならないような場面設定が有効であることを明らかにした。

支援費制度（しえんひせいど）
2003（平成15）年4月、それまで**措置制度**に基づいて提供されてきた福祉サービスの一部を**契約に基づく提供へと移行**した制度。障害者の**自己決定の尊重**や利用者本位のサービス提供に基本が置かれ、特にホームヘルプサービスの利用者が急増。財政的な裏づけの不十分さや**精神障害者が対象とされていない**等の課題によって制度維持が困難となり、**2006（平成18）年4月からは障害者自立支援法が施行**（一部10月施行）された。

時間研究（じかんけんきゅう）
労働者の作業を要素分解し、その作業要素を実行するのに要する時間を分析し、標準作業時間を研究すること。テイラー（Taylor, F. W.）が提唱した労働に関する科学的管理法の1つ。

事業活動収支計算書（じぎょうかつどうしゅうしけいさんしょ）
事業の経営状態や事業の継続性を明らかにすることを目的として、**ある一定期間の事業活動収入（収入）と事業活動支出（費用）の状態を示したもの**。

自主財源（じしゅざいげん）
地方公共団体が自主的に収入しうる財源をいう。具体的には、地方税、分担金、負担金、使用料、手数料、財産収入、寄付金、繰入金、繰越金および諸収入のこと。地方公共団体が自主的・自立的な行財政運営を行うためには、自主財源を基本とした財源構造に転換する必要があり、積極的な自主財源の確保が検討されている。

市場化（しじょうか）
公共サービスの担い手に民間資本を導入し、企業の参入を認め、競争的な市場を主とした経済システムに転換するプロセス。選択の自由を保障し、競争原理により効率を高め、顧客の満足度を高めるとされる。

市場化テスト（しじょうか）
2006（平成18）年公布の、「競争の導入による公共サービスの改革に関する法律」（公共サービス改革

法）の目的である、「民間にできるものは民間に」という構造改革を具体化し、公共サービスの質の維持向上と経費の削減を実現するための手続き。公共サービスの提供について、官民競争入札（官と民が対等な立場で競争入札に参加すること）や民間競争入札をすることで、価格・質の両面で最も優れた者が、そのサービスの提供を担う。

市場原理

需要と供給のバランスで価格が決まる経済システムのこと。競争状態にある不特定多数の企業が存在することを前提とし、企業の供給能力と、消費者の購買能力で価格が決定する。

次世代育成支援対策交付金

三位一体改革に伴い、2005（平成17）年度から導入された地域における子育て支援事業のために交付される交付金（ソフト交付金）。次世代育成支援対策推進法に規定する市町村行動計画に定められている、地域の特性や創意工夫を活かした子育て支援事業、その他次世代育成支援対策に資する事業の実施を支援することを目的としている。

次世代育成支援対策施設整備交付金

次世代育成対策のための、施設整備等の実施を支援することを目的として交付される交付金（ハード交付金）。市町村行動計画に定められている地域の実情に応じた、保育所等の児童福祉施設が対象施設。

次世代育成支援対策推進法

地域や職場における総合的な次世代育成対策を推進するために制定された法律。子育ての支援等の実施に関する**市町村行動計画や都道府県行動計画は、5年を一期として策定**される。また、一般事業主行動計画の策定・届出義務や、その公表・従業員への周知義務についても規定されている。

施設コンフリクト

社会福祉施設を建設する際に生じる、地域社会との間の葛藤。施設建設反対運動などがその代表的なもの。社会福祉施設は、施設コンフリクトが生じないよう、施設建設の際、あらかじめ住民説明会などにより地域社会からの理解と協力を得なければならない。施設コンフリクトを解消することは、社会福祉施設が地域社会に受け入れられ、協働し、必要とされる存在となっていくために不可欠である。

施設入所支援

障害者自立支援法による自立支援給付のうちの**介護給付**の1つ。施設に入所する障害者に、夜間などにおける入浴や排泄、及び食事の介護などを提供すること。対象となるのは、①生活介護を受けている人で障害程度区分が区分4（50歳以上の人は区分3）以上である人、②自立訓練または就労移行支援を受けている人で、入所により訓練等を実施することが必要かつ効果的であると認められる人、または地域における障害福祉サービスの提供体制の状況その他やむを得ない事情により、通所によって訓練等を受けることが困難な人となっている。

施設の社会化

社会福祉施設の閉鎖性を改善するさまざまな取組みのこと。またその背景となる考え方。施設利用者の地域への外出・地域住民との交流、施設利用者・職員の地域活動参加、地域住民の施設活動への参加、施設設備機能の地域への開放などの実践が挙げられる。

指定管理者制度

普通地方公共団体（以下、地公団）が、当該**地公団の議会の議決を経て指定**する団体に、**期間を定め公の施設の管理**を行わせる制度（地方自治法244条の2）。公の施設の管理を効率化し経費節減するために、2003（平成15）年の同法改正により、地公団が出資する法人等だけでなく、民間事業者やNPO等も指定できるようになった。

支配の3類型

ウェーバー（Weber, M.）が提示した正当的支配の類型。被支配者が支配者の支配に服従する理由によって、以下の3つに区別される。①**カリスマ的支配**：支配者に備わる畏怖すべき資質を根拠としている、②**伝統的支配**：伝統など昔からの自明の慣習や日常的信仰を根拠としている、③**合法的支配**：制定された何らかの規範を根拠としている。

社会医療法人
2006（平成18）年の医療法改正により創設され、2007（平成19）年に施行された。医療法42条2項により、公益性を担保する要件を満たし、都道府県知事の認定を受ける。非営利性、透明性を高め、従来公立病院が担っていたへき地医療、災害医療、救急医療などを、効率よく公益性の高い医療サービスを担うことを目的としている。

社会資源
〔social resource〕
生活ニーズを充足するために活用される**人材や物資の総称**をいう。具体的には、社会福祉機関・施設、個人・集団、制度、資金、知識・技能などが挙げられ、**フォーマルなものとインフォーマルなものとに区分**される。なお、援助者には既存の社会資源に関する知識はさることながら、適切な援助を展開するためにも、**新たな社会資源を開拓していく責務がある。**

社会人モデル
社会的欲求が人間行動のベースとなっているとする人間モデル。人間の行動が個人の感情や態度などの人間性を含めた反応によって決定されるとする労働者の人間的側面を強調した考え方。

社会福祉運営管理法（ソーシャルアドミニストレーション）
〔social welfare administration〕
間接援助技術の1つ。社会福祉施設や機関などが福祉サービスの合理的かつ効果的な展開・発展を図るためのソーシャルワーク実践をいう。今日では、社会福祉政策や社会福祉行政の運営についても用いられている。

社会福祉基礎構造改革
急速な少子高齢化、核家族化の進展、障害者の自立と社会参加の進展などによる社会福祉へのニーズ拡大、多様化に対応した、社会福祉の共通基盤の見直し。福祉サービスの提供が契約制度に変更、民間営利企業の参入、費用負担を応能負担から応益負担へ変更、権利擁護制度を導入するなど、21世紀の社会福祉の制度を利用者本位の視点で整備していくことを目的として、福祉サービス利用者と提供者の対等な関係を確立し、国民の福祉需要に応え、社会福祉法人や社会福祉事業を充実させ活性化させるための改革。

社会福祉充実計画
事業継続に必要な財産を超えて福祉充実残額が生じた法人が、将来の事業計画を明らかにするために、収益事業を除いて社会福祉法人が行うことができるすべての事業を対象にして作成する。

社会福祉充実残額
社会福祉法人が既存事業の充実や新たな事業や取組みに有効活用するために再投下が可能な財産。社会福祉法人は内部留保が多いとの指摘があり、経営状態や財務の透明性、説明責任を果たすことを目的としている。

社会福祉法
社会福祉基礎構造改革の中で、社会福祉の再編成が強調され、従来の**措置制度から利用（契約）制度に転換**するという社会福祉のパラダイム転換が図られることになった。福祉はサービスであり、市場原理を導入し、利用する側が選択でき、サービスの質の向上を図るという大改革を進めていくというものである。このような状況を踏まえて、1951（昭和26）年に制定された「社会福祉事業法」が、2000（平成12）年6月、半世紀ぶりに大改正され、「社会福祉法」となった。例えばこの法律では、**社会福祉事業の経営者に対して、自らその提供する福祉サービスの質を評価することなどによって、良質で適切な福祉サービスを提供するよう努めるべきことを定めている。**わが国における社会福祉に関する事項の共通基礎概念を定めた法律である。

社会福祉法人
社会福祉法に定められた、社会福祉事業を行うことを目的とするために設立された法人。**社会福祉事業に支障がない限り、公益事業または収益事業ができる**。必ず、理事、監事を置き、評議員会を設置しなければならない。**社会福祉法人は介護サービス事業を実施する上で、特定非営利活動法人に比べ、法人税の取り扱いが優遇されている。**

就業規則

労働時間や賃金などの労働条件や服務規律などを文書にして具体的に定めたもの。常時10人以上の従業員を使用する事業場では、就業規則を作成し、労働基準監督署に届出が必要。就業規則を**作成または変更する場合**、「当該事業場に、労働者の過半数で組織する労働組合がある場合においてはその労働組合、労働者の過半数で組織する労働組合がない場合においては労働者の過半数を代表する者」の意見を聴かなければならない。就業規則は、各労働者に配布したり、各職場に掲示したりするなどにより労働者に周知させなければならない。従業員10名未満の事業場でも作成が望まれる。

集団傾向（グループシフト）
〔group shift〕

集団の意思決定は個人の意思決定に比べて極端な見解に傾斜しやすいこと。集団での意思決定は責任が分散されるため、リスクの高い意思決定になる傾向がある。集団傾向を防ぐためには、管理者はメンバー個々の心理的特性を把握し、メンバーの立場を認識する必要がある。また、管理者は凝集性の高まりに伴う弊害を抑制するために一定の秩序を維持することに配慮し、集団の意思決定における適切な議論が展開される集団のモラルを創造しなければならない。

集団浅慮（グループシンク）
〔group think〕

合意に至ろうとする心理的圧力から、**集団において物事を多様な視点から批判的に評価する能力が欠落する傾向のこと**。特に、集団の凝集性が高い場合や、外部と隔絶している場合、支配的なリーダーが存在する場合などに起きやすい。集団浅慮を防ぐためには、管理者は集団の圧力の動態に注意を払い、次の4つの具体的な方策を実行する。①反対意見や独創的意見を奨励する、②全員一致の決定は再検討する、③意思決定の時間的制約を緩和する、④意思決定のプロセスを省略しない、など集団の力学で合理的な意思決定プロセスが歪曲されないように堅守する必要がある。

集団の凝集性
〔group cohesiveness〕

ある集団全体のまとまりの程度を表し、集団成員をその所属集団にとどまるように働きかけるすべての力のこと。凝集性の高い集団は成員間での相互理解・受容、役割分化、類似する意見や態度などによって特徴づけられることが多い。

宿直・日直業務

宿直や日直業務が、①原則として通常の勤務の継続ではなく、定期的巡視、緊急の文書・電話の収受などのことで常態としてほとんど労働することのない勤務であること、②当該事業所において宿直・日直に就くことを予定されている同様の労働者に支払われる1日の平均賃金額の3分の1以上相当の手当が支給されること、③宿直時の睡眠施設があること、④原則として、日直は月1回、宿直は週1回までを限度とすること、という4つの要件を満たし、労働基準法41条3号の断続的労働として**所轄労働基準監督署長の許可**を受けた場合、①通常の勤務時間と同様の実労働時間に組み入れなくともよい、②法定休日に働かせることができる、③三六協定を締結しなくとも宿直・日直業務をさせることができる、④宿直・日直業務に割増賃金を支払う必要がないこととなる。

情報公開

サービス提供者が、サービス利用者や一般市民に情報を開示すること。介護保険法では、2006（平成18）年4月からすべての事業者に対して、介護サービスの内容や運営状況に関する情報を公表することを義務づけた。児童福祉法では市町村に保育所の情報公開義務を、個々の保育所には情報公開の努力義務を課している。

職能別職長制

労働者の指揮・監督を一手に仕切る万能職長に対し、職長の管理機能を職能別に分けて、それぞれに専門の担当者を配置する専門化の原理に基づく組織とし、現場管理者の負担を軽減した制度。**テイラー（Taylor, F. W.）**が提唱した労働に関する科学的管理法の1つ。

ジョブ・ローテーション
〔job-rotation〕
従業員の能力開発のため、多くの業務を経験させるよう人材育成計画に基づいて、定期的に職務の異動を行うこと。教育訓練であるOJTの一環として実施される。同一の部門内で他の業務に従事する場合と、異部門で業務に従事する場合がある。主な目的として、①経営管理者の育成やスタッフのライン業務に対する理解、②同じ仕事に長く従事することによって生じる**マンネリズムの防止**などがある。一方、異動後の業務スキルの低下や、習熟に時間を要する専門スキルを獲得しづらいなどのデメリットもある。

自立訓練（機能訓練・生活訓練）
障害者自立支援法に規定されている**障害福祉サービスの1つ**。障害者が自立した日常生活又は社会生活を営むことができるよう、一定期間、身体機能又は生活能力の向上のために必要な訓練等を行う。身体障害者を対象とする機能訓練と、**知的障害者及び精神障害者を対象とする生活訓練**からなる。

人員配置基準
省令または通知及び都道府県の条例で定められた、社会福祉施設、事業所などにおける人員配置基準。設置者には、法令で定められた人員配置基準を満たす義務がある。したがって、コンプライアンスを重視した採用計画の作成も重要である。基準は、社会福祉施設や事業所などがその目的を達成するために必要な最低限度の基準を定めたものであり、設置者は、常にその事業の運営の向上に努めなければならないこととされる。

人格権
人と分離できない、個人の身体的および精神的利益を保護する権利。**基本的人権の1つ**。**憲法が保障する個人の尊厳**を根拠としている。生命、身体、名誉、名前、信用、肖像などに関する権利の総称。

人事考課
従業員の能力や仕事ぶりを評価する制度のこと。日常の職務行動を通じて、各人の職務遂行度や業績、能力を細かに分析・評価するとともに、**人材育成と能力開発を目的としている**。人事考課を判断材料に、昇給や昇進、昇格が決められる。評価の主なものは、①能力考課：知識・技能、実行力、判断力など、②業績考課：仕事量、仕事の完成度、業務の達成度など、③態度考課：勤務態度、協調性、積極性、熱意・情熱など。**ハロー効果や寛大化傾向**など人事考課を誤らせるものの影響を少なくするため、客観的な評価項目、評価基準の明示が重要である。

新人材確保指針
「社会福祉事業に従事する者の確保を図るための措置に関する基本的な指針」（2007〔平成19〕年厚生労働省告示第289号）のこと。将来にわたって福祉・介護ニーズに的確に対応できる人材を安定的に確保していく観点から、経営者、関係団体等ならびに国および地方公共団体が講ずべき措置について整理したもの。人材確保の方策として、①労働環境の整備の推進等、②**有資格者のキャリアパスの構築**など、キャリアアップの仕組みの構築、③福祉・介護サービスの周知・理解、④潜在的有資格者等の参入の促進等、⑤多様な人材の参入・参画の促進を挙げている。

申請代行［要介護認定］
介護保険法上で位置づけられた制度。要介護認定を受ける際、指定居宅介護支援事業者等（居宅介護支援事業者、地域包括支援センター、介護保険施設、地域密着型介護老人福祉施設等）による申請代行。被保険者の意思を踏まえて、申請書の入手、記入、提出等を被保険者に代わって行うもの。被保険者からの依頼があれば、特別な事情がない限り、必要な協力を行うべきものとされている。

スーパービジョン
〔supervision〕
関連援助技術の1つ。社会福祉機関や施設において実施されるスーパーバイザーによるスーパーバイジーに対する**管理的・教育的・支持的機能**を遂行していく過程をいう。スーパーバイジーの援助の質を高め、よりよい実践ができるよう、**スーパーバイザーが具体的な事例をもとに適切な指導・助言を行う**プロセスのこと。なお、スーパーバイザーとは指導・

助言をする側（**熟練した援助者**）を指し、スーパーバイジーとは指導・助言を受ける側（**経験の浅い援助者**）をいう。

スパン・オブ・コントロール（統制可能範囲）
〔span-of-control〕
経営管理の原則の1つ。1人の管理者が有効に指揮監督できる直接の部下の人数には物理的・能力的に限界があるという考え方。管理者の統制可能範囲と管理効率のバランスを考慮した部下の人数、それに対応した階層数に制限、拡大をする。

生活介護
障害者自立支援法の介護給付費の支給対象となる障害福祉サービスの1つ。常時介護が必要な障害者を対象に、主に日中の障害者支援施設等で行われる入浴や排泄、食事の介護や創作的活動又は生産活動の機会を提供。

生活の質（QOL）
〔quality of life〕
「生命の質」「生活の質」「人生の質」などと訳される。さまざまな生活場面を質的に捉える概念である。わが国では1970年代以降、「心の貧困」が指摘され「心の豊かさ」が強調されるようになり、福祉分野においてQOLを重視する必要性が語られている。

生活福祉資金貸付制度
低所得対策の主要制度の1つ。低所得者、障害者、高齢者、失業者に対し、経済的自立や安定した生活を確保するため、社会福祉協議会による資金の貸付と民生委員による必要な援助指導を行う。2009年10月から、それまでの10種類の資金種類が「**総合支援資金**」「**福祉資金**」「**教育支援資金**」「**不動産担保型生活資金**」の4種類に整理・統合された。

専門化の原則
経営管理の原則の1つ。組織の中で職務遂行する場合、専門分化による分業を行い組織構成員が特定の仕事に専念する事によって効率が高まるという考え方。各人の役割分担が明確になっており、特定の職務に熟練することによって効率性・生産性を向上さ

せることができる。

組織均衡
組織における誘因（組織が成員に対して提供する貢献に見合うだけの見返り）と貢献のバランスのことをいう。成員は、組織から誘因を受け取り、その代償として組織に対して貢献を行う。組織均衡とは、組織の参加者にとって誘因が貢献よりも大きい状態のことを意味する。貢献のほうが大きくなった場合には、成員は不満足を感じ、その組織から離脱する。誘因と貢献のバランスを図ることで、組織の維持・成長・存続が達成できる。

組織社会
組織との関係のあり方が人間の生き方、社会のあり方に大きな影響を及ぼす社会。現代社会では、人間のほとんどの活動は組織に関与し、組織を通じて行われている。組織社会では個人が所属する組織や、そこでの地位が、その個人の社会的地位・機能・所得を決定することになる。

組織の能率
組織活動を引き出すのに十分な個人の動機の満足のこと。組織の能率は、個人の協働体系への参加における満足・不満足に関与するため、協働体系の目的達成の過程における誘因と貢献の状態に注意を払うべきことを示している。

組織の有効性
組織目的の達成の度合いのこと。設定される組織目標の水準が妥当であるか、また組織目標を達成するために十分な組織活動が展開されたかを示している。言い換えれば、成員に配分する誘因の原資をどれだけ獲得できるかということ。有効性が高められれば、成員に配分される成果の原資も大きくなる。

措置制度
社会福祉の責任主体である国・地方公共団体が、福祉サービス利用の決定、実施をする行政処分。社会福祉基礎構造改革以降の福祉サービスの市場化の流れ、2000（平成12）年の介護保険法や2006（平成18）年の障害者自立支援法により、措置の実施はやむを得ない限定された範囲に縮小され、サービス利

用者と提供者（事業者）との個別の契約による仕組みへの移行が進んでいる。児童養護施設、知的障害児や肢体不自由児の施設入所など、契約がなじまない領域では措置により福祉サービスが提供されている。

措置費の弾力運用

措置費は資金使途に制限が課せられてきたが、規制緩和により弾力運用が認められるようになった。そのための条件は、①適正な法人運営が確保されていること、②適正な施設運営が確保されていること、③社会福祉法人会計基準に基づく財務諸表が公開されていること、④苦情解決第三者委員を設置して苦情解決結果の定期的公表などを行っているか、または第三者評価を受審・公表していること、となっている。

第一種社会福祉事業

社会福祉事業のうち、公共性の特に高い事業のこと。具体的には入所施設など個人の人格の尊重に重大な関係をもつ事業。社会福祉法62条の2では「国、都道府県、市町村及び社会福祉法人以外の者は、社会福祉施設を設置して、第一種社会福祉事業を経営しようとするときは、その事業の開始前に、その施設を設置しようとする地の都道府県知事の許可を受けなければならない」となっている。

第三者委員

苦情解決に社会性や客観性を確保し、利用者の立場や状況に配慮した適切な対応を推進するために事業所段階で設置する。職務は、①苦情受付担当者が受け付けた苦情内容の報告聴取、②苦情内容の報告を受けた旨の苦情申出人への通知、③利用者が第三者委員に直接、苦情を申し出たときの直接受付、④苦情申出人への助言、⑤事業所への助言、⑥苦情申出人と苦情解決責任者の話し合いへの立会い、助言、⑦苦情解決責任者からの苦情にかかわる事案の改善状況等の報告聴取、⑧日常的な状況の把握と意見傾聴となっている。経営者の責任において事業所外の有識者などを選任する。中立性・公正性確保のため複数であることが求められている。

貸借対照表

財務諸表の1つ。事業を営むにあたり、どのようにして資金を調達し、それがどのような資産に投入されているかをみることを目的として、ある時点の資産、負債、純資産を示したもの。

第二種社会福祉事業

第一種社会福祉事業以外の福祉の増進に貢献する社会福祉事業である。社会福祉法69条では「国及び都道府県以外の者は、第二種社会福祉事業を開始したときは、事業開始の日から一月以内に、事業経営地の都道府県知事に第67条第1項各号に掲げる事項を届け出なければならない」となっている。

短時間労働者

短時間労働者の雇用管理の改善等に関する法律（パートタイム労働法）に規定される。1週間の所定労働時間が、同一の事業所に雇用される通常の労働者の1週間の所定労働時間に比べて短く、20時間以上30時間未満の労働者のこと。短時間労働者であっても、労働基準法、最低賃金法、労働安全衛生法、労働者災害補償保険法等の労働者保護法が適用され、職務の遂行に必要な教育訓練の実施や福利厚生施設の使用についても通常の労働者と同等の配慮をしなければならない。なお、障害者雇用率制度において、短時間労働者は0.5人（重度障害者の場合は1人）の雇用数としてカウントされる。

地域介護・福祉空間整備等交付金

高齢者ができるだけ住み慣れた地域での生活を持続できるように、市町村や県による介護・福祉サービス基盤の面的な整備推進に対する国からの交付金。①市町村対象（市町村整備交付金）：地域密着型サービス拠点、介護予防拠点、地域包括支援センターなどが対象となる。市町村は交付金で、自ら施設等を整備したり、事業者等に施設整備費用を交付する。②県対象（施設環境改善交付金）：特別養護老人ホームや介護老人保健施設等の整備、既存の施設の個室ユニット化等が対象となる。県は、事業者等に施設整備費用を交付する。

地域主権改革

地域のことは地域に住む住民が責任を持って決めることのできる活気に満ちた地域社会をつくっていくことを目指し、国が地方に優越する上下の関係から対等なパートナーシップの関係へと転換するための改革のこと。地域主権改革により地域主権改革一括法（2011〔平成23〕年）が制定され、社会福祉領域においても社会福祉法人の指導監督について、同一の市区長村で施設・事業所の経営を行う社会福祉法人は都道府県から市区長村へ移管された。また、社会福祉施設の設置管理基準については、国に代わり地方公共団体が条例を制定して基準を定める（社会福祉法65条）等が進められることとなった。

地域主権改革一括法（地域の自主性及び自立性を高めるための改革の推進を図るための関係法律の整備に関する法律）

地方自治体の条例や体制整備を経て2012（平成24）年4月施行。国が地方自治体に示しているさまざまな「義務付け・枠付け」の見直しを具体化し、地域主権改革を総合的かつ計画的に推進することをねらいとしている。社会福祉領域においては、老人福祉法、介護保険法、障害者自立支援法等に基づいた施設や事業に関する設備及び運営について、厚生労働大臣から都道府県へ基準を定める権限を委譲した。委譲にあたっては、厚生労働省令の基準に①従う、②標準とする、③参酌するとする3つの内容に従い条例を定めることになった。

地域生活支援事業

地域の利用者の状況に応じて、サービスを効果的・効率的に提供するための事業。障害者自立支援法により創設。都道府県が実施主体の都道府県地域生活支援事業と、市町村が実施主体の市町村地域生活支援事業がある。

地域における公益的な取組

社会福祉法等の一部を改正する法律（平成28年法律第21号）の施行により2016（平成28）年4月からすべての社会福祉法人が、無料または低額な料金で福祉サービスを積極的に提供するように努めなければならないという責務が課された（社会福祉法24条2項）。

地域密着型サービス（地域密着型介護予防サービス）

2006（平成18）年の介護保険法改正により、支援や介護を必要とする高齢者が住み慣れた自宅や地域での生活（地域居住 aging in place）を実現するためのサービス体系として創設された。地域包括ケアシステムの中核サービスとして、各市区町村の介護保険事業計画に基づいて、おおむね2万人（中学校区）単位の生活圏域毎に整備される。事業者の指定および指導・監督は従来の都道府県から各市区町村が行う。サービス受給者は原則各市区町村の住民に限られる。

知覚品質

消費者がサービスや製品に対して、購買目的に応じて感じている品質のこと。機能、性能だけでなく信頼性や広告表現などのイメージによる雰囲気などの価値を含む。

チームアプローチ
〔team approach〕

利用者の抱えるニーズは複雑化、多様化しており、一人の援助者によるサポートでは対処できない場合が多い。よって、他の援助者や専門職者とチームを組んで利用者の課題に対応していく必要がある。そのような援助者側の取組みをいう。

町内会／自治会

日本の都市内において町丁別に設定された住民組織。加入単位は世帯、加入は自動的、機能的には包括的であり、末端行政の補完といった特徴をもつ。1991（平成3）年の地方自治法改正により、法人格を持つことも可能となった。

直接金融

資金を必要とする相手に直接資金を出資すること。株式や債券による取引のこと。出資者は配当や利息を受け取る。

動機づけ理論
〔motivation theory〕

人の行動を喚起し、方向づけ、統合する内面的要因のこと。人はどのようなことによって動機づけがされ、ニーズや意欲が高まるのかを研究した理論。マズロー（Maslow, A. H.）の欲求段階説、マグレガー（McGregor, D. M.）のX理論Y理論、ハーズバーグ（Herzberg, F.）の二要因理論などが知られている。

統計的品質管理
デミング（Deming, W. E.）らが提唱しSQC（statistical quality control）と略される。統計的手法を用いる品質管理の方法。製品の一つひとつの品質ではなく、生産工程全体の品質特性を測定し、その分布を見て管理を行う。製造業だけでなくすべての業務の管理として用いることができるとされている。

動作研究
作業が効率的となる理想的な基本動作を分析し、無駄な動作を排除した標準動作を組み立てた研究。テイラー（Taylor, F. W.）が提唱した労働に関する科学的管理法の1つ。

特定入所者介護サービス費（補足給付）
介護保険制度において、低所得者のサービス利用が困難とならないよう、施設入居者やショートステイを利用した場合の居住費（部屋代・光熱費）や食費（食材料費・調理に関わる費用）に、所得に応じた負担限度額を設け、基準費用額との差額を保険給付する。2005（平成17）年10月から、介護保険の施設サービスなどの居住費と食費が保険給付の対象外となったことによる対応。

ドナベディアン
〔Donabedian, Avedis 1919-2000〕
アメリカの医療経済学者。医療サービスの品質評価において、①structure（構造）、②process（活動）、③outcome（成果）の観点からのアプローチが有効であるとした。

内発的動機づけ／外発的動機づけ
〔intrinsic motivation/extrinsic motivation〕
内発的動機づけとはその行動自身が目的となるような動機づけ、すなわちそれ自体が面白いからやりたいということであるのに対して、**外発的動機づけ**とはその行動を行うことによって生じる賞や罰によって動機付けられる状態をいう。

成行管理
労働に関する、科学的管理法が確立される以前に取られていた管理方法。仕事量、作業方法、道具などがリーダーの経験や勘に委ねられており、システマティックな管理とはいえない。

日常生活圏域
市町村内を日常生活の圏域に区分すること。第3次介護保険事業計画において、地理的条件、人口、交通事情、施設サービス等を勘案して区域を分け、サービスの基盤整備を行うこととされている。

日常生活自立支援事業
認知症高齢者や知的障害者、精神障害者等、判断能力が十分でない人の地域自立生活を支えるための事業。社会福祉法によって規定された**福祉サービス利用援助事業**の1つで、都道府県・指定都市社会福祉協議会によって運営される。2007（平成19）年4月より、「地域福祉権利擁護事業」の名称を変更し、「日常生活自立支援事業」となった。

2要因理論（動機づけ・衛生理論）
欲求理論の1つ。ハーツバーグ（Herzberg, F.）によって提唱された。2要因とは、仕事上の不満を引き起こす要因（衛生要因）と仕事に満足を感じるときの要因（動機づけ要因）であり、仕事にやりがいを持って取り組むには、衛生要因の充足を条件として、動機づけ要因が充たされることであることを示した。

認定特定行為業務従事者
介護職員等であって、都道府県知事の喀痰吸引等の業務の登録認定を受けた従事者。

ハロー効果（光背効果）
〔halo effect〕
後光効果ともいう。ある人に対して人がよい印象もしくは悪い印象を持った場合に、その印象をそれと

は関連性のない性格の側面にまで拡大して判断してしまう傾向のことをいう。

パワーリハビリテーション
高齢者の介護予防・介護量軽減・自立支援のための手法として考案された、運動プログラム。マシントレーニングを軽負荷で行い、全身各部の使っていない筋肉を動かし再活性化を促す。動作性と体力の向上だけでなく、心理的活動性の改善により、生活に対する積極性や意欲を引き出すこともねらいとしている。

PM理論
三隅二不二がリーダーシップの行動面に注目し、P機能（目標達成行動）、M機能（集団維持機能）の2次元で類型化したもの。1つのリーダーシップ行動には、PとMが同時に含まれている。PとMがともに大きいPM型は課題遂行の促進とメンバーの気持ちに配慮したリーダー。Pが小さくMが大きいM型はメンバーの気持ちを和らげ緊張解消に配慮したリーダー。Pが大きくMが小さいP型は課題遂行の促進を優先するリーダー。PもMも小さいpm型は課題遂行とメンバーへの配慮が低いリーダー。PM理論ではPM型＞M型＞P型＞pm型の順でメンバーの生産性が高いことを解明した。

PDCA管理サイクル
品質管理や生産管理業務におけるマネジメントサイクルの1つ。社会福祉運営管理、特にサービス管理においても用いられる手法。サービス提供のために計画を立て（plan）、それをもとに行動を起こし（do）、その結果を計画に照らし合わせ確認を行い（check）、必要に応じて軌道修正を行う（act）というもの。

フィードラー理論
フィードラー（Fiedler, F. E.）は、リーダーシップ行動を「タスク志向型」と「人間関係志向型」に区分した。リーダーとメンバーの関係、仕事の内容、リーダーの権限の強さによってどちらのタイプがよい業績が得られるか決まるとした。それによれば、リーダーとメンバーの関係が良好で、仕事の内容・手順が明確な場合「タスク志向型」リーダーの方がよい業績が得られるとしている。

フォロワーシップ理論
〔followership〕
1990年代にケリー（Kelley, R.）によって提唱された。フォロワーとは、リーダーの部下やチームメンバーなどをいう。フォロワーは単に指示に従って成果を上げるだけでなく、フォロワー自身が意見を述べたり間違いを訂正することなどを通じて、集団、組織の利益を最適化するための理論。フォロワーシップには「組織的効果」と「個人的効果」の2つの側面がある。

福祉教育
国民全体に福祉についての関心を促し、福祉活動に参加することを求めて行われる啓発・教育活動のこと。

福祉コミュニティ
地域住民の福祉の確保を目的として作られたコミュニティのことで、一般地域的コミュニティに対してサブ・コミュニティの位置をもつ。コミュニティの成員は、一般地域的コミュニティは全住民だが、福祉コミュニティは福祉に関心を共有する人々になる。

福祉サービスの第三者評価事業
社会福祉法78条「福祉サービスの質の向上のための措置等」に位置づけられた事業。福祉サービスの利用者がよりよいサービスを受けられるよう、公正で中立な立場の第三者評価機関が各事業所毎のサービスを評価するもの。都道府県毎にひとつの推進組織を設置し、評価機関の認証、評価基準や手法、公表方法等を定め第三者評価事業を実施している。

福祉人材センター
社会福祉法93条から101条により都道府県福祉人材センター、中央福祉人材センターが法律上規定された。全国社会福祉協議会が設置する中央福祉人材センター、都道府県社会福祉協議会が設置する都道府県副人材センターが運営されている。各福祉人材センターは厚生労働大臣・都道府県知事の指定を受けて設置。求人登録や求人情報の提供、無料職業紹

介事業、福祉の職場説明会、研修会等を実施している。

プライバシー権

「私生活をみだりに公開されない権利」という側面と、「自己に関する情報をコントロールする権利」という側面がある。福祉施設利用者が集団的生活を理由にプライバシー権を侵害されることがあってはならない。

ペイ・アズ・ユー・ゴー原則
〔pay-as-you-go rule〕

新たな施策に対して予算が必要なときは、既存の予算を削減するか、新たな財源を確保するという政策上の考え方。わが国では2004（平成16）年の「骨太の方針」で「新規施策の計上に当たり、既存施策の廃止・縮減を行う」という**予算見合いの原則**として盛り込まれ、社会保障改革等の基本理念の一つに位置づけられた。

法令遵守規定

介護サービス事業者が整備する業務管理体制として、介護保険サービスを行う事業所数が20以上の事業者は「業務が法令に適合することを確保するための規定（法令遵守規程）」を整備しなければならない（介護保険法115条の32・介護保険法施行規則140条の39）。届け出にあたっては、日常の業務運営に当たり、法及び法に基づく命令の遵守を確保するための注意事項や標準的な業務プロセス等を記載した概要を届け出ることとされている（介護保険法施行規則第140条の40）。

法令遵守責任者

介護サービス事業者が整備する業務管理体制として、すべての事業者は「法令を遵守するための体制の確保にかかる責任者（法令遵守責任者）」を選任し届け出なければならない（介護保険法115条の32、介護保険法施行規則140条の39）。届け出にあたっては、法令遵守責任者の氏名、生年月日を届け出ることとされている（介護保険法施行規則第140条の40）。

補助金

補助金とは、国や地方公共団体などが、直接的または間接的に公益上必要があると認めた場合に交付する、金銭的な給付のこと。補助金の一般的な性格としては、①相当の反対給付を受けないものであること、②交付を受けた相手方が、利益を受けるものであること、③交付された金銭について、使途が特定されるものであることなどが挙げられる。

ホーソン調査

メーヨー（Mayo, G. E.）やレスリスバーガー（Roethlisberger, F. J.）らは、1927～1932年にかけてホーソン工場で生産能率の実験を行い、**労働者の勤労意欲を高めるには、賃金や照明等の環境だけでなく、職場のインフォーマルな人間関係が重要である**として、人間関係論の道を開いた。

ミッション
〔mission〕

キリスト教伝道の意味が転じて、チームや組織が果たすべき任務・使命のこと。具体的なミッションには、「明確な目標」、「目標達成のための行動」、「義務」の三要素が不可欠とされている。

民間委託

国や地方公共団体が実施主体となってすべき事務事業の全部または一部の処理を民間に委託することをいう。ただし、国や地方公共団体が行政責任を果たすうえで、必要な監督権などは留保する。

命令統一性の原則

経営管理の原則の1つ。組織規模の拡大に伴って、部門・部署の増加や階層化が進む。組織としての統一的行動を堅持するためには、情報や命令の統一性を確保し、情報伝達経路および命令系統の一元化を図る必要がある。構成員は、常に特定の1人の上司から命令を受けるようにしなければならないという考え方。この原則により、組織の上下関係の秩序は維持され、統一的行動が期待できる。

メンタリング
〔mentoring〕
人材育成手法の1つ。豊富な知識と経験を有する先輩（メンター）が、後輩（メンディ）に対して行う個別の支援活動のこと。キャリア形成の過程で、課題解決を援助し個人の成長を支え、組織内で生じる個人の悩みや問題の解決を支援する役割を持つ。自ら考え判断する能力を高め、自律的な組織・人材の管理育成する手法。

メンタルヘルス対策
近年の労働者が受けるストレスの拡大傾向に対し、心の健康保持のために講じる対策。厚生労働省は2006（平成18）年3月「労働者の心の健康保持増進のための指針」を新たに制定した。その中で、メンタルヘルス対策としての「4つのメンタルヘルスケア」を、①セルフケア（労働者自らが、心の健康の保持増進のために行う活動）、②ラインによるケア（管理監督者が労働者の心の健康の保持増進のために行う活動）、③事業場内産業保健スタッフ等によるケア（事業場内産業保健スタッフ等が労働者の心の健康の保持増進のために行う活動）、④事業場外資源によるケア（使用者の依頼により事業場外のさまざまな機関および専門家が事業場に対して行う、心の健康づくり対策を支援する活動）、と示している。

欲求理論（モチベーションの内容理論）
動機づけに関する理論の1つ。何によって行動が動機づけられるかという、個人の欲求の源泉に焦点を当てた理論。欲求理論の代表的なものとして、欲求階層説、ERG理論、2要因理論などがある。

リスクマネジメント
〔risk management〕
問題を未然に予防したり、また万が一、事故が発生した際の対処の仕方を指す。2002年に「福祉サービスにおける危機管理（リスクマネジメント）に関する取組み指針～利用者の笑顔と満足を求めて」が策定された。本指針の中で、福祉サービスにおけるリスクマネジメントの考え方として、管理的な側面を強めるよりも、質の高いサービスを提供しながら事故を予防することの重要性が指摘された。

リーダーシップ
〔leadership〕
集団の目標達成、および集団の維持・強化のために成員によってとられる影響力行使の過程。どのようなリーダーあるいはリーダーシップ行動が最も効果的であるかについての**リーダーシップ特性論、リーダーシップスタイル論、コンティンジェンシー理論**などが提唱されている。

リーダーシップ・スタイル論
リーダーシップのスタイルの違いに着目し、集団の効率とメンバーの満足度の両方を高められるリーダーシップの行動パターンを解明しようとした研究。レヴィン（lewin, K.）らはリーダーシップのタイプを、①民主型リーダーシップ、②独裁型リーダーシップ、③放任型リーダーシップの3つに分類し、それらのなかで集団の生産性、集団の凝集性、構成員の満足度の各側面において、民主型リーダーシップが最も有効であることを解明した。

ルーティン業務
〔routine〕
定型業務のこと。同じ作業（業務）が日常規則的に繰り返され、一定の手順で行われる仕事。惰性に流されやすく、改善、発展されにくいといえる。

索引

（太字で表示した頁には用語解説があります）

あ～お

IR（インベスター・リレーションズ）	55
ISO（国際標準化機構）	**219**
アカウンタビリティ（説明責任）	40, 125, **219**
アッシュの実験	**219**
アルダファのERG理論	78
安全欲求	77
アンゾフの成長マトリックス	59
アンダーマイニング	79
アンドリューズ Andrews, K. R.	57
暗黙知	89, 108, **219**
医学モデル／生活モデル	**219**
医業経営	46
育児・介護休業法	99
育児休業、介護休業等育児または家族介護等を行う労働者の福祉に関する法律	103
育児休業制度	103, **219**
医行為	**219**
イコールフッティング	55
石井十次	50
遺族に対する情報提供	206
5つの中核的職務特性	80
一般財団法人	31
一般指導検査	152
一般社団法人	31
一般法人	**219**
一般法人法	**220**
EPA（経済連携協定）	20, 159
医療と介護の連携	**220**
医療法人	31, **220**
医療法人の附帯業務	46
インシデント報告	199
インセンティブ	**220**
インターンシップ制	**220**
Win-Win	20
ウェーバーの近代官僚制	**220**
ヴルームの期待理論	79
運営規程	**220**
運営適正化委員会	208, **220**
衛生要因	78
営利法人	31, 47, **220**
SL理論	85
SWOT分析	57
SDS	**221**
SPC（サービス・プロフィット・チェーン）	**228**
X理論Y理論	**221**
NPO（非営利組織）	**221**
NPO法（特定非営利活動促進法）	41, **221**
NPO法人（特定非営利活動法人）	**221**
MBO（目標管理制度）	96
エルダー制度	160
OECD8原則	202, **221**
応益負担	**221**
応能負担	**221**
大野博	61
OJT	160, **221**
オハイオ州立大学の研究	**221**
OFF-JT	160, **222**

か～こ

会計監査人	**222**
会計基準	**222**
解雇	99
介護キャリア段位	162
介護休暇制度	103
介護休業制度	103, **222**
介護給付適正化	**222**
外国人の技能実習の適正な実施及び技能実習生の保護に関する法律	159
介護サービス事業者の業務管理体制	**222**
介護サービス情報の公表	40
介護サービス情報の公表制度	**222**
介護サービスの基盤強化のための介護保険法等の一部を改正する法律	**222**
介護従事者等の人材確保のための介護従事者等の処遇改善に関する法律	157

介護従事者等の人材確保のための介護従事者の職員処遇改善に関する法律……17	期待理論……224	……81, 225
介護職員処遇改善加算……17, 158, 223	技能実習生（介護）……224	ケアマネジメント……225
介護職員処遇改善加算制度……106	機能戦略……56	経営人モデル……226
介護人材確保に向けた4つの基本的な考え方……105	技能多様性……80	経営戦略……54
介護相談員派遣事業……40	機能別組織（職能別組織）……71	経営の原則等……38
介護・福祉職員処遇改善交付金……158	寄付金……224	経営分析……125
介護報酬……223	義務付け・枠付けの見直し……224	経営理念……56
介護保険給付の適正化……151	虐待……224	経営理念の設定……56
介護保険事業計画……223	客観的誘因……68	計画〔plan〕……76
介護保険法等の一部を改正する法律……151	キャリアアップ……93	計画・組織・命令・調整・統制……76
介護未経験者確保等助成金……158	キャリアアンカー……224	経験学習モデル……226
解雇予告手当……99	「キャリア形成促進助成金」制度……106	経済人モデル……76, 226
介護労働者設備等整備モデル奨励金……158	キャリアパス……107, 224	経済連携協定（EPA）……20, 159
介護労働者の雇用管理の改善等に関する法律……169	キャリアパス要件……106	経済連携協定（EPA）に基づく外国人介護労働者等の受入……226
外部環境と内部環境……54	休憩……99	形式知……89, 108, 226
外部監査……40, 223	休日……99	契約……226
科学的管理法……223	休日労働……99	減価償却……121, 226
喀痰吸引等制度……223	QOL（生活の質）……176, 234	権限委譲の原則……69
過程理論（モチベーションの過程理論）……223	QC……125	権限・責任一致の原則……226
ガバナンス……32, 39, 148, 223	QCサークル活動……189	権限・責任・義務一致の原則（三面等価の原則）……69
株式会社……223	共生型サービス……24	建設的コンフリクト……82
貨幣的ニーズ……4	行政処分……225	権利擁護……226
カリスマ的リーダーシップ……88	業績主義／属性主義……225	公益財団法人……32
環境分析……56	業績と報酬の関係……79	公益事業……10
間接金融……224	業績評価……96	公益社団法人……32
寛大化傾向……97, 224	共通目的……67, 225	公益通報者保護法……39, 226
管理会計……115, 124	協同組合……225	公益法人……31, 227
管理実践上の14の原則……76	協働体系……67	公共職業安定所……93
関連多角化……60	業務執行状況の監査……225	貢献意欲……67, 227
企業の社会的責任……148	業務遂行上求める能力……106	公私分離の原則（公的責任の原則）……227
疑似市場（準市場）……6	業務標準化……189	構造改革特別区域法……227
規制……41	クオリティー・アシュアランス……182, 225	交替勤務等変則勤務制度……99
	苦情受付担当者……210	公的責任の原則（公私分離の原則）……227
	苦情解決……225	行動の結果（努力や業績）が報酬につながる期待の程度……79
	苦情解決責任者……210	光背効果（ハロー効果）……237
	苦情対応……185, 207	
	グループシフト（集団傾向）……232	
	グループシンク（集団浅慮）……232	
	グループ・ダイナミックス	

公費負担医療制度	227
顧客満足	125, 188, **227**
国際標準化機構（ISO）	**219**
個人情報保護	201
個人情報保護法（個人情報の保護に関する法律）	202, **227**
誇大広告の禁止	**227**
コーチング	**227**
固定費	115
5Forces 分析	57
個別的労使関係	92
コミュニケーション	67, **227**
雇用管理	92
雇用計画	92
コンティンジェンシー理論（状況適合理論）	85, **228**
コンピテンシー	96, **228**
コンプライアンス（法令遵守）	32, 39, 93, 98, 125, 148
コンフリクト	82, **228**

さ～そ

財産目録	123
最低基準	4, **228**
最低賃金法	99
財務会計	115
財務管理	115
財務諸表	**228**
財務諸表（計算書類等）	120
採用計画	93
在留資格「介護」	20, **228**
サービス・エンカウンター	188
サービス管理	**228**
サービス・プロフィット・チェーン（SPC）	**228**
サービスマネジメント	181
サービス・マネジメント・システム	**228**
三六協定	99, **229**
差別的出来高給制度	75, **229**
サボタージュ（組織的怠業）	74

参加型社会保障	**229**
3C 分析	57
三位一体改革	**229**
三面等価の原則（権限・責任・義務一致の原則）	69
残余財産	34, 46
シェリフの実験	**229**
SHEL（シェル）モデル	199
支援費制度	**229**
時間外労働	99
時間研究	75, **229**
事業活動計算書	121
事業活動収支計算書	**229**
事業経営の準則	38
事業戦略	56
事業部制組織	72
事業ポートフォリオ	55
資金収支計算書	120
自己決定の感覚	79
自己実現欲求	77
仕事完結性	80
仕事と生活の調和（ワーク・ライフ・バランス）憲章	103
仕事と生活の調和のための行動指針	103
仕事の重要性	80
自主財源	**229**
市場化	**229**
市場開発（開拓）戦略	60
市場化テスト	**229**
市場原理	**230**
市場浸透戦略	59
指針	200
次世代育成支援対策交付金	**230**
次世代育成支援対策施設整備交付金	**230**
次世代育成支援対策推進法	**230**
施設コンフリクト	**230**
施設・設備の基準	98
施設入所支援	**230**
施設の社会化	**230**

自尊・承認欲求	77
実行〔do〕	76
実地検査	152
指定管理者制度	**230**
指導監査	40
シナジー	60
シナジー効果	60
支配の3類型	**230**
柴田洋弥	33
支払資金	120
社員総会	32, 43
社会医療法人	46, **231**
社会資源	**231**
社会的使命	23
社会的欲求	77
社会人モデル	76, **231**
社会福祉運営管理法（ソーシャルアドミニストレーション）	**231**
社会福祉基礎構造改革	6, 54, 98, **231**
社会福祉事業	34, 130
社会福祉事業に従事する者の確保を図るための措置に関する基本的な指針	105, 157, 167
社会福祉事業の経営者	208
社会福祉事業の経営者による福祉サービスに関する苦情解決の仕組みの指針について	209
社会福祉事業の主たる担い手	38
社会福祉事業法及び社会福祉施設職員退職手当共済法の一部改正法	105
社会福祉充実計画	37, **231**
社会福祉充実計画作成の義務づけ	35
社会福祉充実残額	**231**
社会福祉増進のための社会福祉事業法等の一部を改正する法律	6
社会福祉法	10, 105, 208, **231**
社会福祉法人	4, 31, **231**
社会福祉法人会計基準	8, 115

社会福祉法人会計の在り方についての基本方針··················9	·················233	専門化の原則···············69, 234
社会福祉法人制度改革···········33	自律性·······················80	戦略······················54
社会福祉法人の経営に関する検討会報告書·················10	人員配置基準··················233	戦略策定···················56
収益事業···················10	人格権······················233	争議権····················100
従業員の組織への一体化·········67	新公益法人制度················31	総人件費管理··················92
就業規則··················99, 232	人材育成···················104	組織学習···················89
終身雇用制················89, 94	人材確保等支援助成金············106	組織均衡···············68, 234
修正〔action〕···············76	人事考課··············92, 95, 233	組織構成の3要素··············67
集団傾向（グループシフト）····81, 232	人事・労務管理·············92, 98	組織社会················66, 234
集団浅慮（グループシンク）····81, 232	新人材確保指針············105, 233	組織的怠業（サボタージュ）······74
集団的労使関係················92	申請代行［要介護認定］·········233	組織的知識創造················89
集団の凝集性··············80, 232	新製品・サービス開発戦略·········59	組織に対する従業員のコミットメント·················67
集中化傾向··················97	人的資源管理··················98	組織の能率··············69, 234
柔軟な組織··················74	深夜労働···················99	組織の有効性·············68, 234
主観的誘因··················68	診療情報の提供等に関する指針·················206	組織は戦略に従う··············70
宿直・日直業務···············232	スイスチーズモデル（リーズンの軌道モデル）················197	組織文化···················89
準市場（疑似市場）············6	スケールメリット··············62	ソーシャルアドミニストレーション（社会福祉運営管理法）······231
情意評価···················95	スターク Stark, J.··············177	措置委託制度·················34
障害者自立支援法··············16	ステークホルダー（利害関係者）·············20, 40, 55	措置制度···········4, 54, 98, 234
障害者領域での業務管理体制の整備················151	ストレスチェック··········102, 170	措置費の弾力運用·············235
状況適合理論（コンティンジェンシー理論）··············85, 228	スーパーバイジー··············107	その報酬の自身にとっての価値や誘意性（魅力）の程度··········79
情報開示（ディスクロージャー）·················119	スーパービジョン···········107, 233	損益分岐点··················114
情報公開···················232	スパン・オブ・コントロール（統制可能範囲）··············69, 234	**た〜と**
所轄庁の認可·················36	生活介護···················234	第一種社会福祉事業······32, 130, 235
職業安定法··················99	生活の質（QOL）··········176, 234	待機児童解消加速化プラン·······158
職能資格制度·················94	生活福祉資金貸付制度············234	第三者委員··············210, 235
職能資格要件·················94	生活リスク·················201	貸借対照表··············123, 235
職能別職長制··············75, 232	成長実感··················107	退職管理···················92
職能別組織（機能別組織）········71	生理的欲求··················77	第二種社会福祉事業·········130, 235
職務に対する忠誠心（ロイヤリティ）··················67	セクシュアルハラスメント······102	代弁·····················125
ジョブ・ローテーション·········233	セクシュアルハラスメント防止·················168	多角化戦略··················60
書面検査··················152	説明責任（アカウンタビリティ）············40, 125, 219	竹内弘高··················89
自立訓練（機能訓練・生活訓練）	設立の登記··················36	タスクフォース···············74
	全社戦略···················55	団結権····················100
		短時間労働者·················235
		短時間労働者雇用管理改善指針·················169

短時間労働者の雇用管理の改善等に関する法律（パートタイム労働法）……99
短時間労働者の雇用管理の改善等に関する法律（パート労働法）…… 169
男女雇用機会均等法……… 99, 102
団体交渉権…………… 100
地域医療介護総合確保基金…… 105
地域介護・福祉空間整備等交付金 ……… 235
地域共生社会……………23
地域主権改革……………236
地域主権改革一括法（地域の自主性及び自立性を高めるための改革の推進を図るための関係法律の整備に関する法律）………236
地域生活支援事業…………236
地域における公益的な取組…… 236
地域福祉権利擁護事業……… 237
地域福祉の推進………23
地域包括ケアシステム………23
地域密着型サービス（地域密着型介護予防サービス）…………236
知覚品質……………236
知識優位性………………89
チームアプローチ………190, 236
チームケア……………107
チャンドラー
　Chandler, A. D., Jr. …………54
町内会／自治会………… 236
直接金融………………236
直系式組織（ライン組織）………70
賃金支払いの原則……………99
通報対象事実…………149
TOWS……………59
定款の作成………………36
ディスクロージャー（情報開示） ……… 119
テイラー
　Taylor, Frederick Winslow ……74

テイラーの科学的管理法………74
デシの内発的動機づけ………79
デミング Deming, W. E.……… 181
デミング・サークル（デミング・サイクル）…………… 181
動機づけ・衛生理論（2要因理論） ……… 237
動機づけ要因………78
動機づけ理論………236
統計的品質管理………237
動作研究………75, 237
統制可能範囲（スパン・オブ・コントロール）………69, 234
特殊の関係がある者………36
特定入所者介護サービス費（補足給付）………237
特定非営利活動…………41
特定非営利活動促進法（NPO法） ……… 41, 221
特定非営利活動法人（NPO法人） ……… 31, 221
特別の利益供与の禁止………35
ドナベディアン
　Donabedian, Avedis … 189, 237
ドメイン………58
ドメイン（事業領域）設定………56
ドラッカー
　Drucker, Peter Ferdinand ……… 22, 182
努力と業績の関係………79

な〜の

内発的動機づけ／外発的動機づけ ……… 237
内部統制…………… 125
内部留保の明確………35
ナショナル・ミニマム………5
7つのP……… 179
成行管理…………74, 237
二木立………61
日常生活圏域………237

日常生活自立支援事業……… 237
2要因理論（動機づけ・衛生理論） ……… 237
人間疎外………75
人間的側面………76
認定特定行為業務従事者……… 237
認定特定非営利活動法人制度……44
年功賃金制………94
年功の人事制度………94
年次有給休暇………99
能力開発………94, 104
能力開発ニーズ………106
能力主義人事制度………94
能力評価………95
野中郁次郎………89

は〜ほ

ハインリッヒ
　Heinrich, H. W.………… 196
ハインリッヒの法則………… 196
ハーシー Hersey, P.………85
ハーズバーグの二要因理論………78
ハックマン＆オルダムの職務設計理論………80
パートタイム労働法（短時間労働者の雇用管理の改善等に関する法律）………… 99, 169
バーナード
　Barnard, Chester Irving ………67
バリューチェーン分析………57
ハロー効果………97
ハロー効果（光背効果）……… 237
パワーハラスメント………… 102
パワーリハビリテーション…… 238
バーンアウト…………… 161
バーンアウトシンドローム（燃え尽き症候群）………… 101
PEST分析………57
非営利組織（NPO）………… 221
非営利法人………31
PM理論…………84, 238

非貨幣的ニーズ……………… 4	ブランチャード	ムートン
非関連多角化………………… 60	Blanchard, K. H. ………85	Mouton, Jane Srygley ………84
非建設的コンフリクト……… 82	ブレーク	メイヨー
ビジョン……………………… 56	Blake, Robert Rogers ………84	Mayo, George Elton ………76
ビジョン策定………………… 56	プロジェクト・チーム……… 74	命令統一性の原則……… 69, 239
PDCA 管理サイクル …… 181, 238	プロフェッショナル・サービス組織	面接指導……………………… 170
PDCA サイクル ……………… 198	……………………………… 66	メンタリング………………… 240
ヒヤリハット………………… 196	分権化………………………… 5	メンタルヘルス指針（労働者の心の
ヒヤリ・ハット報告………… 199	ペイ・アズ・ユー・ゴー原則… 239	健康の保持増進のための指針）
評価〔check〕………………… 76	変動費………………………… 115	……………………………… 102
評議員会……………………… 32	保育士確保プラン…………… 106	メンタルヘルス対策……… 169, 240
ファヨール	報酬管理……………………… 92	燃え尽き症候群（バーンアウトシン
Fayol, Jule Henri ………75	法令遵守（コンプライアンス）	ドローム）………………… 101
ファヨールの管理過程論…… 75	……… 32, 39, 93, 98, 125, 148	目標管理制度（MBO）……… 96
VRIO 分析 …………………… 57	法令遵守規定………………… 239	モチベーション……… 62, 77, 96
フィードバック……………… 80	法令遵守責任者……………… 239	モチベーションの内容理論（欲求理
フィードラー	保健・医療・福祉複合体…… 61	論）………………………… 240
Fiedler, Fred Edward ……85	補助金………………………… 239	
フィードラー理論…………… 238	ホーソン実験………………… 76	**や～よ**
フォロワーシップ理論……… 238	ホーソン調査………………… 239	誘因…………………………… 68
複合体………………………… 62		誘因≧貢献…………………… 68
福祉オンブズマン…………… 40	**ま～も**	有能感………………………… 79
福祉教育……………………… 238	マグレガー	欲求5段階説（マズローの欲求階層
福祉コミュニティ…………… 238	McGregor, Douglas Mumay …77	説）………………………… 77
福祉サービス業……………… 97	マグレガーのX理論・Y理論 … 77	欲求理論（モチベーションの内容理
福祉サービス第三者評価事業… 40	マクレランドの達成動機理論… 78	論）………………………… 240
福祉サービスの第三者評価事業	マーケティングミックス…… 179	4つのC …………………… 180
……………………………… 238	マズロー	4つのP …………………… 179
福祉人材確保指針…………… 105	Maslow, Abraham Harold ……77	4M-4E マトリクス表 ……… 199
福祉人材確保法……………… 105	マズローの欲求階層説（欲求5段階	
福祉人材センター ……… 93, 238	説）………………………… 77	**ら～ろ**
福利厚生……………………… 92	マタニティハラスメント…… 102	ライン組織（直系式組織）……70
ブームズとビトナー	マッカーシー	ラインとスタッフ…………… 70
Booms, B. H. and Bitner, M. J.	McCarthy, E. J. ……… 179	ラウターボーン
……………………………… 179	マトリックス型組織………… 73	Lauterborn, Robert F. ……… 180
プライバシー………………… 206	マネジメント・サイクル…… 76	利害関係者（ステークホルダー）
プライバシー権……………… 239	マネジリアル・グリッド…… 84	……………………… 20, 40, 55
プライバシー保護と個人データの国	ミッション…………………… 239	リカート
際流通についてのガイドラインに	魅力…………………………… 79	Likert, Rensis ………83
関する勧告………………… 202	民営化………………………… 5	リスク………………………… 62
プライバシーポリシー……… 205	民間委託……………………… 239	リスクマネジメント

.... 125, 185, 194, **240**

リーズン
 Reason, J. 197

リーズンの軌道モデル（スイスチーズモデル）............... 197

リーダーシップ................ **240**

リーダーシップ・スタイル論
.... 83, **240**

リーダーシップの制約要因........83

リーダーシップの定義........83

利用契約制度................98

ルーティン業務................ **240**

レヴィン Lewin, Kurt 83

レスリスバーガー
 Roethlisberger, Fritz Jules 76

連座制................ 47, 151

ロイヤリティ（職務に対する忠誠心）................67

労使関係管理................ 92, 100

労使関係の調整機関................ 100

労使協議制................ 101

労働安全衛生法........ 98, 101, 102

労働委員会................ 101

労働関係調整法................ 98, 101

労働関係法令................98

労働基準監督署................99

労働基準法................ 98, 168

労働協約................ 101

労働組合................ 100

労働組合法................ 98, 100

労働災害防止計画................ 102

労働3権................ 100

労働三法................98

労働時間................99

労働者の心の健康の保持増進のための指針（メンタルヘルス指針）
.... 102

労働者派遣法................99

労務管理の目的................97

労務提供先................ 149

ロック＆レイサムの目標設定理論
................79

わ

割増賃金................99

福祉臨床シリーズ編集委員会

小林光俊	(こばやし みつとし)	学校法人 敬心学園　理事長、全国専修学校各種学校総連合会　会長
久門道利	(くもん みちとし)	元 日本福祉教育専門学校　校長
坂野憲司	(さかの けんじ)	帝京科学大学医療科学部　教授
東　康祐	(ひがし やすひろ)	日本福祉教育専門学校社会福祉士養成学科　専任講師
福田幸夫	(ふくだ さちお)	いわき明星大学教養学部　教授
柳澤孝主	(やなぎさわ たかしゅ)	いわき明星大学教養学部　教授

責任編集 　　　　　　　　　　　　　　　　　　　　　　　　　執筆分担

三田寺裕治	(みたでら ゆうじ)	淑徳大学短期大学部健康福祉学科　教授
		……………………………………第3章、第5章1節
西岡　修	(にしおか おさむ)	社会福祉法人白十字会 白十字ホーム　ホーム長
		大正大学人間学部　非常勤講師
		……………………はじめに、第8章、第10章、国家試験対策用語集

執筆者（五十音順） 　　　　　　　　　　　　　　　　　　　　執筆分担

阿部敏哉	(あべ としや)	社会福祉法人武蔵野 ゆとりえ（特別養護老人ホーム）　統括施設長
		……………………………………………………第8章1節事例
金井直子	(かない なおこ)	田園調布学園大学人間福祉学部　非常勤講師……………第2章1・3節
金井　守	(かない まもる)	田園調布学園大学人間福祉学部　教授
		社会福祉法人 敬愛会　理事長……………………………第2章2・4節
下山昭夫	(しもやま あきお)	淑徳大学総合福祉学部　教授……………………………第5章2節
早坂聡久	(はやさか としひさ)	東洋大学ライフデザイン学部　准教授
		……………………………………第1章、第6章、第7章
藤原孝公	(ふじわら たかまさ)	社会福祉法人 東京社会福祉協議会 福祉資金部 サポート資金担当
		統括主任………………………………………………第8章2節事例
星野晴彦	(ほしの はるひこ)	文教大学人間科学部　教授………………………………第9章
松藤賢二郎	(まつふじ けんじろう)	福岡工業大学社会環境学部　教授………………………第4章

福祉サービスの組織と経営［第3版］
——社会福祉運営管理　社会福祉施設経営
【社会福祉士シリーズ11】

2009(平成21)年 5月15日	初　版 1 刷発行
2013(平成25)年 2月28日	第 2 版 1 刷発行
2019(平成31)年 3月15日	第 3 版 1 刷発行

編　者　三田寺裕治・西岡　修
発行者　鯉渕友南
発行所　株式会社　弘文堂　101-0062　東京都千代田区神田駿河台1の7
　　　　　　　　　　　　　　　TEL 03(3294)4801　振替 00120-6-53909
　　　　　　　　　　　　　　　http://www.koubundou.co.jp
装　丁　水木喜美男
印　刷　三美印刷
製　本　井上製本所

Ⓒ 2019 Yuji Mitadera, et al. Printed in Japan

[JCOPY]〈(社) 出版者著作権管理機構　委託出版物〉
本書の無断複写は著作権法上での例外を除き禁じられています。複写される場合は、
そのつど事前に、(社) 出版者著作権管理機構（電話 03-5244-5088、FAX 03-5244-
5089、e-mail: info@jcopy.or.jp）の許諾を得てください。
また本書を代行業者等の第三者に依頼してスキャンやデジタル化することは、たと
え個人や家庭内の利用であっても一切認められておりません。

ISBN978-4-335-61194-0

平成21年度からスタートした新たな教育カリキュラムに対応。

社会福祉士シリーズ

全22巻 好評発売中!

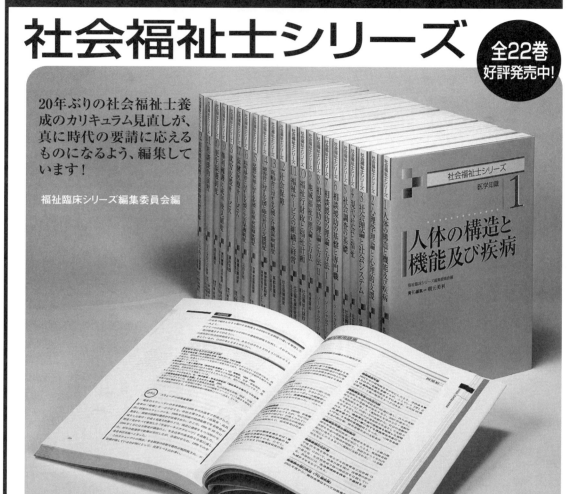

20年ぶりの社会福祉士養成のカリキュラム見直しが、真に時代の要請に応えるものになるよう、編集しています！

福祉臨床シリーズ編集委員会編

全22巻セット定価　本体54,700円＋税

社会福祉士シリーズの特徴

　今日の社会は、大きな変動に見舞われています。人々が生活している社会環境および自然環境は、世界全体の社会経済的な動きと連動しながら激変しつつあります。それらの一端は、少子高齢化の進行、地域社会の崩壊と家庭の変質などの現象として現れています。これらの変動にともなって、人々の生活上の問題は噴出し、社会福祉の担う使命は、拡大しつつあるといえます。

　本シリーズの目標は、第一に、たえず変動し拡大する社会福祉の臨床現場の視点から、対人援助のあり方、地域福祉や社会福祉制度・政策までをトータルに把握し、それらの相互関連を描き出すことです。そのことによって、社会福祉を学ぶ者が、社会福祉問題の全体関連性を理解できるようになることを意図しています。

　第二に、社会福祉士の新カリキュラムに合致した科目編成により、社会福祉問題の拡大に対応できるマンパワーの養成に貢献することを目標としています。20年ぶりの社会福祉士養成のカリキュラム見直しが、真に時代の要請に応えるものになるため、本シリーズは社会福祉の臨床現場の視点に焦点を合わせ続け、教育現場と臨床現場との乖離を埋めることを意図しました。

　本シリーズが、臨床現場の矛盾や葛藤・魅力を伝えることができ、社会福祉士の専門性の向上に寄与できれば幸いです。

編集者一同

国家試験科目全巻に「国家試験対策用語集」を収録。

福祉臨床シリーズ編集委員会編　　　　　　　　　　　　◉ = 2019年1〜2月　改訂

1. **人体の構造と機能及び疾病**［第4版］… 朝元美利 編　252頁　定価（本体2500円+税）
   — 医学知識 —　ISBN978-4-335-61184-1

2. **心理学理論と心理的支援**［第3版］… 岡田　斉 編　288頁　定価（本体2500円+税）
   — 心理学 —　ISBN978-4-335-61185-8

3. **社会理論と社会システム**［第3版］… 久門道利・杉座秀親 編　296頁　定価（本体2500円+税）
   — 社会学 —　ISBN978-4-335-61190-2

◉ 4. **現代社会と福祉**［第5版］… 福田幸夫・長岩嘉文 編　264頁　定価（本体2500円+税）
   — 社会福祉・福祉政策 —　ISBN978-4-335-61192-6

◉ 5. **社会調査の基礎**［第4版］… 宮本和彦・梶原隆之・山村　豊 編　244頁　定価（本体2500円+税）
   — 社会調査・社会福祉調査 —　ISBN978-4-335-61193-3

6. **相談援助の基盤と専門職**［第3版］… 柳澤孝主・坂野憲司 編　260頁　定価（本体2500円+税）
   — ソーシャルワーク —　ISBN978-4-335-61186-5

7. **相談援助の理論と方法Ⅰ**［第2版］… 柳澤孝主・坂野憲司 編　202頁　定価（本体2400円+税）
   — ソーシャルワーク —　ISBN978-4-335-61161-2

8. **相談援助の理論と方法Ⅱ**［第2版］… 柳澤孝主・坂野憲司 編　276頁　定価（本体2500円+税）
   — ソーシャルワーク —　ISBN978-4-335-61162-9

9. **地域福祉の理論と方法**［第3版］… 山本美香 編　288頁　定価（本体2500円+税）
   — 地域福祉 —　ISBN978-4-335-61177-3

10. **福祉行財政と福祉計画**［第3版］… 池村正道 編　240頁　定価（本体2500円+税）
    — 社会福祉行財政・福祉計画 —　ISBN978-4-335-61174-2

◉ 11. **福祉サービスの組織と経営**［第3版］… 三田寺裕治・西岡　修 編　288頁　定価（本体2500円+税）
    — 社会福祉運営管理・社会福祉施設経営 —　ISBN978-4-335-61194-0

◉ 12. **社会保障**［第6版］… 阿部裕二 編　288頁　定価（本体2500円+税）
    — 社会保障制度・社会保障サービス —　ISBN978-4-335-61195-7

◉ 13. **高齢者に対する支援と介護保険制度**［第5版］… 東　康祐・原　葉子 編　296頁　定価（本体2500円+税）
    — 高齢者福祉・介護福祉 —　ISBN978-4-335-61196-4

14. **障害者に対する支援と障害者自立支援制度**［第4版］… 峰島　厚・木全和巳・冨永健太郎 編　300頁　定価（本体2500円+税）
    — 障害者福祉制度・障害者福祉サービス —　ISBN978-4-335-61187-2

15. **児童や家庭に対する支援と児童・家庭福祉制度**［第3版］… 平戸ルリ子 編　244頁　定価（本体2500円+税）
    — 児童・家庭福祉制度・児童・家庭福祉サービス —　ISBN978-4-335-61180-3

◉ 16. **低所得者に対する支援と生活保護制度**［第5版］… 伊藤秀一 編　264頁　定価（本体2500円+税）
    — 公的扶助 —　ISBN978-4-335-61197-1

◉ 17. **保健医療サービス**［第4版］… 佐久間淳・幡山久美子 編　272頁　定価（本体2500円+税）
    — 保健医療制度・医療福祉 —　ISBN978-4-335-61198-8

18. **就労支援サービス**［第3版］… 桐原宏行 編　200頁　定価（本体2400円+税）
    — 雇用支援・雇用政策 —　ISBN978-4-335-61182-7

19. **権利擁護と成年後見制度**［第4版］… 福田幸夫・森　長秀 編　296頁　定価（本体2500円+税）
    — 権利擁護と成年後見・民法総論 —　ISBN978-4-335-61188-9

20. **更生保護制度**［第3版］… 森　長秀 編　216頁　定価（本体2400円+税）
    — 司法福祉 —　ISBN978-4-335-61183-4

21. **相談援助演習**［第3版］… 谷川和昭・柳澤孝主 編　276頁　定価（本体2500円+税）
    — ソーシャルワーク演習 —　ISBN978-4-335-61191-9

22. **相談援助実習・相談援助実習指導**［第3版］… 早坂聡久・増田公香 編　258頁　定価（本体2500円+税）
    — ソーシャルワーク現場実習・ソーシャルワーク実習指導 —　ISBN978-4-335-61189-6

平成24年度からスタートした新たな教育カリキュラムに対応。

精神保健福祉士シリーズ　全22巻

福祉臨床シリーズ編集委員会編

精神保健福祉士シリーズの特徴

I　新カリキュラムに準拠しながら、ソーシャルワークの観点が貫かれていること

本シリーズは、新しい精神保健福祉士の養成カリキュラムに準拠し、できるだけ精神保健福祉士の養成機関で使いやすい編集を行っています。

また、それだけではなく、精神科ソーシャルワークの視点から、臨床現場の仕事のおもしろさや大変さ、今後の課題などを盛り込み、現場の精神保健福祉士や関連職種の方、当事者や家族の方にも役に立つシリーズになるよう工夫しています。

II　各学問領域の背景を明確化すること

新しい精神保健福祉士の養成カリキュラムは、旧カリキュラムが精神医学や精神保健学など、主に学問体系の分類に基づいて科目が構成されていたのに対して、精神科リハビリテーション学が相談援助の展開に位置づけられるなど、主に知識や技術の体系によって分類されています。

精神科ソーシャルワークの領域は多くの学問分野が相互に乗り入れる領域のため、複数の学問領域から実践技術を取り入れています。

しかし、それぞれの学問分野には、独自の価値や理念が存在しています。

精神科ソーシャルワーカーは、一方でソーシャルワーク独自の技術と他分野から取り入れた技術とを峻別しながら、一方で他分野の技術をソーシャルワークの価値と理念のもとに統合していく必要があります。

したがって、本シリーズでは種々の理論や援助技術の学問背景をできるだけ明確にしながら紹介していきます。

編集者一同

好評発売中！ 国家試験科目全巻に「キーワード集」を収録。

福祉臨床シリーズ編集委員会編

専門科目 全11巻　11巻 揃価（28,500円＋税）

1. **精神疾患とその治療**［第2版］… 寺田善弘 編　B5判　256頁　定価（本体2700円＋税）
   ── 精神医学 ──　ISBN978-4-335-61118-6
2. **精神保健の課題と支援**［第2版］… 松久保章・坂野憲司・舟木敏子 編　B5判　264頁　定価（本体2700円＋税）
   ── 精神保健学 ──　ISBN978-4-335-61114-8
3. **精神保健福祉相談援助の基盤（基礎）**… 柳澤孝主 編　B5判　186頁　定価（本体2400円＋税）
   ── 精神保健福祉援助技術総論　ソーシャルワークの価値・理念 ──　ISBN978-4-335-61103-2
4. **精神保健福祉相談援助の基盤（専門）**［第2版］… 柳澤孝主 編　B5判　192頁　定価（本体2400円＋税）
   ── 精神保健福祉援助技術総論　ソーシャルワークの理論・実践 ──　ISBN978-4-335-61119-3
5. **精神保健福祉の理論と相談援助の展開Ⅰ**［第2版］… 古屋龍太 編　B5判　288頁　定価（本体2700円＋税）
   ── 精神保健福祉援助技術各論　精神科リハビリテーション ──　ISBN978-4-335-61115-5
6. **精神保健福祉の理論と相談援助の展開Ⅱ**［第2版］… 坂野憲司 編　B5判　240頁　定価（本体2400円＋税）
   ── 精神保健福祉援助技術各論　ソーシャルワークの展開 ──　ISBN978-4-335-61116-2
7. **精神保健福祉に関する制度とサービス**［第3版］… 古屋龍太 編　B5判　264頁　定価（本体2700円＋税）
   ── 精神保健福祉論　サービスシステム論 ──　ISBN978-4-335-61120-9
8. **精神障害者の生活支援システム**［第3版］… 上野容子・宮﨑まさ江 編　B5判　276頁　定価（本体2700円＋税）
   ── 精神保健福祉論　支援システム論 ──　ISBN978-4-335-61122-3
9. **精神保健福祉援助演習（基礎）**［第2版］… 坂野憲司・福冨　律・森山拓也 編　B5判　184頁　定価（本体2400円＋税）
   ── 精神保健福祉援助演習　理論編 ──　ISBN978-4-335-61121-6
10. **精神保健福祉援助演習（専門）**［第2版］… 坂野憲司 編　B5判　252頁　定価（本体2700円＋税）
    ── 精神保健福祉援助演習　事例編 ──　ISBN978-4-335-61117-9
11. **精神保健福祉援助実習**［第2版］… 河合美子 編　B5判　248頁　定価（本体2700円＋税）
    ── 精神保健福祉援助実習指導　精神保健福祉援助実習 ──　ISBN978-4-335-61123-0

共通科目 全11巻　11巻 揃価（27,500円＋税）

社会福祉士シリーズとの共通科目となります。

◉ ＝ 2019年1〜2月　改訂

1. **人体の構造と機能及び疾病**［第4版］… 朝元美利 編　252頁　定価（本体2500円＋税）
   ── 医学知識 ──　ISBN978-4-335-61184-1
2. **心理学理論と心理的支援**［第3版］… 岡田　斉 編　288頁　定価（本体2500円＋税）
   ── 心理学 ──　ISBN978-4-335-61185-8
3. **社会理論と社会システム**［第3版］… 久門道利・杉座秀親 編　296頁　定価（本体2500円＋税）
   ── 社会学 ──　ISBN978-4-335-61190-2
◉ 4. **現代社会と福祉**［第5版］… 福田幸夫・長岩嘉文 編　260頁　定価（本体2500円＋税）
   ── 社会福祉・福祉政策 ──　ISBN978-4-335-61192-6
9. **地域福祉の理論と方法**［第3版］… 山本美香 編　272頁　定価（本体2500円＋税）
   ── 地域福祉 ──　ISBN978-4-335-61177-3
10. **福祉行財政と福祉計画**［第3版］… 池村正道 編　244頁　定価（本体2500円＋税）
    ── 社会福祉行財政・福祉計画 ──　ISBN978-4-335-61174-2
◉ 12. **社会保障**［第6版］… 阿部裕二 編　276頁　定価（本体2500円＋税）
    ── 社会保障制度・社会保障サービス ──　ISBN978-4-335-61195-7
14. **障害者に対する支援と障害者自立支援制度**［第4版］… 峰島　厚・木全和巳・冨永健太郎 編　300頁　定価（本体2500円＋税）
    ── 障害者福祉制度・障害者福祉サービス ──　ISBN978-4-335-61187-2
◉ 16. **低所得者に対する支援と生活保護制度**［第5版］… 伊藤秀一 編　264頁　定価（本体2500円＋税）
    ── 公的扶助 ──　ISBN978-4-335-61197-1
◉ 17. **保健医療サービス**［第4版］… 佐久間淳・幡山久美子 編　272頁　定価（本体2500円＋税）
    ── 保健医療制度・医療福祉 ──　ISBN978-4-335-61198-8
19. **権利擁護と成年後見制度**［第4版］… 福田幸夫・森　長秀 編　296頁　定価（本体2500円＋税）
    ── 権利擁護と成年後見・民法総論 ──　ISBN978-4-335-61188-9

新しい教育カリキュラムに添ってどう教えるか

実践的な問題提起の書　〜社会福祉を好きになる学生がおおぜい生まれるために〜

社会福祉士養成教育方法論

川廷宗之 編

定価（本体4200円＋税）
B5判　約300頁

今回の社会福祉士法の改正が大幅であるために平成21年4月からどのように教育を行うか、社会福祉士養成教育の現場で混迷状態が生じる可能性があります。

本書は、新カリキュラムに添いつつ従来の社会福祉士養成教育を乗り越える「新しい枠組み」を提示する、革新的な社会福祉士養成教育法の書です。新しい社会福祉士の養成課程に示されている内容は、従前に比べて一層実務的かつ専門的な項目が並べられており、このままではさらに過度の詰込み型教育が行われ、社会福祉を好きになれない学生を大量に生み出す危険性があります。目の前にいる学生の実力とメンタリティを考慮し、「授業を情報伝達の場ではなく、学生の学習支援の場としてとらえる」という考え方から、「各回の授業計画」や「指導案」という表現法で、学習支援の方法を詳しく具体的に提示、教員必携の教育指南書としても役立ちます。

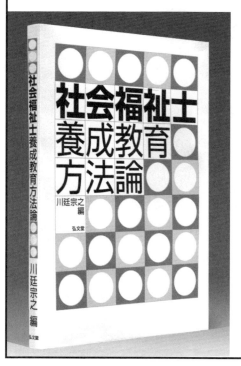

【本書の構成】

第1章　「社会福祉士養成教育」の課題
　　　　川廷宗之

第2章　社会福祉士養成教育における基礎教育のあり方
　　　　柿本誠・鈴木敏彦・他

第3章　人・社会・生活と福祉の理解に関する知識と方法
　　　　杉山克己・志水幸・岡田斉・他

第4章　総合的かつ包括的な相談援助の理念と方法に関する知識と技術
　　　　武田加代子・他

第5章　地域福祉の基盤整備と開発に関する知識と技術
　　　　高橋信行・坪井真・他

第6章　サービスに関する知識
　　　　笛木俊一・杉山克己・鎮目真人・桐原宏行・他

第7章　実習・演習
　　　　宮嶋淳・川廷宗之・他

第8章　社会福祉士としての巣立ちのための教育のあり方
　　　　志水幸・川廷宗之・他

付　録　シラバスの内容と想定される教育内容の例・他